〔美〕陶西格　米歇尔　苏比蒂／著

樊嘉禄／等译

社会角色与心理健康

A Sociology of Mental Illness

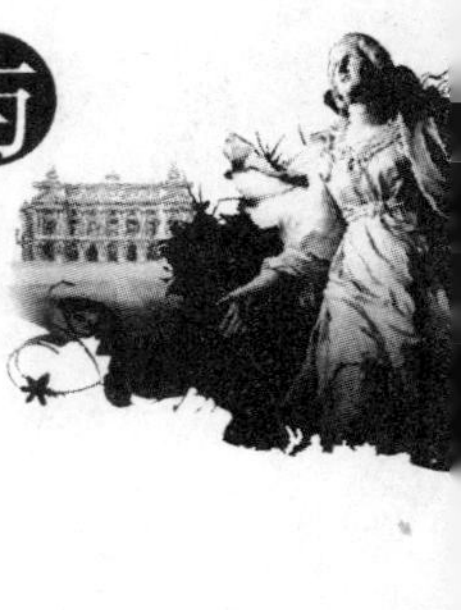

中国科学技术大学出版社

安徽省版权局著作权合同登记号:第 1201469 号

图书在版编目(CIP)数据

社会角色与心理健康/(美)陶西格(Tausig, M.),(美)米歇尔(Michello, J.),(美)苏比蒂(Subedi, S.)著;樊嘉禄等译. —合肥:中国科学技术大学出版社,2007.9

书名原文:A Sociology of Mental Illness

ISBN 978-7-312-02088-9

Ⅰ.社… Ⅱ.①陶… ②米… ③苏… ④樊… Ⅲ.①精神障碍—研究 ②心理卫生—基本知识 Ⅳ.R749 R395.6

中国版本图书馆 CIP 数据核字(2007)第 140026 号

中国科学技术大学出版社出版发行

(安徽省合肥市金寨路 96 号,230026)

合肥学苑印务有限公司

全国新华书店经销

开本:710×1000/16 印张:13.125 字数:300 千

2007 年 9 月第 1 版 2007 年 9 月第 1 次印刷

印数:1—3000 册

定价:25.00 元

中文版序言

此书已被译为中文，我们感到无比兴奋。我们期待着读者给出“思想丰富、内容充实”的评价。

中国和美国在文化方面有诸多差异。中国的传统文化认为，健康的程度决定于人体内部的协调与平衡水平；肉体与灵魂相互依存并处于永恒的运动之中；疾病（包括心理疾患）源于气的停滞。相关研究又表明，中国人判定障碍所依据的症候也不同于西方。但是，中国在变。近来有关普通社区精神障碍的流行病学研究发现，北京市和上海市焦虑障碍、情绪障碍和其他各种障碍的发生率处于世界最低水平，约相当于美国的四分之一。同时，已有报告显示，如果把高龄人群和乡村的妇女也算在内，那么这两个城市的自杀率在上升。还有报告称，中国的一些诊所接待了大量出现焦虑和压抑等心理问题症状者。中国是一个发展中国家，并且正因为这样，我们有理由相信，由社会变革导致的压力对精神障碍的发生起了重要作用。由于在心理疾病表现上的文化差异和大多数研究采用的是西方诊断标准进行的，目前仍不可能估计在中国出现精神障碍的“实际”范围有多大。

另一方面，理解心理痛苦之根源的社会学方法并不依赖生物学/生理学或文化因素去做解释。在这本书里，我们对心理健康社会学家们依照“压力过程”模式所做的研究工作进行了概括总结。这个模式建立在这样的理念之上，即人们面临急性的和慢性的两种应激源，这两种应激源都能预示个人的幸福或痛苦程度。书中进一步指出，每个人面对应激源和遭遇不良性应激的机会并不是对等的，相反，接触应激源的可能性以及应对它们的能力都与社会地位密切相关。由于拥有诸如受教育程度、收入、性别方面的优势，社会地位较高的人们接触应激源的机会较少，而且在它们出现时应对的办法也更多。已有的研究表明，这个适合西方的模式也能很好地适用于中国。

在这本书中，既然我们概括的研究成果大多是在美国完成的，某些具体的结论也可能不适用于中国的经验。然而，我们相信总的结论是可以应用的。我们观点中的关键点是社会结构系统地影响人们经验的途径以及这些经验影响心理健康的途径。也许这个社会过程的描述会激发中国学者的研究，从而可以更加完整地理解这些因素在中国发挥作用的方式。

本书的第二部分讨论对于那些已被贴上精神上有毛病标签的人总体的社会反

应，同时讨论社会对待这部分人的方式。对于障碍的反应，在西方和中国有一定的相似之处，但也有不同。然而，总的原则同样是，社会通过建构系统去控制那类行为（也就是心理健康处置系统）来对社会偏常行为做出反应。这些系统反映出当前对于障碍之根源以及何种与障碍相关联的行为或思想就该被控制的认识。我们这本书采用西方的例证，对于中国读者来说，这些例证带有大量的西方文化信息。它们可能也会激发人们去思考这些总体思想应用到中国会是什么样。

在西方，障碍被看作个人的问题，对障碍的治疗也被认为是这个人与其治疗者之间的私事。治疗的情况常常避着家人和同事。在中国，个人的障碍影响一个集体（家庭和工作组）。这样，治疗往往会通过更为公开的途径，包括家人和同事的参与，而较少顾及个人的隐私。然而，无论是哪种情形，都得要理解社会情境是如何为治疗的确切性质设定条件的。

对于我们这本书的中译本，我们有两点希望。一是希望中国读者通晓有关心理健康或痛苦的社会学观点，这对于理解社会系统对心理健康的影响十分重要；二是希望这本书能激发中国读者用反映中国文化与社会系统的语汇“翻译”我们的书中描写的各种思想。

著　者

2005.4

前　言

如果奇境中的爱丽丝跑得飞快，为的是能保持在原地的话，那么我们中的许多人正在我们自己的瞬息万变的奇境中丧失我们的根基。压力无处不在，没有人有足够的时间，没有人有足够的钱，没有人能断定能保住自己的工作。到处是毒品、犯罪、艾滋病、离婚、自杀、环境污染和战争威胁，而且现在又有了恐怖主义活动。我们为自己和我们的孩子担忧。毫无疑问，在我们的奇境中，"殚精竭虑"或"筋疲力尽"这些词既简单易懂，也司空见惯地表达了对现代生活的反应。生活能使我们发疯，据可靠估计，一个成人一生中有对半的几率会经历心理疾患。

但是，每个人的几率是不等的。出现心理疾患的可能性随着社会性别、社会经济地位、婚姻状况、邻里环境以及工作状况等因素而不同。有些人把这种差异解释为生物遗传因素决定的，而社会学家则想知道会不会是这些因素本身使人们感到痛苦或者出现心理疾病。社会学家早已知道，社会组织结构影响其成员的生活机遇。精神病社会学认为，社会组织结构也影响其成员的心理健康。例如，由于处于社会低层而导致的经济贫困不仅会使人气馁，而且无需太多的想象就能知道贫困有可能产生负性应激。由此我们可以把个体在特定社会阶层中的日常生活经验看作产生精神障碍的直接原因。

在过去30年中，出现了一种有关心理疾患的意义、缘由和治疗的新的社会学观点。这种观点试图通过考察社会生活影响我们心理状态的方式，来解释我们殚精竭虑的原因。这一块给人印象深刻的知识，增添了人们对人类行为的洞察力，加深了人们对一定形式社会行为的群体反应的认识。本书三位作者都在各自所在的学院或大学授过课，都曾运用社会学方法去理解心理疾患。我们都觉得现在已是对这类研究进行概括的时候了。我们不敢说我们的这本书全面概括了此类研究，或者所有的学者都同意我们对有关文献材料的解说和组织整理，因此，此书名为《精神病社会学引论》而不是《精神病社会学》。

现代世界（我们的奇境）太复杂，而正是这种复杂性使之充满了矛盾和冲突。例如，现代社会为人们创造了解析其梦境的机会，人们为了谋生似乎有没完没了的事要做，人们有很多机会去实现自己的梦想。但是，这种无限的自由只不过是一种虚幻。复杂系统需要高度控制以使之正常运转；因而，它们对人们实际能做的事有所限制。可接受的行为的规则具有重要的限制功能，所以我们时常会经历个人自主与社会限制之间的冲突。这就是西格蒙德·弗洛伊德所谓的“文明及其冲突”。

心理疾患不管源于何处，都可以看作是不规范的行为和思维模式，或者说是需要控制或限制的行为和思维模式，因为它们有可能打乱个人和集体的安排。我们当然承认，心理疾患对个人生活机遇产生负面影响，会拆散家庭，在某些情况下，还会威胁整个社区的安全，甚至会影响社会系统的正常运转。要防止发生我们不愿看到的行为，一种办法是惩罚它，另一种办法是“治疗”它。

随手翻翻目前职业的心理卫生执业医师治疗心理疾患所用的正式的诊断目录就足以知道，被认为是心理疾患的情况中，很多也违反社会行为规范。因此，社会学家把心理疾患看作是为了控制行为偏差而把行为偏差形式类型化的一种途径。这种观点强调，心理疾患是一种社会架构或观念。它允许我们从社会学视角把心理疾患及其治疗看作偏常行为的社会控制系统中的一部分。

我们的教育经历也已使人们认识到，学生们不大容易相信心理疾患会是由社会原因引起的。尽管我们赞同某些同事们的观点，即认为社会原因解释心理疾患实际上可能比诸如遗传和认知错误等其他因素更重要，我们还是不能下这样的结论，而是打算展示这个结论的依据，让读者自己去判断（如果他们感到有必要这样做的话）。

如果平均每两个成人中就有一个人在其一生中会出现心理疾患症状态（随着心理疾患概念外延的扩大，这个比例还会增大），那么懂得这种情况是如何引起的和我们如何对付它似乎很重要。毕竟爱丽丝要面临砍头的威胁，在我们的奇境中，我们虽然没有掉脑袋之虞，却失掉了我们的心智。

马克·陶西格
简尼特·米歇尔
斯瑞·苏比蒂

目　　次

第 1 章　导论:心理疾患的社会成因及其后果

心理上的痛苦是如何产生的？有心理问题的人到底怎么了？这些都是研究心理健康和心理疾患的社会学家们所要解答的基本问题。为了解答第一个问题,社会学家们需要考察社会系统的组织方式以及人们的幸福感;而回答第二个问题,则要考察一些人如何被贴上有心理疾患标签的、别人对这种标签做何反应以及社会如何对患有心理疾患的人实施治疗等。

过去三十多年中社会学家们为了回答上述问题已做了相当多的研究工作。本书引用这些研究成果系统描述该领域的研究现状。处理该类问题的社会学方法不同于生物学和心理学方法,它将发挥特别重要的作用。

1.1　生物学和心理学的观点

心理上的痛苦是如何产生的？在当今美国社会,解释心理疾患的成因通常要对个体的生理和心理现象进行调查。我们试图通过着重研究患者内在生活的特点来解释他在心理上发生疾患的原因。他有心理疾患的家族史吗？他们在孩童时代是怎样的？

关于心理疾患的生物/遗传方面的解释基于这样的一种观点:心理疾患相似于生理疾病,它意味着体内的某部分发生了故障并产生了一些征兆和症状,使我们将它与精神障碍相联系。既然人体中的其他部分可以受损和发病,大脑为什么例外呢？有充分的证据表明,生物学因素可以影响人的心理功能,并且某些心理疾患与遗传和生化方面的反常有关。

对心理疾患成因作心理学方面的解释开始于 19 世纪和 20 世纪之交弗洛伊德杰出的工作。弗洛伊德的研究方法强调儿童时代的早年经历与以后的精神病理学之间的关系。此后,许多“精神动力学”理论都发展起来。所有这些理论都或多或少地认为,心理疾患是由反映患者个体与其外界环境相互作用的内部心理过程引起的。还有相当多的证据表明,此过程影响心理功能,而且有些心理疾患确实与孩提时代的成长环境及家庭影响有关。

1.1.1　医学的模式

对心理疾患成因的生物学和心理学解释反映了一种解释疾病的“医学的”模

式。这种模式基于对疾病做这样的解释,即假定某些可验证的原因,如细菌、病毒,或基因缺陷,直接导致疾病。现代医疗技术在应用这一模式反转、消除或治疗疾病方面取得的成功,已鼓舞了研究治疗心理疾患方面的专家们也采用这些普遍的模式。这样,当前对精神障碍根源的解释,有些就接受了疾病成因的医学模式。精神病医师们首先是内科医师,他们受过理解和应用这种医学模式训练。精神病医师们不怎么用生物学解释,但他们把心理问题的终极原因看作是一种与某种医学模式相一致的个体独有的过程。

对于心理学家(相信弗洛伊德学说者等人)和精神病学专家来说,心理疾患首先是临床问题。治疗学家们习惯于把心理疾患的成因与求医者的生活史联系起来。这种发生心理疾患的途径(以独特的个人历史的形式)使人们更加相信,发生各种心理疾患的原因与一个人的特殊的生理和心理构成有关。病人的经历、症状以及对治疗的反应等方面的有规律性,使精神病医生和心理学家们有条件得出一些有关发生心理疾患的一般性结论。例如,发现精神分裂症在同一家族中的高发生率就容易使人们做出生物遗传学原因方面的解释。同样,发现那些被诊断为有反社会个性的人全都在早年丧父,则表明他们在发展成熟的、功能性的个性方面的失败与其早年丧父有关。

在美国社会中,医学权威们同样拥有很高的社会威望和影响。对一般人而言,内科医生很被看重,也颇受信赖。因此,有关心理疾患类似于其他疾病的断言很有分量,并且会影响我们对心理疾患的成因及治疗的思考。这种医学模式既符合生物学又符合心理学关于心理疾患成因的解释,而且它的应用主导着对确诊的心理疾患进行治疗的方式。

然而,这些相似的解释所代表的个体化的方法很有局限。举例来说,它既不能解释为什么单身的、有职业的母亲比已婚的、有职业的母亲更压抑,也解释不了为什么那些做低等工作的人们比那些有好工作的人们更压抑。我们凭直觉就能解释这些现象。我们知道,单身母亲们不得不设法应付工作职责和家务,没人帮助她们,这就很紧张。我们知道一个枯燥的、重复性的工作由于缺乏创造性会令人泄气。但是这些解释都不太符合对精神障碍做生物学的或心理学的解释。

1.2　社会学观点

相比之下,社会学家们提出了完全不同的假设来解释导致精神障碍及心理疾患的原因。社会学不是一门临床科学,它以社会一般组织起作用的集体行为为研究对象,因而较少关注个人经历而主要考虑为什么这些不同的人都有这些经历。社会学家们提出,未婚而有工作的母亲,由于她们是妇女,她们更多地从事那些压力大、收入低的"女性"工作;并且由于传统的性别分工,她们还要肩负抚养孩子和料理家务的重任。有工作的带着孩子的未婚妇女可能面对太多的需求，而她们根本就没有资源去应付这些需求。社会学家们明白，并不是所有的工作都是一样的。一些工作比其他工作更值得做，它们给人们以机会去发挥其创造性，所付报酬也高，并且工作条件也很好。找到这类工作的机会对于不同种族、性别、学历和家庭背景的人来说并不是均等的。如果要解释为什么拥有低等工作的人要比做好工作的人更有压力，那一定与为什么会有工作条件上的差异以及为什么会有得到好工作的机会方面的差异有关，简单地说就是与社会背景有关。

社会学的解释认为，在考虑产生心理疾患的因素时，必须考虑社会组织的方式而不是个人在生物学和心理学方面的特点。社会学家们并不认为人们可以以他们是社会的牺牲品为由，不对他们自己的行为负责。但社会学家们确信，社会建制的约束与生物遗传一样真实地对人们的行为施加限制，人们需要理解社会条件对心理疾患的影响，以便既能解释个体的痛苦又能把痛苦与其背后可能存在的更强大的力量联系起来。

社会学家依赖的是从社区居民中随机抽样收集来的证据而不是临床病例。这种技术的优点是，它能够使我们对人们的生活条件与心理上的痛苦之间的关系做一般性的概括。但也有不足，即它不能提供临床信息的细节。不过从这个流行病学方法中得到的洞察是很深刻的。

就用流行病学方法处理一个有限人口范围内出现精神障碍的分布情况来说吧。社会学流行病方法是按照一些重要的社会学方面，如性别、职业、种族、年龄以及经济地位等，来研究精神障碍的分布情况。当我们从这些不同的方面来观察发现精神障碍的可能性方面的差异时，我们自然地要问为什么要观察这些差异。例如，女性或者贫困者相对来说产生痛苦或障碍的可能性会更高，这是怎么回事？这些都是社会学问题，回答这些问题要用到社会学理论。以流行病学方法为起点，可以引导人们提出更精细的有关痛苦和精神障碍的问题，从而也能对某些现有的答案有所发展。

下面我们简要地介绍社会学家们探索这些观察结果所使用的主要理论模式。在随后的章节中我们将详细地说明这个理论并概要地说明利用这种观点进行的经验性的研究工作。这种方法可以称为“应激过程的社会学研究”(Pearlin，1989)。应激过程的社会学研究是一个建构的方法，它要解决诸如社会生活组织如何影响“人民生活的情感深处”(Aneshensel 等，1991)。或者说，是什么造成心理上的痛苦这样的问题。我们可以肯定地说，是社会生活产生了精神障碍。

1.2.1 应激过程的社会学研究之渊源

有讽刺意味的是，现在对应激的社会原因的理解，起源于压力与健康间的关系的医学研究。医学模式是一个个人病理的模式，是一个疾病模式。按照这种模式，疾病是由于某个生物学缺陷或接触某个感染源而引起的。这绝不是一个社会模式。但正如我们将会看到的，社会学家应用这一模式却得到对一个社会学模式的非常清晰的表述。

当我们听到应激使某些人“发狂”、“发疯”或者“变得消沉”时，没有人会感到惊讶。实际上我们已经如此习惯于这样去理解，以至于根本不会想到某人的暂时性“障碍”与他/她“近来一直处于许多压力之下”这一事实有关。

1967 年，托马斯·赫姆斯(Thomas Holmes)和里查德·拉恩(Richard Rahe)发表一篇文章，描述了“社会重新调整”的比率范围，并公布了揭示个人社会生活事件的经历能够导致身体疾病的数据(Holmes 和 Rahe，1967)。赫姆斯和拉恩指出，我们通常生活在一个相当安静和平衡的状态，即一种均衡态。在这种状态下，我们一般都健康幸福。然而，在社会生活中总会或多或少地有一些事件发生在某些人的身上，它要求人们能够进行“再调整”。这就是说，事件是“生活变化了”，每一个事件代表着一定数量的“生活变化单位”。如果一个人在短期内积聚了相当大量的生活变化，他就有可能难以重新建立平衡，从而最终导致生理崩溃，即生病。

这具有相当浓厚的疾病医学模式意味，在这种模式中，身体功能被重新调整的需要所淹没，因而身体就出现了故障。这种解释可以从一个早期的论据中找到它的基础，即所有的动物，如果没有飞行的可能性而受到激励，并且不能消除这个激励之源的话，都将最终进入精疲力竭的状态，在这种状态下，有时会导致死亡(Selye，1956)。赫姆斯和拉恩的陈述与这种思想很接近。许多生活改变如同持续不停的激励。而太多的重新调整，也像是不衰减的激励，都会导致疾病。

然而，与其他理论不同，赫姆斯和拉恩对生活事件作了界定。它包括诸如结婚、生孩子、家庭变化、工作变更以及个人变化等，不包括刺激引起的生理反应性的生理威胁和打击。他们认为，就像身体对诸如温度改变的反应一样，社会生活事件引起日常活动的重新调整实际上会产生生理上的应激。这样，这个“社会-医学”模式强调心理疾患的社会前因，那就是，一个人社会生活中的事件是怎样影响他的心理健康的。

这个新奇的公式从几个方面很快被推广。“充满应激的”生活事件的范围被扩大、修改，而且按不同的方式分组。经历充满应激的事件对健康的影响情况被扩大到包括心理影响，尤其是应激。在接下来的十年里，在验证社会的重新调整比率范围与包括心脏病、胃病和癌症病人在内的病患者之间的关系方面有大量的研究工作。社会学家也热衷于使用这种量表，但他们开始在以略为不同的方式处理这些数据。

举一例来说吧，他们注意到并非每一个经历过许多生活事件的人都会生病。事实上，从统计学角度看，生活事件本身仅能解释小部分被观察到的疾病(Rabkin 和 Streuning，1976)。许多经历过生活事件的人并不得病，而许多没有任何生活事件的人却得了病。因此许多人在问,这是为什么？首先,有两点需要说明。一是有些人在面临危机的时候得到了“支持”或者说“社会支持”。就是说,虽然经历了社会事件,但又从别人那里得到帮助去对付这些应激,这样的人一般不会生病。二是人的个性,尤其是自负、克制或自我控制意识等心理应付对策能够抵消事件的应激效果。有人提议,面对事件时,一个人如果相信自己具有重新调整所需要的能力,就能够减少自己由于经历该事件而生病的可能性(Dohrenwend 和 Dohrenwend,1981)。

如果说事件往往是由于自己参与社会生活而引起的,原来的模式从这个意义上讲是社会学的,那么这个新模式则增加了这么一项内容,即人的社会关系也可能影响其处理事件而免于生病的可能性。于是我们有了这么一个模式,能够解释为什么并非每个人经历了事件都会患病。有些人得到社会支持或具有独自处理所经历事件的能力,而有些人没有这一切。后者会生病。

但这仍是一个医疗模式。它仍假设某些有害的刺激(生活事件)行为,如入侵的病菌或病毒产生疾病(即使疾病也常常被界定为压抑或受压制的情绪)。社会支持和应付技巧起着抗体或药物的作用,激发患者积极反应。然而,许多社会学家热心地接受这些强化了的社会-医学模式,并探讨支持的类型和数量方面变化的后果以及事件、支持和疾病之间关系的确切的偶然次序。

1.2.2 当前有关应激过程的社会学研究

然而,与此同时,人们开始注意一些持续的发现,如妇女比男人显得更频繁地出现沮丧;受过良好教育的人和拥有较好工作的人则不太会出现沮丧。从生物学观察问题的视角看,这可以从一两个方面得到解释。首先,妇女和受教育程度较低的人们可能在生物学意义上坚韧性较差一些,因而更容易患病。其次,妇女和受教育程度较低的人们由于更多地处在充满应激的生活环境中,所以可能会经历更多的有压力的生活事件,从而更容易生病。然而,研究结果并不支持上述想法。尽管男人和妇女面临生活事件可以各不相同,他们面临的生活事件的数量似乎并没有什么不同(Thoits,1987)。

社会学家们建议我们按照社会特征划分不同层次的精神障碍,这是由人们经历生活的方式决定的。生活本身建立在社会特性和不同水平的资源上,这些资料包括个人处理事件的能力和不同社会地位的人具有或能够得到的社会支持。应激过程社会学研究描述着眼于社会组织模型的心理健康结果(Pearlin,1989)。社会学理论解释惯常的分类根据是使人们产生应激的社会条件。

我们主张观察到的应激常常不单是因为事件而出现,而是因为人们的处理日常由社会背景以及他们在社会中的地位产生的应激和应激的能力差异而出现。换句话说,我们将认识到,引起应激的原因可能发生于人的日常生活中,它是生活机会和资源的不平等分配的直接结果。从社会学角度看,这种机会和资源分配是由社会结构所限定的。

1.3 作为痛苦成因的社会地位和社会角色

我们用以探索社会背景如何影响心理健康的社会建构这个思想包括两部分内容。其一,人们分布在反映等级的社会类别中,处在不同的社会类别,得到某些有价值的社会资源,如金钱、地位或受教育的情况就有所不同(Blau,1978)。这样,可以按照收入的高低把人们划分为若干类别,从腰缠万贯到身无分文。我们认为,高收入者拥有资源,他们可以用这一资源应付他们生活中发生的情况,并且在一定程度上可以说钱能买到健康,富人更具有购买健康的条件。同样,受过良好教育的人或许也更有能力想到或找到解决问题的办法,因而也能更好地面对这些问题并避免应激的心情。受过较好教育的人也能得到更好的收入更高的工作。性别和种族也是一种等级地位,男人比女人更容易接近诸如薪水高的工作等资源,而有色人种找到工作和受教育的机会较少。拥有或得到有价值资源的差异影响人们满足需要和对付生活经历的能力。研究表明,在这些社会等级制度中处于较低层的那些人更有可能经受情绪上的应激。因此应激与社会建构中的地位有关。

其二,我们也被镶嵌在根据我们必须扮演的诸如配偶、父母和工人(或学生)等社会角色来界定的社会建构中。角色规定着社会义务并且包括规范行为的成套的准则。我们扮演的角色和角色组合可能成为应激之来源(Pearlin,1983)。角色要求我们用我们的资源去完成社会期望这些角色完成的任务。人们期望父母给孩子穿衣、喂食并教会孩子适应社会。但是,有时候角色要求会发生冲突或压垮一个人,例如当一个未婚的妇女外出工作而同时仍想着照顾家务和孩子。一个人承担的特定角色和一个人具有的特殊角色组合(如为人配偶、为人父母、为人职员)部分地决定他将会有什么样的经历,以及因而有可能遭遇的不愉快情形(Menaghan,1989)。例如,单是雇员就有与他们的老板发生矛盾或经历工作角色与家庭角色之间的冲突。角色能够提供取得资源的机会,如工作者有收入,为人配偶等则有望得到相应的社会支持。同时,角色和角色组合决定我们的日常活动,并决定我们接触不同类型的情况,其中有些情况可能是负担沉重的。

那么,对精神病社会学的首要贡献是解说社会地位特征和作为社会建构一部分的社会角色是怎样影响应激程度的——他们是如何产生心理疾患的。然而,社会学观点也能被用来处理有关人们如何看待被诊断为精神病的人以及如何组织治疗等方面问题。

1.4 精神疾患的社会反应

精神病社会学还必须处理精神病的社会反应，不管是否说服一个人，告诉他社会因素能有效地解释精神障碍产生的原因，有一点可以肯定，对被界定为有精神疾患的人总会引起个人的和组织的反应。社会学家们处理的另一主要区域是："有心理问题的人会怎么样？"

为了弄清这一问题，我们需要讨论导致对精神障碍认定的社会过程（诊断、公众对精神性疾病的态度和职业诊断、偏常行为的医学方法处理）的社会过程，以及代表对被贴有心理疾患（心理健康系统）标签者的社会反应的正式的社会组织方法。

1.4.1 作为心理疾患的偏常行为的认定

不能将有过痛苦或行为奇异、失常的人们一律界定为精神病，也不能把所有奇异或失常行为都看作心理疾患的证据。对作为心理问题特征的偏常行为的认可是社会过程的结果，它是由别人的反应和贴在个人身上的精神病标签决定的。精神病标签对于被贴上该标签的人来说具有重要的后果。它把他转移到我们大多数人将永远不会光顾的治疗世界，这个世界对于被带入其中的人们来说可能会产生深刻影响。精神病标签把人们标识成异常的和坏的，而且有大量的恐惧都与我们对心理疾患的成见相关联。

也许这种看法的最主要见识是如下观念：心理疾患更多地存在于旁观者的眼中而不是某个人的举止表现上。如果一棵树倒在森林里而没有被人听见，那么这棵倒下的树发出声响了吗？如果一个人的行为非常怪异而没有人去观察它，这种行为还失常吗？它还象征着精神病吗？正是偏常行为（心理疾病）这个公共标签提供了这一类行为的意义并决定这类行为对行为者的后果。

标签理论的更为正式的陈述表明，"变成精神病"的过程开始于某人的某种偏常行为、这些行为的识别以及被别人鉴定为精神病，然后是作为描画个人身份的标签的个性化结合，最后导向更多的与重新划定的身份一致的行为（Scheff，1984）。

例如，在学校系统的王国里，一个孩子早年行为不规范就有可能被作为学习或行为有缺陷的证据。这孩子被贴上"低能儿"标签，并被放在一个特殊的班级，在这里偏常行为是理所当然的（除非这个班级已经过特地装备）。这孩子很可能继续展示这个不规范的行为，或者出现新的不规范行为，因为他以及校方希望看到这种行为。这孩子已戴上有学习缺陷的帽子，做出与标签相一致的行为，从而证实了原先的诊断。

如果说可以把标签看作心理疾患的原因，我们同样对标签的社会后果感兴趣。

一旦用了标签，人们就开始对被贴上标签的人和从他那里看到的行为有不同的反应。这些反应有两类。第一，这个人进入了行为偏常状态，在此状态中，他们被认为应对自己的偏常行为负责并因此而受到指责。这意味着别人与他们交互作用的方式不同于与没有受到指责的人交互作用的方式。这样的交互作用会加强受责备者的孤立感和被排斥感。第二，我们倾向于把接下去的行为看作是对指责性标签的证实，从受指责者的观点看，指责性标签意味着他们陷入贴在他们身上的标签里。正是这后一种感觉导致了标签正确性的更深层次证据的产生和偏常者身份的获得。被贴上标签者的行为只有符合公众的看法才能得到社会的承认。因此，社会学方法的责任是要认识到社会的反应可能与精神病的确认有关。

标签方法带有很强的社会学性质，因为它解释他人对偏常行为的反应是如何产生心理疾患的。从某种意义上说，如果把即使是最严重形式的不安看作是社会因素的产物，则标签方法触及到精神病从根本上讲是否存在的问题(Szasz，1961)。但对我们来说重要的是这样的一种观念，再说一遍，个人的生物学的和个性的属性不是调查的重点。相反，偏常行为(一个标签)所意味着的社会结构决定着人们对被标签者的反应。

1.4.2 公众态度与专业界定间的关系

一般公众对精神障碍者的态度，在如何界定以及授权给谁来处理这一问题等方面上起着决定性的作用。公众对何者导致精神病以及如何对待精神病抱有成见。这些观点常常与精神病专家的看法相左，从就“精神障碍防范”的合法性问题展开的讨论和频频发生的一些人对在他们的“后院”建立心理健康组织机构的敌视就能说明这一点(Winerip，l994)。尽管公众对精神障碍的理解或许有些最新的变化，趋于接受精神障碍是由疾病过程产生的这种观点，但公众仍对这种观点持几分怀疑。而且公众的态度受媒体描述的影响，这些描述从神经过敏的到令人感动的无所不有。

外行人对精神障碍的理解可以反映社会化和中介进程，而专业精神病医生和心理医生诊断失常有他们自己的方式。精神病医生已建立了一种详尽的诊断系统去描述和区分精神性的问题——也就是说，给心理疾患贴标签。该系统已被设计出来，与界定生理健康问题的系统相像(Kirk 和 Kutchins，1992)，但在区分失常方面做得似乎并不算好，而且可以说是武断的并有文化和社会偏见。该系统除了仍然影响社会对那些被界定为精神病人的反应，它充其量也还只是一个原始的体系。我们需要调查这个诊断系统因为它是专家治疗的基础而且它影响外行人的反应。由于专家们具有文化权威去授予能对人们的生活产生重要影响的标签，我们需要理解这些特别的标签是怎样建立的。

1.4.3 把偏常行为当作精神疾患用医学方法处理

在本章的前面部分，我们讨论了解释精神障碍起因的医学模式主导着人们对心理疾患的理解。这主要是因为被我们与精神障碍联系到一起的偏常行为已经被“医学化了”。也就是说，我们应用于失常的标签是疾病标签。“偏常者行为的医学化”代表标签观点的延伸，这种观点解释医学系统已经怎样获得偏常行为的审判权的(Conrad 和 Schneider，1980)。

既然一定的行为被确认和界定为偏常的，我们怎样对这些行为进行分类，对这些类型的人们的命运有重要影响。偏常者的行为论据的医学化说明，作为疾病证据的行为的分类是紧随社会过程的。只要看一下精神病专家和心理学家所用的标准诊断手册中所包括的精神障碍的范围就会知道生理过程不大可能说明分类系统中所包括的各类失常。实际上，精神病专家有时认为诊断类型存在，有时认为它不存在。这就意味着导致这些诊断类型的行为有时只表达一种愿望，要控制住这些行为。注意力不集中就是一个好例子。一旦被看作是克制力问题或行为问题，它就被精神病医生“宣称”为精神病，结果变成一个医学问题。注意如果我们把问题看作年轻人缺乏自控力而不是把它认作一个生物学意义上的疾病的话，我们对采取的处理问题的方式就不同。

我们将会明白，医学化并不总是一件坏事情。例如，人们无须对身体疾病负责。疾病就是疾病。精神病在一定程度上也能这样去看，人们不必把有此标签的人看得有什么特殊，他们也可以这样理解他们自己。一个被“诊断”为注意力不集中的孩子比一个被标榜为爱捣乱的学生可以得到更加适当的关注。

1.4.4 精神医院和社区保健

我们给一些人贴上标签还会从另一方面影响他们的社会经历。对那些被界定为有精神障碍的人的社会反映，包括以各种各样的方式评论偏常行为来源的特殊机构建制。我们将使用社会反应的观点来检查那些处理被标为精神病的社会建制的产生、维持和发展过程。像这样的普通标签理论，不用于该问题的检验。应用这个观点是因为社会反应这个一般性的元素。相应社会制度的构建(例如，心理健康系统)代表着社会对“心理疾患”的一种反应。

人们把精神障碍的产生原因的想法与控制这种失常的社会制度结构联系在一起。例如，当我们把精神障碍看作与道德失败相关时，设计的处理措施就会转向道德目的的积累。如果我们认为精神障碍与现代化、都市化和工业化的应激相关，那么处理措施就会被设计为创造田园式的、乡村风味的环境。社会制度对精神障碍反应的历史紧紧联系着文化的和社会的关于世界运转方式的假定，以及人们如何能够在这些假设内活动。治疗系统的医学化也与当前社会医学权威的总增长相关。尽管有关精神障碍的原因及其治疗的思想随着文化的和社会的假定而变,但他们并不很好地同步。社会制度对精神障碍的反应有他们自己的历史,并且许多因素决定着反应的具体形式。然而,将这些系统结构中的具有历史意义的变革与一般社会中的社会、经济和科学方面的变化联系起来,我们能够在理解精神健康系统的本性方面取得实质性进展。换言之,我们能够追溯心理疾患和精神性疾病的社会意义方面的改变。

这一过程在一种当前社区心理健康服务体系中达于鼎盛。当前以社区为基础的服务系统体现着某些矛盾,这些矛盾是由于存在各种各样解释精神障碍的方法和相应的有各种各样反应(处理方法)引起的(Mechanic,1986)。我们将会看到,这些社区系统与社会-医学模式是一致的,该模式把被诊断的人们所经历的社会与个人调节方面的困难看作心理疾患。另一方面,“愁透了”被认为主要经历了生活问题的磨难,而“慢性精神性疾病”患者被认为是经历了与器官组织相关的失常。社区精神卫生系统所提供的服务主要面向改进社会能力和教会人们对付日常应激性刺激的办法。这样,该系统认识到社会特性作为成功调节的关键这一重要性。

1.5 精神病社会学

多年来,大量的社会学家都把注意力放在将社会学观点应用到有关精神病的病因和治疗的一般问题方面。然而,研究工作量的巨大,使得某一单一学科的人们要想得到已经作出的发现的总的图景都是非常困难的。本书试图把这些资料集中统一起来,以形成一部有关心理健康的社会学著作。就是说,我们计划采用这些社会学家的工作中的具有重要意义的某些部分,建立一个用社会学观点处理心理疾患现象的系统化的概论。

主要的理论方法包括两个,故本书分为两大部分。每一部分首先都要解说一个理论,接下来的章节便探讨与该理论相关的研究证据。我们希望读者看完本书后能够对有关精神病的社会学观点有所了解,并且肯定此观点对理解精神病这一现象的贡献。

第一部分,“精神疾患的社会原因”,概括应激过程的社会学研究的理论论据(第二章)。回顾研究发现有助于解释在社会结构中的地位如何影响幸福或痛苦的感觉。第三、四、五章回顾与性别、社会经济地位、种族和种族渊源以及年龄怎样影响人们的幸福或痛苦相关的发现。第六章处理社区范围的创伤性事件以及以混乱的街坊为代表的更趋于社会结构性的慢性应激源对个人的心理影响。这些章节将说明在分层等级体系中的地位怎样直接影响日常经历和对日常经历反应的能力。在第七和第八章,我们调查配偶、父母和工人等重要的成人角色是如何与痛苦程度联系起来的。我们的日常生活很大程度上是由与我们所承担的角色有关的经历和行为组成的，这些能成为应激性刺激的重要来源。在第九章，我们建议人们总是在社会结构地位中扮演自己的社会角色，而社会地位和角色的交集影响我们应答应激性刺激的能力，继而影响我们经受痛苦的机会。

第二部分，“社会对心理疾患的反应”，论述四种形式的社会反应：标签作为心理疾患的偏常行为的社会过程（第十章），外行公众对有心理疾患者的态度以及专业的界定系统（第十一章），把心理问题当作疾病的社会结构（第十二章），以及组织对被贴上心理疾病患者标签的人进行治疗的机构模式的历史（第十三章）。第十四章附录了美国当前为精神病提供公共服务的精神卫生系统（社会精神卫生系统）方面的详细情况。

最后，在第十五章，我们回顾在这个导言中提出的论据，在心理疾患的成因和结果方面的社会学观点卓有成效地增加了我们对这类行为的理解。有关心理疾患话题的社会学研究这一尝试将是社会学研究这一肥沃研究领域的开创性的工作。

1.6　术语注释

本书的第一部分，我们将集中讨论心理上的痛苦的社会根源。我们故意使用痛苦这个术语，而不用心理疾患，是因为痛苦与感觉方式有关，而这并不总是与疾病的分类联系在一起。然而，我们需要把痛苦与心理疾患联系起来。在本书的第二部分，我们首先谈论偏常行为的标志，然后证明某些偏常行为被确定为精神病。我们也需要把偏常行为与心理疾患联系起来。

1.7　痛苦、偏常行为与精神病

为了对心理问题的各种含义与其在研究报告中的称呼进行明晰，我们对痛苦、偏常行为与心理疾患进行辨别。这三个概念之间具有很强的联系，但彼此间同样也有区别。

“痛苦”指的是有关他/她情感状态的个人感觉。一个人如果觉得不快乐或者高度焦虑，他就会感到痛苦（Mirowsky 和 Ross，1989a）。这些痛苦的情感并不一定转化为偏常行为，他们也并不总是可辨认为心理疾患。大多数能够被诊断为心理疾患的人都表现出相对高度痛苦，但是这类痛苦即便并不总是一个诊断标准，也不能等同于确诊的心理疾患。痛苦是不舒服的，而且它代表着一种与我们的幸福的满意的人这一理念不一致的心理状态。但是，米诺斯基和罗丝（1989a）认为，痛苦与被界定为诸如精神分裂症之类的心理疾患的认知形式的心理现象也不是一回事。他们认为认知问题反映了思维过程的失常而应激则涉及的是有问题的情感状态。其含义是痛苦不是心理疾患。这一观点有正确的一面，的确，痛苦是一种相当弥散的总体情感不适状态而疾病则涉及到非常特定的一套诊断上的相关症状。并不是每一个感到痛苦的人都是心理上有病。此外,有些我们认定是心理疾患的现象,如精神分裂症和其他思维过程问题,在概念上与应激泾渭分明。这一观点也有不正确的一面,因为感到应激的特定途径符合诊断的心理疾患(例如抑郁症)。同时,痛苦的感觉事实上伴随着各种形式的诊断的心理疾患,即使这种应激不被看作诊断症状。

试图采用一个应激模型解释痛苦之根源的社会学家,通常要衡量痛苦的程度,而不是只注意有还是没有痛苦(Horwitz,2002)。这使必需采用这样的一量表,其中从"无痛苦"到"非常痛苦"设置不同的分值。相比之下,精神病症状则被用来描述"是"或"否"。当我们估定精神疾病时,没有哪个是"差不多"有精神疾病的,只有二分的有病或无病。然而,痛苦是一个连续变量,因此可以说某人或某些人比其他人更痛苦或更少有痛苦。为了达到许多社会学目的,有一种更好的办法去讨论社会条件与痛苦之间的关系。

偏常行为作为一个总的类项,是指对社会准则的违犯。心理学上的偏常行为或失常作为对社会准则的违犯则有更为特别的含义,它不适于如犯罪行为等其他一般类型的偏常行为,而且它看上去是出自于观察者不可理喻的动机或激励。个人的家庭成员,他们的朋友、邻居、熟人以及陌生人,可以观察并将其归类于心理学上的违犯社会准则的而不会被理解为别的偏常行为。痛苦指的是一种感觉状态发生在受该状态影响的人身上,而偏常行为则涉及到别人的感受。被观察到的偏常行为一开始可能是由痛苦的感觉导致的,但情况并不总是如此。对偏常行为和作为偏常行为的思想的评估代表着社会对心理问题的反应水平。它对于那些其行为被如此标签的人们具有很深刻的影响。有时候这个标签会导致更为明确的精神病标签。

心理疾患指的是观察到的偏常行为的社会的归类。我们对作为疾病的精神障碍这一概念再熟悉不过了。然而,疾病涉及到一个以社会生活方式设计的归类,它带着更进一步的意图,即如此区分应当使治疗变得容易,来区分不同形式的行为。把精神障碍看作是一种疾病的观念从古希腊时起就一直伴随着我们,但是直到最近才主导我们中大多数人对精神障碍的看法。把偏常行为描述为心理疾患也反映出社会对这类偏常行为的反应是通过把这类偏常行为划分为医学状态来来界定的。

那么,痛苦涉及到压抑和/或焦虑的笼统的感觉。这些感觉并不一定导致我们不理解因而看作心理疾患的偏常行为的产生,然而,作为来自心理学的偏常行为的标签能导致其诊断为精神病。痛苦并不伴随大多数我们已将其界定为精神病的感觉和思想状态。

在第一部分,我们描述了痛苦感觉的社会根源。在第二部分,我们追溯借以把偏常行为认作精神病的社会过程,然后讨论过去和现在对精神病分别作如何治疗的。

第 2 章 应激过程与心理疾患

应激是怎样与我们可以认作心理上的痛苦或心理疾患联系起来的呢？对这一关系的理解是如何改变的呢？应激过程如何能被看作是社会性的？这些就是本章所要讨论的主要问题。

在一次环境怎么能影响行为的班级讨论中，一名同学举了一个她在孩提时代亲身经历的事例。好像是一个表兄，被她家请来照看她，有一次他把她倒挂在一个十层楼高的公寓房窗户外。她从未告诉过她的父母她表兄是怎样抓着她的脚脖子，任凭她叫喊，把她倒悬着放到窗户外，停了似乎无限长时间。这位学生在班级讨论时说她惧怕登高并且拒绝进电梯或从五层楼以上的窗户往外看。在像纽约这样的城市里，这可以说是特别无能的了。你会说这个学生在经历心理上的痛苦吗？我们能说她有精神不安或精神病吗？我们是否可以按照她的生活经历来看待她的惧怕呢？我们能说她有与应激相关的精神障碍吗？近几十年里，科学家们热衷于讨论这类与应激研究相关的问题。应激可以被看作涉及多方面的现象，人们可以通过不同的途径研究它。例如，它曾先后被看作是一个生物学过程、一个社会事件或是一个社会学现象。

2.1 应激的生物学基础

对应激的现代生物学理解是基于汉斯·塞利(Hans Selye)博士(1956)的工作。塞利的贡献包括是他证明了生理上的应激源与其心理学后果或应激反应之间的联系。图2-1A描述了这种关系。塞利(1956)给出的应激定义中的一个核心内容是，只要有像心理刺激这样的变化要求，就会有不明确的生物学应答跟着发生。塞利把这种变化要求看作是对于所有生物体普遍的经验，而且他把应激解释为是由他所谓的"应激源"的刺激而产生的。这种应激反应从而被理解为当身体受到某种应激源刺激时随即出现的一般性的激励。塞利还把他的应激理论推广到日常生活。他认为由于体内平衡常常受到威胁，应激是生活中常有之事。

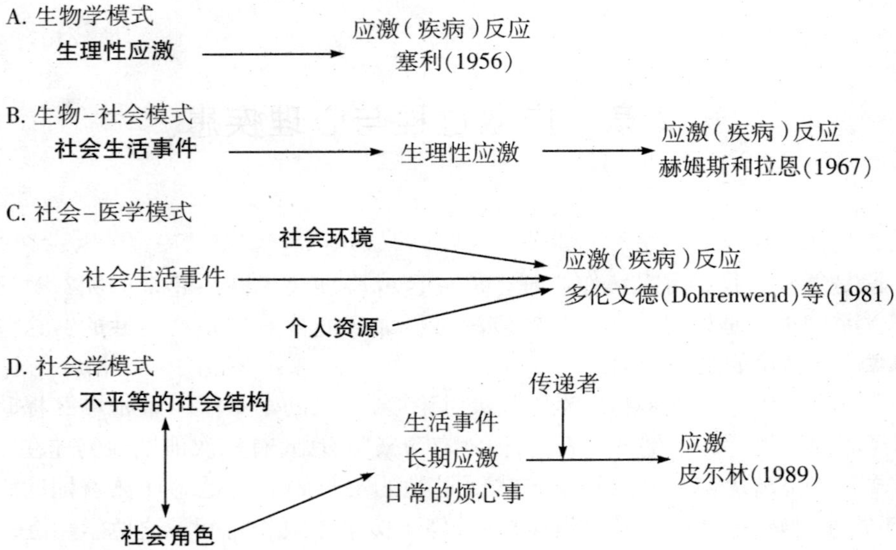

图 2-1　应激(心理的)-疾病模式的演化

根据塞利的观点，应激伴随着我们从生到死。避免应激的负面结果的唯一途径是把“坏的”应激(dystress)转变为“好的”应激。塞利认为，应激应答的发生分以下三阶段：(1)警报阶段，这一阶段防卫被调动起来，并且交感神经和脑垂体-肾上腺皮质系统也被触发开始起作用；(2)抵抗阶段，在这一阶段，维持能适应的防卫；(3)消耗阶段，防卫被战胜。这个三阶段应答可以用“一般适应综合征”这一术语来表示。因此，应激是一个由外部刺激以及生理上无法对刺激进行调节所引起的身体疲惫状态。

从生物进化的观点看，中枢神经系统的刺激对于原始人维持生命的“抵抗或是回避”反应是十分重要的。但对于现代的大多数人来说，应激的本性是不同的。只有在偶然的和出乎预料的情况下，人才会处于无法抵抗的、威胁生命的极端危险之中。上面那个学生提到的情况就是一个威胁生命的应激源。当今最典型的问题是应激的应激和日常生活的应激，如为交通堵塞所困、对付经济困难或处理家庭、学校或工作问题。然而，现代人面临的主要困难在于，虽然身体没有变化，却要对不断变化的时尚做出反应。身体不断地释放肾上腺素去应答感觉到的应激，尽管可能是不适当的。在神经化学领域的其他研究已指向以同样方式出现的其他激素或神经传递素，如催乳激素、褪黑激素以及内啡呔等。需要说明的是某些化学的和激素的应答实际上可能对身体有害。应激源能产生一个可导致生病的有害的免疫系统。

还有一点，卫生专家们所说的暂时性应激障碍实际上可被称作文明病(Anthony,1988b)。“作为文明病的应激障碍”这一提法的特别意义在于，如果考虑到应激应答的起因,应激的情感和环境成分十分重要。在一个较长时期反复发生的应激源可能会产生严重后果。这种看法提示我们,应激源的长期性以及预报和控制应激源的水平都很重要。这一观点与塞利的解释是一致的。有文献指出,难以控制的应激源会产生大脑神经传递素去甲肾上腺素的明显消耗,并且这个对神经传递素分泌的失控可能具有更为深刻的和持久的影响。

此时有人可能会问,"生理学"或"生物学"的应激怎么会涉及社会学观点或可能产生精神应激或心理疾患?重要的是要认识到本书的要旨是要证明社会或社会的安排是怎样直接地关系到应激感,进而可以最终被界定为身体和/或心理疾患。这个观点表明,社会结构事实上可以起到产生可能导致某种心理应激的应激(在生物学意义上的)的前导作用。换句话说,我们能够证明,大多数类型的"心理疾患"的根源最终都可以归结到社会关系组织方式,尤其是社会地位和社会角色,激发生理上的反应。虽然我们强调社会与应激间的联系,但重要的是对应激过程的生理学至少要有粗略的理解。应激的社会学原因很可能最终要通过影响生物学过程起作用。

2.2 应激的生物-社会基础

正如第一章提到的,赫姆斯和拉恩(1967) 通过调查对社会生活事件对个人的影响进行了研究。他们在研究中着力揭示不同的"生活事件",如结婚、离婚、换工作、搬家、有家庭成员死亡等等,怎样能够导致身体疾病。图2-1中的B部分描述这种模式。他们研究应激的方法与塞利在说明个人在其生活中寻求均衡感以及当发生某事瓦解了平衡时他/她需要针对这一变化重新调整的研究方法相近。塞利谈到人的倾向和愿望的体内平衡状态,他把应激看作每天都发生的事,身体需要学会适应它。赫姆斯和拉恩的"社会学研究"实际上是"生物学的",因为他们的研究,就像许多其他研究工作一样,根源于疾病医学模式。这种医学模式试图把某些有毒剂或物质(如细菌或生活事件)与某种特定的疾病或状态联系起来。根据这一观点,接触某些"异己的物质"(如生活事件)导致疾病。

社会的应激源已长期被怀疑是心脏病,包括心力衰竭至死的前兆。研究已证明,出乎预料的应激源,如失业、离婚或爱人的死亡,与心力衰竭有时甚至与死亡有联系。另一些研究表明,一定的个性特征是诱发心脏病的危险因素。换句话说,诸如敌意、挑衅和赶时间(A型性格)之类的行为实际上可以使人易患心脏病。还有一点也已表明,我们需要着力打破经历应激源与发生疾病之间的联系。例如,我们能够改变产生应激源的环境,变换我们认知应激源的方式,或改变对应激源的反应(Merz,1997)。

2.3 社会-医学模式

社会-医学观点把社会条件插入应激-疾病模式之中,把社会条件简单地看作生物性的应激源的来源。例如,离婚是一个应激源,不是因为它代表着一个不幸的事件,而是因为它激起一种可能最终产生疾病的生理上的反应。这种模式如图2-1中的C部分所示。与收入水平、性别、教育水平等相关的社会条件能够造成对诸如离婚事件的应激感,因为他们影响对付社会生活事件的结果的能力。个人资源如优势感和自尊自重也能调停、缓冲或减轻生活事件对应激的影响。

在社会-医学模式中,收入水平、性别、民族和教育只不过是与应激反向相联系的可变因素。从流行病学的意义上我们将会看到,在一个特定的事件或一系列事件面前,妇女更有可能出现应激反应。我们很想知道是什么东西使女性出现应激反应。根据社会-医学观点,我们猜想存在生物学上的对于应激源做出反应的差异。生物-社会模式则将社会生活看作只是可以归为生活事件的生理性应激的来源。社会-医学模式假设,面对生活事件,生理学或心理学反应要受到社会特性的影响。但是,这个看法并不能真的弄清楚这些社会特性是怎样可能影响生物学过程的。也许妇女与男人、富人与穷人之间都存在生物学上的差异。即使这是真的,也无法解释与诸如社会性别(gender)相联系的所有的在应激反应方面的差异。我们知道,性别远不止是一个生物学上的差异,它具有重要的社会影响,涉及到人对有价值资源和机会的享用权。为了扩展社会差别的意义,把享用资源的机会方面的变化也算在内,我们需要采用一个观点,强调不平等的社会结构对应激的影响。

2.4 社会学模式

把精神痛苦与社会组织联系起来的最早的理论家之一是伊玛·德克海里(Emile Durkherim)(1897/1951),他在经典著作《自杀》一书中指出:

> 自杀并不形成……一个整体上明显有别的组群……而是与连续不断的中介情况相联系……它们只不过是普通实践的夸张表达……它们都源于相似的思想状态(PP. 45—46)。

正如谢夫(Scheff)(1984)所指出的,德克海里把社会的基本准则看得如此强大以至于他赋予它们独立于创造者之外的自己的生命。根据这个框架,自杀率被看成是发生在更大的社会结构之中的社会影响的结果。在这个特定的个案中,德克海里觉得自杀并不单纯是一个个人对无望或失望的反应。某些特定社会类型的人们更容易自杀,是这些社会类型成员与社会一般准则的关系使然,与其个体生物-心理构造无关。这个理论框架支持社会原因招致的应激源直接或间接地与健康程度有关这一看法。但是,它走得更远,它指出社会组织在确定谁经历应激谁不经历应激方面起着重要作用。

皮尔林(Pearlin)(1989)、安耐森塞尔(Aneshensel)等(1991),还有特纳(Turner)、魏顿(Wheaton)和劳义德(Lloyd)(1995)已经广泛地描述了各种结构性的排列,诸如性别、社会阶层、种族和种族渊源等(以及这些组织所代表的不平等)与其所关联的应激之间的联系。皮尔林 (1989)认为,正是社会结构产生了因应激源而导致的精神应激。从社会学观点看,需要把应激源作为他们在结构性不平等方面的结果进行调查。社会学模式如图 2-1①所示。

本书所说的社会学模型强调,诸如性别,社会经济地位和种族之类的结构性不平等是心理压力的基本原因(Link and Phelan,1995)。作为女性、贫穷或少数民族的人群这种结构性地位会直接影响其生活条件、长期应激和日常混乱的经验。而受到应激源的影响与痛苦的经验直接相关。

社会不平等的实质是,并不是每个人都有相等的掌握诸如金钱、权力、影响、受教育等有价值的社会资源以及利用这些资源可以得到的诸如商品、住房和工作等其他东西的机会。结果是,当幸福受到威胁时,一些人比其他人有更多的资源可利用去对付这些威胁。但该论据已超出了这个不对等的结果。论据还包括一个假定,即应激源是由个人生活引起的,而这正是由于结构上的不平等所限制的条件所致。例如,单身母亲面临着相当多的如经济艰难这样的慢性的应激,就是因为她们未婚、是女性和单亲。单身母亲更有可能面临经济困难,就是因为社会有价值资源基于性别、婚姻状况和做双亲的状况分配不平等造成的。例如,妇女平均只能挣到男人所挣的 71%的收入。

社会结构的不平等也影响导致事件、应激以及麻烦的社会角色的特性,影响经历事件、紧张、争论的类型。当这些应激的源头能被其他社会的和心理的资源所调停时,该模式的重点集中在社会地位和角色怎样直接地影响应激源的经历以及对付这些应激源的能力。

这并不是说其他因素不重要;不过,社会的排列(也就是社会地位和角色)肯定与应激的感觉有关,而应激感随后便可被社会界定为精神病。

2.5 将应激与心理疾患联系起来

应激与心理疾患之间的关系到底如何?哪个因素更重要?生理性的紧张性刺激带来的情绪或心理的反应是发生应激响应或紧张性刺激的长期性的重要因素吗?考虑到这些问题,预测和控制这两个因素变得越来越重要。本章一开始时提到,控制不了的应激源能够产生脑部生理或化学变化。例如,已有人提出,去甲肾上腺素之类的神经传递素水平的降低,能够产生持续的效果。从生理学观点看,应激失控的作用很重要。这就是说,我们没有控制的事件或情况比我们能够在一定程度上控制的事件或情况潜在地具有更大的破坏性。

同样,应激源作为精神病的前兆也是肯定的。从一个社会结构的观点看,情况的长期性加剧了应激源的有害效果。正是不断地缺乏控制、支持和对调解资源的利用增加了精神应激的发生率。关键并不在诱发应激的脑干的变化,而在于可以激发这些后果的社会条件。其次,对生物学的应激的生理反应常常被定义为"精神病"。

2.6 小结

我们可以得出结论,许多因素都能产生应激。本章集中讨论了论述这一主题的各种方法——经历应激的方式以及应激转变成"应激"的因素。在工业化社会,生活方式已越来越趋于复杂、费力和应激。人们相信,应激存在于各个生活阶段,因而成为"人类条件的一部分"(Anthony,1988)。但是,应激的强度和频度各不相同,而且有可能经历应激的人也不一样,对应激的应答也不同。有些人对应激的反应相当有弹力,而另一些人则很容易受其影响。在应激的结果方面的差异也存在。

有人提出,在解释这些差异时应当更加强调社会结构的作用及其继起影响。社会学调查的焦点已放在解释作为生活环境——基于社会地位和角色——产物的应激的发展。应激程度和类型将有所不同,所经历的精神折磨的水平也如此。下一章将集中讨论性别的影响。第三章要谈的主题:由社会界定的女性和男性是什么意思?在社会界定的精神病方面社会性别有何区别?"要活着就是要受罪"(Selye,1956)或"要受罪就去做女性"这两种说法哪个是真的?

第3章 社会地位:社会性别

应激过程的社会学研究强调社会地位、社会角色与可能经历某种心理上的痛苦之间的关系。这种观点认为地位和角色使人们遇到各种各样或多或少的应激源,也给人们提供了各不相同的对付应激的资源。最能说明这种观点的是考虑痛苦程度的性别差异。

本章我们将考查性别是如何影响心理健康的。性别影响心理健康有两个原因:性别是一种手段,它把人们分为不同层次,每个层次掌握着不同的资源;性别又是限制适当的角色组合的一种方式,掌握不同的资源以及角色组合的差异反过来又会使人们经历不同程度的痛苦。

3.1 社会性别是如何界定的

"社会性别"(gender)是什么意思?如何把它与"自然性别"(sex)区分开来?按照社会学的观点,社会性别是指男男女女们的文化期望和责任。它与自然性别不同,后者指的是生物学上的差异和特定的先天生理上的属性特征。无论是在社会性别还是在自然性别方面的差异都不是绝对的,有各种各样的反常,如雌雄同体性(兼有男性和女性器官)和特纳综合症(女性第二组X染色体丢失)可能会模糊人们的性别差异;与之相似,适当的社会性别定义的变换,例如已婚妇女是否应该在外工作,也会模糊社会界定的社会性别差异。

有关男性/女性特征的"自然说/养成说"争论反映了性别和社会性别之间的差异。持"自然"说一方认为,心理健康方面的差别与生理上的性别的生物学差别具有简单的对应关系。持"养成"说一方则强调文化价值和社会组织对于解释男女不同的社会经历方面的重要性。本章并不是要给争论的双方作判定,而是要描述痛苦程度随不同的社会性别的差异,进而突出社会性别的社会文化定义超越性别的生物学定义。

按照韦伯斯特的《新世界辞典》,应激(stress)指的是某种类型的紧张或费力。该词有时被用作后缀,表示与某些特定的事情有关联的某个女性,如女裁缝或女歌手。将女性与应激相关联并不是一个巧合,这可以说是并不重要但却很有意义,反映了对社会性别差异和男女所扮演角色、地位体制的社会认知。

3.2 社会性别与心理健康的关系

文献屡屡报道，女性的压抑和焦虑障碍的比率高于男性（Aneshensel 等，1981）。另一方面，男人们吸毒和酗酒者所占比例更高，而且被诊断为人格障碍的可能性更大（Aneshens 等，1991；Kessler 等，1994）。安耐森塞尔等（1991）推测，这些诊断上的差异反映出对应激源的交互行为反应。也就是说，他们认为男人和女人具有同样的经历心理上的痛苦的可能性，但在这种痛苦的行为症状的表现方面则有所不同。男女在出现可以诊断的障碍的频度方面的差异可能源于生物学/生理学上的差异。这些差异同样有可能反映了社会化和社会背景方面的差异。大多数关于痛苦的社会性别差异方面的研究已对作为应激征兆的压抑或压抑情绪进行了检查。因此，我们关于心理健康的社会性别差异的讨论将反映这些研究倾向。

3.3 痛苦的社会地位解释

如果社会性别是一个社会地位的代表，它意味着对掌握资源的能力随着社会性别不同而不同。掌握资源很重要，这有两方面的原因：一是更多的社会资源与更少地经历应激源相联系（Tuner，Wheaton 和 Lloyd，1995）；二是当应激真的发生时，资源有助于对付这些应激。因为获取资源的基本手段与收入和工作地位有关，我们将集中讨论社会性别、工作和不良性应激之间的关系，以阐释地位和不良性应激之间的关系。平均来说，妇女挣的钱只有男人的 71%。其中部分差距来自同工不同酬，但大部分则是职业隔离以及“妇女的工作”的“价值”上的差距造成的。

男性和女性职业者的工作环境条件常常不同。他们在不同的部门和机构工作，从事的职业和工作性质也有所不同。例如，与男性相比，有更多的女性当秘书、中学教师、护士和销售员。这些差别对工作结果，从收入到权力方面的差距一直到不良性应激，都具有实在的影响（Barnett 和 Marshall，1991）。

与男人相比，妇女这支劳动大军总是从事那些应激较大的工作。妇女的工作主要集中在低收入职业、小单位和无关紧要的、非组织化的产业方面（England 和 McCreary，1987）。这种职业隔离也与妇女们最常做的工作的特点有关。妇女喜欢从事与男性工作相比不怎么灵活的和自主性较差的职业——这些职业恰好具有较严重的不良性应激的特点（Tomaskovic Devey，1993；Rosenfield，1989）。即使是男女从事同一职业，妇女仍倾向于去做那些比男人权力低的工作（Wolf 和 Fligstein，1979）。简言之，社会和经济环境在设定工作机会和特定的工作性质方面起着主导作用。反过来，又影响着个人的心理健康。男女在这些环境方面的差异可以解释对这些环境改变的社会性别反应上的差异。

妇女的职业隔离的后果不仅限于有限的劳动力市场、流动机会以及产生应激的工作特征的改变。在经济衰退时期,女人们还会感觉到更大的工作不安定的风险,这是因为,作为那些更有可能受到经济危机威胁的公司(例如一些无关紧要的部门)的雇员,她们的个人威胁的感觉会增加。妇女的工作流动常被限制在无关紧要的改变,并且即使是这样的流动也被广泛的失业所限制。而且,在经济衰退期间,为了创造机会留住别的有价值的男性工人,妇女的工作可能会成为牺牲品。当面临经济威胁时,妇女们所在的经济部门和工业部门采取的宁愿替换而不愿保留战略的过分表现,加上设法留住"有价值"雇员的人事政策,即使妇女们设法保住她们的工作,她们仍越来越感觉到更大的失业风险。因此,这就成为妇女应激的另一个来源。

因此,妇女的与工作有关的不良性应激,既要受到宏观经济和社会条件的影响,是它们把妇女引向特定的职业和产业,从而使她们要从事特定的工作;而且,在经济转型时期,职业和产业方面的差别也会导致对男女来说不同的后果(Tausig 和 Fenwick,1992)。社会性别是一个阶层变量,由于在掌握经济资源方面的差异,它显然对不良性应激有影响。

3.4 不良性应激的社会角色解释

由于男女扮演的典型角色不同,所产生的与地位相关的后果使男女经受应激源的方式也存在差异。与社会性别相关的地位上的差别一部分来自男主外、女主内的角色安排。当这些都在变化时,为了便于讨论,我们将使用旧有的典型角色组合去说明我们的论点。我们采用了好几种方法说明不良性应激在与角色相联系时的差异。

3.4.1 担当角色

已得到最强有力支持的关于不良性应激的性别差异的解释,已成为"社会根源"的观点。按照这种观点,妇女的痛苦程度较高源于她们所充当的角色。高夫(Gove)(1972)、高夫和突德(Tudor)(1973)、安耐森塞尔(1986)以及其他一些研究者报告说,已婚妇女比已婚男子更有可能变得压抑。"担当角色"的观点认为,妇女担当的角色比男子少得多,这种角色缺失会导致无聊,进而产生压抑,尤其是那些整天做家务活的妇女(Gove,1972;Gove 和 Tudor,1973)。这个观点的适用范围很有限,因为它着重考虑已婚的没工作的妇女,并且没有考虑其他角色。这个观点包含这样的假设,即"呆在家中的配偶"成了某人的"主要地位"。在这种情况下,操持家务者的主人地位没有给这位主人声望和社会价值,却允许她的有工作的丈夫从妻子的角色中受益。

3.4.2 履行角色

有些研究对“角色担任”的观点提出挑战，他们指出，近些年来走出家门在外工作的妇女已大大增多，但妇女的压抑发病率仍比对照组的男性高(Aneshensel 等，1981)。另一种主张“社会根源”的看法认为，男人和妇女担任不同的角色，因而，他们接触特别事件的风险并不是均等的(Thoits，1986；Menaghan，1989)，其结果可能不是已婚妇女是否担当太少的角色而是她们是正在履行这些角色还是感到不满意(Aneshensel 和 Pearlin，1987)。当某些人认为妇女比男人更喜欢做那些低水平、低收入的工作时，这样的制度安排就真的成为导致压抑的不良性应激的前奏了。

妇女还更多地接触恶劣的工作条件、犯罪、性骚扰、工作不稳定、缺乏流动性以及高度隔离的劳动市场(Lennon，1987)。在这篇论文中，变得越来越重要的不是妇女担当了多少社会角色，而是这个或这些角色是不是令她们满意的(Barnett 和 Baruch，1987)。因此，角色履行对妇女来说是健康的一个决定因素，但对于角色的主观评价也必须在其客观性之外予以考虑(Pearlin，1983)。

3.4.3 多角色

在应激性别差异的社会角色解释中的另一关键因素强调家庭角色对职业角色的影响。一些研究表明，有工资收入的妇女比没有工作的妇女的心理健康状况更好。另一些研究则显示，工作对于妇女的健康有明显的作用(Roxburgh，1996)。根据陶利兹(Thoits，1996)和梅那根(Menaghan，1989)的观点，许多角色组合都是具有相当的性别特点的并且难以适当地在男女之间进行对照。因此，踢开由特定的角色组合导致的应激中的性别差异便有了问题。但是，陶利兹(1986)也宣称，工作使已婚妇女的生活变得复杂，却是男性心理健康优势的基础。另一种可能是，妇女的更大的不良性应激来自更多地接触应激。这个对接触程度分别对待的观点主要讨论能够使妇女产生特定的应激源的工作和家庭角色的组合(Aneshensel 等，1981；Barnett，Biener Baruch，1987)。其他研究支持这个见解，即当男人和女人多角色与诸如父母、配偶、工作者等特定的角色组合相对照时，某些压抑方面的性别差异会消失，不过，另一些差异仍然存在。例如，在一项这类调查与性别联系在一起的特定角色的调查研究中，人们发现父母角色对于妇女比对于男性更有应激，无论她们是否有职业，也不管婚姻状况(Michello，1989)。这就意味着，实际上正是做父母这个角色而不一定是职业或婚姻状况对于妇女比对于男性应激更大，因为妇女不管其他角色职责如何都更容易成为主要的照顾别人者。这个观点中包含了一个假设，即应激的条件存在于工作和家庭角色的制度性的设置中(Pearlin，1981)，并且像父母这样的一些角色，不管是单独地看，还是与其他角色相组合，实际上都对妇女内在地具有更大的应激。

3.4.4 角色应激

皮尔林(1993)已指出,除了与特定的角色相关联的应激外,我们需要调查角色冲突和角色超负荷(在其他与角色相关的应激中)是怎样影响健康的。这个看法与健康的性别相关差异的考虑是一致的。妇女与男人一样能够成为受雇用的劳动力,即使她们的孩子还很小。同时,妇女也并不可能少些抚养孩子以及与家庭相关的洗衣做饭等家务方面的基本职责。假如妇女在她们的典型的角色组合的基础上再加上工作者这一角色,她们也并没有减少其他方面的责任。这样,诸如当有工资收入的工作需要加班与丈夫回家时需要端上一顿热餐时出现的角色冲突就有可能发生。有时,人们把妇女描写为双班工作(Hochschild,1989)。她们不可能有足够的时间去完成挣钱的和不挣钱的这两份工作的职责,而这就会导致应激。根据角色占有的观点,妇女应能从挣钱的职业者这一角色中受益,但根据多角色观点,包括有收入的工作者、母亲、配偶在内的角色组合会增加其责任并使妇女对付日常需要的能力吃紧。

概括地说,应激的性别差异的社会角色解释支持这一观点,即这些性别差异主要是由于社会角色的限制造成的。其含义是,当男人和妇女从事同一项工作时,应激的性别差异,如同对付的性别差异一样,可能会消失(Rosario 等,1988)。父母的角色作为男人和妇女担当更小的社会角色可能更是对的。但是,妇女暂时还更有可能从等同的角色中经历负面的结果,因为其做配偶、父母和劳动者的期待随性别而异。当角色对两性相同而且对两性的角色期望也是均等的时候,应激的性别差异才有可能缩小。

3.5 小结

社会环境对应激的影响,特别是性别差异,确实很复杂。尽管如压抑这样的心理疾患的女性发生率恒定地高于男性,但总的说来,当我们进入 21 世纪之时,在美国,两性的压抑的发生率都在增长。1940 年以后出生的人比 1920 年以前出生的人更有机会在其生活中变得压抑,并且更容易在早年就产生情绪障碍,如压抑等。其含义是,20 世纪的社会变化已引起或加剧人们的情绪障碍,学术研究有必要对此予以足够的关注。从更深层次上说,与性别相关的角色差异在一定程度上正在下减,男人和妇女在社会环境中具有相同的接触应激源的机会,同时对应激源的反应表现出同样的脆弱。

总之,本章已经回顾了涉及心理健康性别差异方面一些文献中的主要论点。每个主题的内在实质是心理的痛苦或心理疾患是怎样与社会地位和社会角色联系起来的。本书另外几章将通过研究社会经济地位、种族、年龄、婚姻状况、职业状况以及这些情形和角色在影响不良性应激时的相互交叉，来评论类似的几种不一致情况。不管我们认识与否，我们总体健康与我们生活和扮演角色所处的社会组织结构有很强的联系。

第 4 章　社会地位：社会经济地位和民族/种族

金钱能买到幸福。美国人相信不必等到富了才会幸福，但研究资料显示：金钱对幸福很有帮助。文化程度、收入及职业方面的差别着实影响着个人生活的方方面面，影响其住所、生活方式、阅历和世界观。我们把钱多、文化程度高、拥有好的和受尊重的工作的人说成是“优越的”，其实就是指我们在精神健康状况方面对他们的看法。大体说来，高收入、高学历和拥有受尊重的工作的人比别人幸福。

在美国，美国黑人不及非拉丁美洲白人幸福。形成如此反差的部分原因是，大部分美国黑人收入低、受教育较少而且从事着较为不受尊重的职业。由此可见，种族地位对幸福有其特定的影响。

这一章将讨论这些地位特征、经济状况(SES)和种族对健康产生影响的具体方式和原因。总体的证据很明显，例如，地位高的人在生活中很少会受到威胁，而且他们也容易得到更好的资源来应对生活中的应激。我们当然不是说，所有穷人、所有美国黑人都很不幸福；或者所有富人、所有白人都很幸福；但总体说来，更容易找到应激对策的人总是比较幸福的。社会经济地位方面的差异较之性别差异等对健康的影响尤为明显(Mirowsky 和 Ross，1989)。金钱能买到幸福是一个真实有效的观念。当我们渐次理解个中原因时，我们也将明白社会结构是怎样影响人的健康和应激的。

4.1　社会经济地位和健康

一段时间以前人们就认识社会经济地位与心理疾患之间的联系。1939 年，法立斯(Faris)和敦汉姆(Dunham)在解释芝加哥市各地区心理疾病发病率的差异时，认为这是各区经济、教育和种族背景的差异所致。他们视心理疾病为社会缺乏有效组织管理的一个信号，是一个社会问题。他们还将这些差异与各区的犯罪、贫穷、总死亡率、婴儿死亡率和失业率等方面的水平建立相关联系。当他们推论说社会条件可能不是精神障碍的主要原因时，他们发现与生活在一定的有应激的环境相联系的孤独感、应对由刚刚搬迁带来的不适应感以及职业受挫(即：失业)等原因，都会导致心理问题。他们本不是要讨论社会地位和心理疾患的关系，但城区差异、居民的经济状况与心理问题的密切关系突出地表明了经济地位在发生心理问题中起着重要作用。

郝林谢德(Hollingshead)和莱德里希(Redlich,1953)的研究报告称,社会下层人更有可能被看作有精神问题,受治疗的人群中,社会地位低下的人更有可能被诊断为重症心理疾病(精神病而不是神经症)。

自从这些有关心理问题的流行程度和不同类型与人们社会地位高低之间的关系的发现以来,已有大量的社区研究继续提供不同的社会阶层和社会地位影响精神疾患的发生率方面的证据。

这些考察中,有些证实了在可诊断的心理问题比例方面的不同,另一些证实了在幸福或应激方面的不同(当对应于特定的病时),奥特伽(Ortega)和考然(Corzine,1990)总结了1972年到1989年间关于社会地位和心理问题关系的60份研究报告后指出:其中46%证实社会地位低下的人发生心理问题的比率较高,其余的研究未明确或局限于特定的疾病故未能发现二者的关系。这项回顾性研究发现,大多数研究报告了社会地位低下与精神分裂症、人格障碍及心理问题间有显著一致的关系。评估小的挫折或应激的研究也证实了社会层次低与精神病发病率有相关性。

据米诺斯基和罗丝(1989)的研究报告,那些年收入低于7 500美元的人所得的抑郁分数是那些年收入超过4.5万美元的人的2倍。莱斯勒(Ressler)等人(1996)研究报告称,那些工资低于2万美元的人与工资不低于7万美元的人相比,前者报告被诊断为患有严重精神疾病症状的人数大概是后者的两倍。

米诺斯基和罗丝(1989)也报告说,那些受教育时间低于8年的人所具有的抑郁分数几乎是那些受过研究生教育的人的两倍。莱斯勒等(1996)发现受0~11年教育的人群报告严重精神疾病症状的可能性比那些受过16年以上教育的人多出3倍多。连那些没有得过大学学位的人报告这种症状的可能性也还是大学毕业生的2倍。

特纳、魏顿和劳义尔德(1995)报告,从事较“重要”职业的人所具有的抑郁分数只有那些报告从事半熟练或不熟练职位者的65%。在给定一年的时间里,在从事重要职业者中报告患有抑郁症的可能性还不到那些半熟练或不熟练工作者的1/4。

4.1.1 相关性阐释

有两种不同的解释说明这种观察到的社会经济地位与患心理疾患的可能性之间的联系:选择/变动假说和社会原因模式。这两种解释在把社会结构和社会地位与精神疾病(和/或抑郁)相联系的方式上有所不同。

选择/变动 第一类解释称作选择/变动假说。这种假说提出精神疾患影响社会地位(而不是社会地位引起精神疾病)。按这种观点,(躯体疾病和精神疾病的)患者竞争诸如教育、职业、收入等社会资源的能力较弱。因此,不健康的人就被排除在具有较高社会经济状况(SES)的地位之外,这就如同进化论解释生物种群中生理特征的自然选择。在这个达尔文主义(或拉马克主义)过程中,那些无力争得社会地位的人就要次于那些能够争得社会地位的人。按照这种观点,由于精神疾病代表着一种残疾,我们看到有精神疾患的人位于低层次的社会经济地位中,因为他们缺乏获得更高的社会地位的能力,我们发现在较低社会经济地位人群中有心理疾患和应激的人的比率较高,是因为他们的"真材实料"差,所以只能得到较低层次的社会经济资源。

我们还注意到在较低的社会经济地位层次中有更严重的精神障碍和应激,这是因为有精神障碍的人由于有精神障碍而"变动"至较低的社会经济地位层次。一个人原本能够争取到较高社会经济地位层次,一旦出现精神障碍,就会妨碍他继续竞争,从而下降至较低的社会经济地位层次。选择学说认为,一些人缺乏竞争所需要的心理健康,这是一种根本的生物学缺陷,所以他们永远达不到较高的社会经济地位层次。变动学说提出,心理疾患的发生还可以导致先前成功的人失去他们的地位,因为疾患会妨碍他们的竞争能力。

在选择/变动的解释中,法立斯和敦汉姆(1939)首先注意到的与严重的障碍联系起来的普通条件,如贫穷、邻里暴力、高离婚率等,只不过是这些严重障碍的互相关联的现象,或者是这些严重障碍的结果。例如精神障碍的人可能不能保持好的人际关系并且更有可能离婚。处在这些负性社会环境中是精神障碍引起的后果,而不是其原因。

这种选择/变动解释不是一个真正的社会学模式。但是构筑这个模式的一些观点几乎肯定是对的。多数研究者指出那些诊断为患精神分裂症的人常常失去工作和地位。真正有待确定的是这样的模式能在多大的程度上说明社会地位与心理疾患/应激之间的联系。这就提出了一个很难回答的问题。检验选择/变动模式的研究大部分需要很长周期的数据,特别是两代(或数代)人之间的数据。就是说,要想很好地验证这一假说,除非能够证明同一生物学家庭的成员由于复发心理疾患,经过数代仍然处于同样的社会经济地位层次中,并且精神疾病的攻击导致长期的社会地位的下降。这是很难获得也很难分析的数据。此外,一部分人由于精神失常而导致社会经济地位下降,并不能代表所有处在某个社会地位的人都有精神失常。还有,我们用来与健康状态作对照的一般的应激类型不大会产生社会经济地位的改变。因此,我们需要考虑其他方面的解释。

社会原因 社会原因模式认为,是 SES 造成精神疾患(而不是精神疾患导致 SES)。这种模式实际上就是我们已经一直用于描述收入、工作、教育和幸福观之间关系的,并且似乎也是最有意义的模式(与选择/变动模式相比)(Aneshensed,1992)。按照这个模式,人们主要通过他们获得的教育和由教育可能带来的就业、收入来达到他们 SES 水平。处于较低社会经济状况的人,生活在经常会面临较大应激的社会环境中，由于他们没有资产、智力（教育性的）和个人的资源去应对应激，这些应激对他们会更具有伤害性。受教育少的人只能得到的是他们不感兴趣的，甚至是厌烦的、工薪少的工作，在经济萧条时期，他们更易受到解雇的威胁，同时，他们一般没有医保和其他方面的福利。他们处在日复一日不变的环境中，量入为出和应对变化都会成为对他们的健康很严峻的挑战。

理想的工作、高收入和良好的教育能带来幸福，因为它们给人们提供他们应对事件、环境和日常生活中的问题所需要的资源。而在相反的一端，差的工作、低收入、低教育水平使人们面临更大的应激，却又缺乏有助的资源，所以，他们更有可能感到痛苦。因此，较低 SES 与较高的不良性应激比率之间的关系可以这样解释：处在低 SES 状态这种状态中的人面临更大程度的不良性应激，同时这些人也更容易受到应激的伤害。社会地位产生痛苦。

研究者们已经根据选择/变动和社会原因这两种观点调查了社会经济地位与心理疾患之间的关系，结果表明，这两种解释都得考虑。穆拉图（Mulatu）和斯库勒（Schooler，2002）引用一个全国有代表性的纵向调查数据发现，社会经济地位导致健康（社会原因）而健康则又导致社会经济地位（选择）。总体说来，社会原因解释更有说服力，但选择因素也不容小视。米琪（Miech）等（1999）也能用一个年轻成人的纵向样本去研究这个问题。他们发现，是社会原因解释有力还是选择性解释有力要视所测定的障碍的类型而定。他们发现对于焦虑而言两种解释均无助，对于反社会障碍而言两种解释均有效，而对于注意力缺乏症（ADD）来说选择性解释最适用。这些发现提示，还需要进一步了解社会经济地位如何影响导致精神障碍的过程。尽管如此，把总体上的痛苦（而不是某种特定精神疾患）作为输出信号的研究通常都会得出社会原因解释最好的结论。因此，我们下一步就要探讨社会经济地位是如何影响接触应激源与获得资源，进而影响痛苦程度的。

4.1.2 应激源的社会经济分布

1992 年，差不多有 3300 万美国人生活在贫困线以下（美国人口统计局，2002），这样的统计数据表明，有相当多的人日复一日地在为最基本的经济问题挣扎。贫穷或低收入在房屋、饮食和医疗保健质量方面有消极影响，在应对日常生活中出现的经济需求冲击的能力方面也有消极影响。贫穷也增加了成为犯罪受害者可能性和被逮捕的机会。

在全美各个有孩子的家庭中，有 32%是单亲（大部为母亲）家庭。而在贫困家庭中，有 54%是单身母亲的家庭（美国人口统计局，1997）。由于妇女平均收入只有男子的 71%，女性户主有孩子家庭代表着一种与贫困相关应激相伴的社会处境。

特纳、魏顿和劳义德（Lloyd）（1995）为了制定加拿大成年人样本，测量了有应激的生活事件、慢性的应激源,以及童年和成年创伤性事件。结果表明,拥有一个"主要专业的"或"不太专业的"职业的人群,在所有人群中报告应激最低。相比之下,那些从事半熟练或不熟练工作的人报告各种类型的应激最高。

罗丝和范·韦立根(Van Willigen,1997)报告,没怎么受过教育的人比受教育程度较高的人更有可能做临时工(与全时工相对)。没怎么受过教育的人更易被解雇,并且他们也更有可能做一些常规的工作,工作任务没有多少变化,同时他们也没有什么机会进修和发展。当然,受教育程度较低的人工作的报酬也很低。一个主要挣钱人只受到 9 年以下教育的家庭平均年收入只有 \$ 15 000,而一个主要挣钱者已具有学士学位的家庭平均年收入则大约是 \$ 53 000(美国人口统计局,1997)。这样,对于没受过多少教育的人们来说,经济上的困难是主要的应激源。

4.1.3 资源的社会经济分布

经济的、社会的资源可被用来调解或缓冲应激的影响,而在掌握资源方面的差异也是部分地基于收入、教育和职业。在掌握资源方面的差异可以解释对应激影响的脆弱性以及遭受应激将会导致应激感的可能性。换言之,那些具有较高社会经济地位的人能够更好地对付应激。

如果你得悉经济资源在美国家庭中并不是平均分配的,你不会感到惊讶。据估计最富有的 250 万美国人(大约是美国人口的 1%)拥有最穷的 1 亿美国人(约占美国人口的 40%)的所有的收入。很明显,低收入家庭中的人掌握的可以用于解决各种问题经济资源比富人要少得多。

金钱和财富代表着一类资源,它显然有助于抵消某些生活经验的应激性。我们说金钱可以买幸福是因为钱(以及它所能买的物)能够把许多应激条件消除在萌芽状态。尽管拥有较高收入的人们可能不会经历许多潜在的应激情境,但每个人都总要应付一些应激。当你的车抛了锚,如果你知道修理得起,它会影响你的情绪吗?如果修车会有点打乱了你一天的安排但花不了你多少钱,那么抛锚只是一点烦恼。同样是车抛锚,当它迫使你在修车与还租金之间抉择时,它就会产生一个高度应激的情境。

教育会产生与收入、智力灵活性以及各种就业有关的资源。首先,教育与收入有紧密联系。例如,大学毕业生平均收入是高中退学学生的两倍。受教育程度每提高一个层次,收入就上一个台阶,而且终身受用。

教育还能培养思维的灵活性、创造性,它们都能提高人们解决问题的能力(Kohn 和 Schooler,1983)。可以把灵活性看作一种资源,它能抵消生活中的应激,当你遇到问题时,它会使你有可能多考虑几种应对的办法。你想到的办法越多,所得结果就会越好。深入思考的能力和提出可供选择的解决办法的能力都与受教育程度有关,同时也就成为处理问题的一种资源。

教育也与一个人所能得到的工作类型密切关联。这个原则也许恰恰就是你要去上大学的原因。举例来说，专业人员一般受到高层次教育，收入也高；临时工、不熟练工人和那些职员总体上说受教育程度也较低，收入也较低。受过良好教育的人更有可能拥有被别人羡慕的工作，因为它们允许工作者在完成任务的方式上有更多的自主管理权(自由决定权或个人自由)，并赋予他们管理别的工人的权力，同时给他们造成的有害的环境应激也少得多。这些人也不太可能在经济滑坡时被炒。

林克(Link)、莱能(Lennon)和多伦文德(1993)已证明，社会经济地位较高的人容易得到一些管理他人工作的职位，进而会使他们产生更强的优势感和自主管理意识，这些又可以减少他们的压抑和应激。有可靠的证据表明，由高收入和良好教育所带来的自主管理意识以及有一份好工作是人生中应对意外情况的重要资本。会办事和有控制力的自我感觉是解决问题和强化健康的一个很重要资源(Mirowsky 和 Ross,1989)。既然自主管理权如此依赖收入、受教育水平和职业，那么这类资源当然是与地位相关的，并且有助于解释心理疾患和应激的社会起因。

社会地位也有助于掌握另一种资源——社会关系网。社会关系网是指我们和他人之间建立的关系，同时指我们所能利用的这些人所控制的资源。举个例子，如果你正在找一份新工作，一种办法是按报纸上的用人广告去应聘，这样你就有可能要与所有其他应聘者竞争。如果你认识招聘工作的单位里的某个人，那会很有帮助。这个内部人可以帮你说说好话，让你去见见面，会增加你得到这份工作的可能性。你认识的这个人就是你的社会关系网中的一分子，他对你来说意味着一种资源。在找工作方面我们有时会说，“重要的不是你知道什么，而是你认识谁”。

现在假设你正在找的工作是做银行的出纳员，并且你在银行里有熟人。假如你的熟人是一个出纳员与他是银行的老总相比，对你得到这份工作的机会而言能一样吗？结果表明，你认识银行老总或是认识那些银行老总的熟人的机会与你的社会地位有关(Lin,1982;Campbell, Marsden 和 Hurlbert,1986;Tausig,1990)。银行老总当然是更有用的社会关系，而你自己在职业或经济阶层系统中的社会地位越高，你接触老总和其他同等或更高地位的人的可能性就越大。因此，关系网有助于获得机会、信息、影响并提供实际支持，它在处理生活事件、应激和冲突中发挥重要作用，其幸福效用与你所能获得的帮助的质量有关。

社会关系网有助于接近某些人，这些人被认为是处理应激的资源，这个思想包括了社会支持的见解。社会支持是指当一些人在处理其生活中的应激和紧张时，提供给另一个人的援助。这种援助有很多形式。当某些人把他们的爱和尊重转达给另一个人时，这种帮助可以是情感上的和言语上的。如果他们提供的是具体的帮助，如给钱、信息或影响时，那就是看得见的了。

大多数有关社会支持系统的研究都是解决情感交流的效果问题。其结论是，有一些亲密的、可信赖朋友对于消解应激的影响和减轻应激都是非常重要的。但是这些研究很少探讨社会经济地位与可利用的亲密、信赖关系之间的联系。事实上，知己大都是配偶或爱人，而他们可能与他们的伴侣分享共同的社会经济地位。人们情感上的亲密对于解释对应激的情感支持效果来说，似乎比他们的社会经济特征更重要。

对于操作性支持而言，这种观点是不正确的。如果一个人在寻找一份工作，最好能找到某个具有较高社会经济地位的人帮忙，哪怕与他只有一点很一般的关系(Granovetter,1974;Lin, Vaughn 和 Ensel 1981)。在这种情况下，你自己在社会经济方面站得越高，你所能找到的帮助者的社会经济地位越高，你得到的结局就越好(Lin,1982)。如果你想找一份差事，那就去跟老总联系(如果你有可能的话)，而不是和出纳员联系。想得到某个信息同样应当这样做。一般情况下，社会地位越高的人掌握的信息较多(他们可能受过更好的教育)，与社会经济地位低的人相比，他们更可能掌握的信息更全面。

事实上，对于社会经济地位与关系网援助资源之间关系的研究过去做得很少。我们是知道关系网随社会经济特征差异而不同(Campbell, Marsden 和 Harlbert, 1986)。但我们并不确切地知道，这些差别是怎样影响不同社会经济地位的人所能得到的援助的。我们应当注意到，既然情感支持明显有助于情感健康，操作性支持也能有助于人的幸福。失业者如果能找到新工作，感觉当然就好多了。如果通过利用与较高地位者的普通的关系能使得到这份工作更容易，那么，从一个人的关系网中得到的操作性支持也会对找到工作的人的幸福产生影响。

选择/变动与社会原因解释中的每一种都可以说明精神障碍与 SES 之间特定的联系方式。例如，总会有一些人，一开始处于较高的社会经济地位中，但由于产生了应激或障碍症状态，将不能保持原有的工作和收入，这些人的地位将下移。而且他的与心理疾患连在一起的污名有时还会妨碍他找到与他所受教育和经历相匹配的工作，这些人也会下移到较低的 SES 水平。与此同时，这种解释不能说明为什么大多数情况下总是处于社会低层的人出现应激和精神障碍征兆。他们大部分都不是来自社会高层，而且在他们处于当前社会经济地位之前，也没有出现这些症状。

因此，我们得出结论：良好的教育、高收入和良好工作条件等所包含的"某种东西"使人幸福愉悦；当遭遇应激事件和在应激条件下，这种东西会减少；同时，掌握更多的经济、智力、心理(控制)以及随教育、收入和好工作而来的关系网资源，会降低有应激的环境所带来的负性影响。从这个意义上说，金钱能买幸福。

4.2 民族/种族与不良性应激

在美国，民族和种族地位也是把人分成不同社会的等级的依据。因此，我们推测,那些低等的民族和种族的人们,其心理健康状况也较差。然而,该假说将不能向我们展现一个完整的种族/民族与应激之间关系的图景。例如,虽然与非拉丁美洲白人相比,美国黑人的平均应激度较高,但我们并不清楚这种差别是由种族不同导致的,还是社会经济差异导致的。由于美国黑人比白人穷,他们的应激度较高或许是他们较贫穷的结果,而不是出于种族的原因。同时,除社会经济状况的影响之外,各种形式的制度性的和非正式的种族偏见,也会不同程度地增加应激,这种想法并非没有道理。

在对种族差异与不良性应激的关系上没有做过足量的研究,但现有的文献确实也已触及上述问题。应当说明的是,大规模的美国人口调查并不表明美国黑人、拉丁美洲或亚裔少数民族人比白人患有十分显著的可诊断的心理疾病(Robins 和 Regier,1991; Kessler 等,1994)。个中原因不清楚并且也没有很好的解释。因此,我们的讨论重点是接触应激源问题和少数民族与白人在敏感性方面存在差异问题。一是对因种族不同导致不良性应激水平差异做"社会阶层与少数民族状况"解释。二是少数民族是否受生活事件和长期应激的影响更脆弱。

应激的阶层说认为:一旦消除了社会阶层的影响,种族特性对应激不会产生影响。这样,如果我们确定白人与黑人对照组,每一组都是由受教育程度、工作和收入相同的人组成,除了那些因教育、职业和收入不同而产生的差别外,我们将找不到两组之间应激程度上的差别。

与此相对,少数民族说认为,不同种族的人受应激的程度不同,哪怕他们在教育、职业和收入方面都相当。照此观点,美国黑人的应激程度高,就是因为他们是少数民族,因而经历更多的应激事件和紧张状态。即使是受教育程度、收入和工作都一样,少数民族成员也会经受他们特有的种族歧视和偏见这样的应激源。

事实上,这两种解释并不完全相悖。痛苦程度的不同完全有可能一部分用社会经济地位不同来解释,一部分用少数民族特有的环境来解释(Williams,2000)。而且在某种程度上社会经济地位与少数民族身份本身相关联(比如通过职业歧视和居住隔离)。

美国黑人平均受教育程度、收入、职业确实要差些。1996 年,美国黑人比白人更有可能只接受 9～12 年教育,而读到大学毕业的可能性则比白人要低得多。美国黑人人均所得约为白人的 62%,每个黑人家庭收入只有白人家庭的 63%(美国人口统计局,1997)。

许多研究已表明,当收入差别被控制后,应激的种族差别就会减少,甚至消失。然而,凯斯勒(Kessler)和奈伯(Neighbors,1986)指出,这些发现并不能对社会阶层理论说和少数民族说进行公正检验。他们认为阶层和民族的影响随阶层的高低而不同。他们认为,低层的美国黑人(而不是高层的美国黑人)更有可能表现出少数民族地位所带来的后果。也就是说,应激水平的种族差异在低层社会中尤为显著。

他们论证说，贫穷的美国黑人除了经济贫困外更有可能还会受到种族歧视。结果验证了他们的预见，但他们尚不能很好地解释下层美国黑人生活中的何种因素导致了显著的应激程度差异。竹内(Takeuch)和阿戴尔(Adair)探讨了同样的问题(1992)，他们比较的是夏威夷地区的本土夏威夷人与居住在那里的白人、日本人和菲律宾人。他们发现当他们控制住生活事件后，各民族/种族样本间的痛苦程度的差别就消失了。结果表明不同的少数民族群体遭受不同数量的生活事件，这就是他们在痛苦程度中呈现出差异的原因。韦布里奇(Ulbrich)、沃海特(Warheit)和齐默尔曼(Zimmerman)也发现(1989)，经历生活事件上的不同可以解释不良性应激的种族差异。他们的研究发现美国黑人经历更多负性生活事件和长期的经济问题。然而，正是这些负性生活事件可以解释更多的美国白人和黑人之间痛苦程度上的差异。

种族和人种上属于少数也会受到基于其少数民族地位的歧视。这种歧视似乎既是普遍的也是一种影响幸福的应激源(Kessler, Mickelson 和 Williams，2000；Finch 等，2000；Williams，2000)。已有研究理解歧视对幸福的负性影响的文献，研究的对象是拉丁美洲人(Finch, Kolody 和 Vega，2000)、东南亚难民(Noh 等，1999)和美国印第安人(Whitbeck 等，2001)。也有证据表明少数民族地位的影响通过多途径起作用，比如，居住在有压力的街坊和接受歧视的个人经历。

然而，遭受更多负性的生活事件并不是惟一因素。对应激的易感性也必须被考虑进去。竹内和阿戴尔(1992)与韦布里奇、沃海特以及齐默尔曼(1989)所做的研究均考虑到种族对应激的不同的易感性所造成的额外的应激。他们都发现不同种族在对应激的易感性方面存在差异。竹内和阿戴尔发现，本土夏威夷人比其他民族/种族人群更易受生活事件的刺激，而韦布里奇等则发现，美国黑人对生活事件的易感性较高而对长期经济困难的易感性较低。凯斯勒、米克莱森(Mickleson)和威廉姆斯(Williams)于 2000 年提出，某些组是"双倍劣势的，因为他们比其他人经历更多的歧视并受到这些经历更为不利的影响"。

当把这些研究放在一起考虑的时候，他们既支持阶层说的解释又支持少数民族说的解释。当教育、收入、职业等与阶层有关的因素被控制后，许多与种族相关的应激程度上的差别就消失了。这意味着许多看似种族差别实际上是社会经济地位问题而不是种族本身的原因。美国黑人的社会经济地位可能更低这一事实，有助于解释我们观察到的应激的种族均差。另一方面，我们也发现下层的美国黑人比下层白人要遭到更多的负性生活事件，并且这些事件对他们的影响也更深。

种族从两个方面影响应激。首先，不同种族受教育程度、收入和职业层次都不一样，特别是美国黑人常常受教育水平和收入较低、职业较差。这种不合理分配当然有一部分是种族主义和种族歧视的历史模式的结果。美国贫穷黑人和贫穷白人都受到更多的应激，但前者拥有的对付应激的资源却更少。像贫穷的白人一样，贫穷的美国黑人应激水平较高,在一定程度上是因为他们的社会经济地位较低。

然而,教育、收入和职业差异并不足以说明已经观察到的应激程度的差别。所以我们必须再考虑应激与种族的关系,包括贫穷的美国黑人会遇到额外增加的应激以及他们对这些应激的更强的易感性。

种族作为一个地位特征,其作用机制与我们在本章的前一部分讨论过的社会经济地位差别有所不同。不同种族应激水平的不同,一部分可由他们掌握资源的不同来解释。托马斯和休斯(Hughes)于 1986 年断定,尽管白人和美国黑人的相对社会经济地位在过去 40 年里有所变化,但种族问题仍是应激的显著的决定因素。研究者认为,种族歧视的模式依然存在,可能只是缓慢地变化;即使人们的态度已经改变,也可能还需要几代人才能把获取同等资源转化为拥有同等的受教育机会、收入及职业以及相当水平的不良性应激。不幸的是,当休斯和托马斯(1998)再次涉足这种情形时,他们发现,这种情形在 20 世纪 90 年代还没有改变。

韦利(Willie)于 1979 年已提出,美国黑人要交种族"税",其数额等于具有相同工作能力的美国黑人和白人的收入之差。托马斯和休斯(1986)断定,即使我们排除了教育、收入、工作特点等因素的影响,心理健康差异依然存在,因此,美国黑人也要交心理健康的种族税。如果这是真的话,那么少数民族地位的影响就与社会经济地位的影响共同起作用。凯斯勒和奈伯(1986)、斯库兹(Schulz)等人(2000)的研究结果表明,下层社会经济地位的少数民族者更有可能被征收种族税。因此我们认为,除了受教育程度、收入和职业之外,还有其他因素影响人们获得资源。这种假定的教育、收入、工作性质与获得资源之间的关系如同在一个自由市场中,社会经济指数直接一致地提供资源,而不论种族、民族或性别。现有检验种族/民族对应激的影响的文献表明,种族/民族通过调整教育、收入、工作与应激之间的关系来影响生存机会。虽然是资源影响应激与快乐,但资源的获得是由多方面的地位特征决定的。

与性别影响获取资源的方式相近,种族和民族改变教育、收入、工作与应激之间的关系。它们通过影响教育在收入上的相对"回报"就业歧视起作用。种族和民族同样影响由于获得资源上的不平等而导致的应激的数量与类型。

第5章　社会地位：年龄

什么是一生中最美好的时期？是年轻和无忧无虑还是老成且更富有智慧？我们很关注青少年自杀率的上升，但你是否知道上了年纪的人自杀倾向比青少年更严重？在我们的一生中，总要经历许多与年龄相关的变故与事件。年轻时上学、结婚生子；中年时要养家，还要经营好自己的工作；老年人退休，要应付身体日渐衰老及失去社会角色、地位带来的不适。年龄总与应激联系在一起，因为我们处理变故和应激的能力受我们所能动用的资源的影响，而这些又与年龄相关。不同的年龄对应着不同的身体健康状况（当然不是绝对的）。年龄为我们提供了一个解释事件的背景。例如，20岁时丧偶的感受与携手走过60年风雨在80岁时丧偶完全不同。年龄同样是人生的航标，它提醒我们，过去的经历会影响我们的现在。

我们可以从几个方面来考虑年龄与应激的关系。首先，我们可以考虑整个一生当中应激产生的规律。这种方法追溯不同年龄组的接受调查者的社区样本所反映的幸福与应激的变化。其次，我们可以考察各年龄组或各生活阶段对应的应激源和资源，看看它们与不同程度的应激有怎样的对应关系。第三，我们可以把年龄看作个人人生历程中的标记，考虑事件、慢性紧张及资源是怎样在个人人生中逐渐积累起来的。

5.1　应激的年龄轨迹

那么，到底是年轻人还是老年人更幸福呢？答案都是否定的。社区人口调查结果表明，幸福与年龄之间并不呈简单的直线关系。情况是这样的：从刚成年开始（因为我们不太了解少年或更年幼人群的情况），应激水平随年龄增长呈缓慢减少之趋势，直到大约55岁；此后曲线上转向上升，对应着年长者的应激增加（Mirowsky和Ross，1989）。

如果我们追踪一些人群一生中不同阶段的社会地位及角色责任的常态，就会看出这种模式很有道理。一般说来，有关社会地位或角色（如配偶、父母、工作者等）与应激的联系途径的研究发现并没有把年龄的影响考虑进去。不过，每到一定的年龄段一般都会有相应的事。我们在十八九岁至二十一二岁时要接受教育；二十几岁时（男子应该比他们的妻子年龄大些）要想着结婚；五十多岁时，孩子大了有自己的家业;到了六十几岁则要退休。女性一般比他们丈夫去世的晚,所以多数女性在晚年将守寡度过余生。

事实上,上述人生各个阶段的次序大多是符合实际的。当然,也有许多变化。事实上,有些变化与应激相关联。例如,残疾儿童的父母在孩子到了原本应当自立的年龄时仍需很好地照顾他们。我们对父母角色的正常期待随年龄而改变,而这种正常的情形一旦被打乱,其本身就是一种应激源。

应激随年龄变化的轨迹很明显与我们获得或丧失社会资源的轨迹相关。一般随年龄的增长收入都会增长(直到退休),而收入增长会使应激减少。换言之,一个工人在某个时段收入逐渐增长,因此其安全感就会增加,而他的感觉就会很好,生活也过得更好。

比如,随着年龄的增长(直到退休为止),人们收入也提高,收入越高,应激就越少。换句话说,在一段时间内收入增加,经济保障增加,从而支配生活的能力更强,人们在生活中会感觉更好。

多数人在 20 岁左右时开始全日制工作。他们在这个阶段挣的钱与他们以后相比也许是最低的。随着他们的工作技能的增长,他们的工作更有保障,收入越来越高,这种趋势一直要保持到退休。退休后他们收入逐渐减少,应激程度则逐渐提高。这种正常的人生轨迹意味着基于收入和职业的社会资源在人们退休前达到最大值,它把年龄与社会地位及地位变化紧密连接在一起。

我们也赞成在我们 20 岁左右时结婚。正如我们将在下一章所要指出的,结婚对人的健康大多具有积极作用。稳定的感情关系可提供社会支持和生活伴侣,而且由于越来越多的家庭都是双收入家庭,家庭收入自然有所增加。

年龄也可被用作身体健康状态的总体指征。身体健康与心理健康的关系极为密切。在这种情况下,健康曲线与应激的发展轨迹有些不同。人们在年轻时最健康,随着年龄增长而逐渐衰退。但我们必须非常谨慎地对待这种一般情况,对健康的认识(不同于疾病的诊断)并不总是符合这个规律。65 岁以前人们总是倾向于用积极的心态看待自己的健康。人们对于身体的客观变化或活动能力的改变并不特别敏感,除非因健康因素影响到了他们的日常活动。然而,当这些变化确实带来不便时,身体健康问题就会成为独立的导致应激的应激源。因此,年龄既是地位的社会标记,又是独立的影响健康的因素。

这样看来,有证据显示一代比一代更健康。我们的父辈比他们的父辈更健康,我们又比我们父辈们更健康。因此,当我们上了年纪时,身体是否生病对心理的影响将不太重要,只要没有因疾病或残疾而限制我们的社会生活。有两种途径去勾勒健康曲线:一种是客观的以身体状况为基础,另一种则基于社会资源、社会期待和社会活动方面的限制。后一种曲线与社会年龄相联系,一般说来可能影响到心理健康。

把年龄看作地位特征，强调的是我们参与社会活动程度的变化规律和我们一生中掌握资源能力的变化规律。因此，我们会看到，深入了解与年龄相关的转变及其影响幸福的方式非常有用。

5.2 年龄、资源与应激

如果我们把年龄看作社会地位和社会角色的标识的话，那么年龄阈便可用作界定应激源和预测我们应付这些应激能力的社会背景。以赫姆斯和拉恩(1967)所做的社会再调整率量表为代表的、把生活事件与应激联系起来的最早尝试，包括一系列事件，都与特定年龄段有些关联。也就是说，量表中所列的一些事件更有可能发生在某些特定年龄段而不是别的年龄段。例如，一般总是在二十几岁而不是五十几岁时有第一个孩子。该量表也询问诸如新找到一份工作、从学校毕业、结婚和承担一项新的抵押等。这种年龄特性中的一部分是该量表所包括的各种事件中的典型。但其要点就是要说明许多事件都与年龄相关。结婚、孩子出生、退休以及失去配偶都是与年龄相关的应激方面的例子。

成家、完成学业、购房子和走上工作岗位都是20～45岁年龄段的人特有的事。完成学业和开始工作都直接关系到社会资源、收入和职业的获取。个人随之增加动用资源去应付生活问题的能力。当然，我们已认识到这里对资源的掌握并不是一致的。那些高中毕业便停止学业或者没能读完大学的人，在该年龄段以至于整个一生中，在对资源的获取方面都将处于劣势(Ross和 Wu，1996)。

我们开始只注意到20～45岁年龄段中靠后的部分，在此阶段人们获得的资源与应激的减少有关。然而，年轻人并非没有耗费已获得资源的负性事件，已婚者离婚、有工作的人下岗等即是这种事件。此外，抚养孩子本身也意味着经济资源的消耗。让我们就资源的获得和对资源的需求更深入地讨论与年龄相关的应激吧。

5.2.1 儿童和青少年

对于儿童和青少年心理问题的许多方面，我们并不确切地了解。有关儿童情感发育的文献很多，但对于生活应激和紧张间的关系却鲜有讨论(Irwin，1987)。在美国，儿童和/或青少年精神疾病的全国性流行病学研究尚未开展。然而各地区性研究表明：在任何确定的时间内，大约有20%的儿童和青少年罹患有可被诊断的精神障碍(Friedman等，1996)。我们还知道儿童的道德低下和心理问题与贫穷有关。每代父辈都认为他们的子女经历了艰难的成长过程。他们认为孩子们遭受了更多的应激及来自毒品和暴力的威胁。这其中有多少是真实的呢？实际上，我们没有好方法来检测不同时代人在承受应激和紧张方面的差别。但是,我们可以描述我们所知道的当代儿童的情况。

父母的离异和分居率很高。儿童一般在长到18岁时,仅有一半的人有可能成长于由亲生父母组成的家庭中。在单亲家庭中和母亲生活在一起的儿童,大多生活在贫穷和低收入家庭中(Rosenbawn 和 Starfield,1986)。当一位离婚的父母再婚时,常常需要重组家庭,这会成为儿童应激的重要来源,儿童会被受忽视或见证父辈配偶间的受忽视。

父母的离异成为儿童的一个生活事件。父母离婚之后,儿童感到沮丧、愤怒、困惑和害怕的情况并不少见。然而,1980年沃勒斯蒂尔(Wallersteir)和凯莉(Kelly)却得出结论说,儿童成长过程中的不稳定程度以及先前的父母-儿童关系的质量及持续满足儿童发展需要的能力等因素,则是预示与父母离异相关的应激的最重要指征。

带着幼儿的单身母亲有着相当高的贫困率,这就意味着这些离异母亲的孩子也可能感受到贫困的影响。而且,单亲家庭也缺乏行为的模范作用,父母花在孩子身上的时间和注意力也有限。

1979年,盖利斯(Gelles)和斯特劳施(Straus)声称,家庭是最粗暴的社会群体之一,而家就是最粗暴的社会环境之一。这一说法夸大了儿童生活的受忽视的部分。不过,遭受暴力会导致高度应激。由于报告(和未报)这类暴力的途径方面的原因,很难知道一个时期遭受暴力的情况是增加还是减少了,但遭受暴力与应激之间存在关联性是没有问题的。

现今的学校系统中,对儿童学习和行为问题要进行常规性筛查。与过去相比,更多的儿童被诊断为有学习障碍或注意力缺乏症(ADD)。然而,现代的孩子不大可能真的与以往的孩子有很大差别。其实,把儿童行为诊断为精神障碍是一种被称作"偏常行为医学化"的更为一般的社会过程的一种表现,本书有一章专门讨论这一过程。被诊断患有这种或那种类型精神障碍的儿童,其实是日益增多的被认为有心理应激症状的儿童中的一部分。

虽然很想将儿童心理疾患发生率与高比例的离婚、单亲家庭、贫穷以及家庭受忽视联系起来,但在这一研究进程中要下很多结论却为时过早。儿童感受应激是毋庸置疑的。离异、贫穷和家庭暴力确实到了影响应激的程度。具有讽刺意味的是,应激是由成人的行为引起的,结果却影响到儿童。儿童本身几乎没有可直接支配的资源,而且他们也没学会多少对付应激的技巧。如果年龄是一个可变的社会地位,那么在社会系统中最年轻的成员的地位最低,可供其处理应激事件和长时间紧张的手段也最少。

虽然青少年比儿童易于获得更多的手段,但是就其资源方面而言,青少年还是更靠近儿童而不是成人。青少年虽然能通过工作而拥有自己的收入,但仍处于父母控制之下。与儿童相比,青少年以明显不同的方式应对应激。自杀和意外事故是青少年的首要死因。精神分裂症(或至少是其症状)在青少年中常常是最明显的。而且,严重的药物滥用可能是(也可能不是)对应激的一种反应。青少年和儿童一样面对可能发生的离异、贫穷和暴力等应激源,只是在应对这些应激时稍稍有些优势。

5.2.2 青年人

据报道,20～35 岁年龄段的青年人,应激水平相对较高。人生中的这一阶段要经历许多角色和身份的变化,要经历许多需要做实质性调整的重大事件。这一人生转变是众所周知的,它包括完成自己的学业、结婚,生第一个孩子,找第一份工作,买房子以及有可能搬离童年时曾经生活的社区。如果这些事件全都预示着心理应激,那么这些年轻人将会出现严重的应激。情况确实如此。不过,应激在这一年龄段又呈逐渐下降趋势。随着年龄的增加,有些方面在不断变化。年轻人将取得一定的社会地位和角色,这些又为他们提供资源。增加的资源反过来又使他们更好地对付和减轻应激。

客观地说,青年人并不是拥有最高水准社会资源的年龄组。规范地说,青年人知道他们早年会有些焦虑和茫然,但他们指望后面会有更多的保障和安逸。基于他们客观的对资源的控制,这种常规的期待或许可以抵消一些青年人可能感受的心理应激。有趣的是,米诺斯基和罗丝(1989)发现抑郁和焦虑都随着年龄的增长而下降,但在年长者中,焦虑并没有与抑郁一道加重。说明青年人在具备生存于成人世界的能力之前,应激中包含着高度的焦虑。然而,一旦他们具备了应对成人生活的能力,焦虑的水平就下降。

生存能力意识也被视为个人控制意识。这种意识在某些方面是在个人处理与年龄相关的变故和事件的过程中养成的。也许这些变故中最严重的是那些与教育相联系的部分。教育的重要性不仅在于其决定工作的种类和个人所期望的收入,还在于对个人控制意识的发展方面的影响。反过来说,高水平的个人控制和低水平的应激相关联。

据报道,与中老年人相比较,青年人具有更严重的应激。这并不仅取决于他们的发展状况,而且与他们一开始就处于更低的社会经济地位有关。一些与年龄相关的事件和变换是负性的,会增强应激,其中最突出的可能要算离婚。我们都知道在美国有很高的离婚率,而且大多数离婚都发生在结婚后的头 5～7 年。对于年轻人来说,离婚的后果会非常严重。特别是对妇女而言,离婚会带来经济困难。离婚妇女主导的家庭的平均收入比一个完整的婚姻家庭要少得多,而且相对于男人而言,妇女的收入普遍偏低,这就使得她们的境况更糟。由于离婚时妇女也最有可能获得孩子的监护权,离异妇女主导的家庭经济状况将由于抚养孩子而面临更为紧张的局面。

总的说来，20～35岁代表着一个年龄段，在这个年龄段中，应激一开始较严重，但随着青年人逐渐获得资源和具有个人控制意识会逐渐减轻。发生在这一年龄段主要的各种生活转变，大多对资源的增长有益。但也有一些与年龄相关的事件和转变是产生应激的潜在因素。在任何年龄段，离婚都是令人讨厌的事，而它又更频繁发生于年轻人当中，发生在小夫妻没有多少资源而恰恰又极需要这些资源(例如，孩子小)的时候。

5.2.3　中年人

平均地说，35～55的成年人一般拥有最高水平的身心健康和最低水平的可诊断的精神障碍(Kessler 等，1994)他们处在一生中收入最高、个人控制能力最强，而且总的说来处于身体健康最佳的阶段。中年人已经事业有成，他们的孩子也到了离开家去上大学或建立自己小家庭的年龄。而且这一年龄段的生活相当稳定，很少有较大的改变。较高的社会地位、较容易获取的资源，加上稳定的生活使之具有较强的健康。

在这一年龄段，受过高等教育和高收入的人们最幸福，而那些文化程度很低和收入也低的人也最不幸福。由此可见，上了年纪的人仍能感受到早年生活变迁的影响。有必要指出，尽管在这一年龄段应激的发生率最低，社会地位和角色仍从不同方面反映到应激中。

在这一年龄组中观察到的幸福水平特别突出，再次说明资源控制对心理健康的重要意义。

5.2.4　老年人

说老年总是与衰落、寂寞和孤独联系在一起是没有根据的。虽然如此，年龄在55岁以上的人应激的平均值在整个年龄组中都有所增加。如果把这方面的下降的原因仅说成是身体健康状况的下降，那是不准确的，因为年龄并不是疾病和长期健康问题的一个理想指针。一方面，长期健康问题随着年龄增长确实有所增加，而另一方面，有些人直到临终前，身体都一直很好。同样，如果假定所有的老人都不快乐，那也不准确。老年可以是非常满足与祥和的时光，许多老年人都能利用他们积蓄的资源安享晚年。

真正恒定下降的是老年人的获取和控制资源的能力。人一旦退休，他们的收入以及身份感就会受到影响。身份地位的转变意味着对老人的挑战，这的确是真的，因为大部分转变都使他们丧失资源。

退休常常有两方面与应激相关的严重后果。当然，收入的大幅降低是最主要的后果。老人经常关心他们退休后的保障。现在的人们不相信在他们退休之后能够靠得住社会福利保障，而如果没有社会福利保障，大多数人又没有足够的积蓄养活自己。退休带来的收入的减少是许多年长者实际关心的问题。工作同时也是成人身份的主要资源,失去工作也会成为应激。通常在见到一个新结识的人时,我们要做的第一件事就是告诉他们我们靠什么谋生。当我们不知道自己靠什么谋生时,它就会影响我们的健康。工作赋予我们生活目标,同时也会使我们处于与同事一起构成的社会关系之中,它有助于我们参与社会并为我们提供社会支持。对某些人来说,退休是一个主要的社会地位和角色转变,它会导致收入的减少和身份的降低,从而加重应激。

还有别的需要应对的损失。也许与年长者关系密切的主要事件还有寡居。妇女的寿命期望值比男子大 7 岁,因此妇女很有可能要经历寡居的生活。很明显,终身亲密的伙伴关系因丧偶而中断,这当然会对健康有不良影响。

朋友和其他家庭成员的死亡,也会导致社会支持的丧失,并使人联想起自己的最终的死亡。这种社会关系的丧失同时也是有助于应付应激的社会资源的丧失。

身体健康状况在我们的健康中起着重要的作用。有过限制活动的健康问题经历的年长者常常受这些限制的压抑。而且,配偶(尤其是妇女)常常要照看生病的丈夫。照看本身就可以成为紧张和应激之源。有讽刺意味的是,老人中普遍存在的应激我们现在还只是刚刚接触。以压抑为例,它包括不愿参加社会活动、对交友不感兴趣和失去活力等。这些相同的症状常常总是与老年联系在一起,并被认为是与老年人的身体相关。我们现在知道事实并非如此。我们过去认为是老年人的身体下降信号的东西可能只是尚未认识到的应激的表征。据估计,在美国有 25% 的自杀者都是老年人,这个数字远远高于他们在人口中所占的比重。其中,那些身份与其工作密切相关的男性退休者所占比例最大。

对不同年龄组应激源的回顾是要说明生命过程对于理解应激的重要性。这里我们把年龄看作一种可变的社会地位,它既与面对特定的应激源有关,也与可用来应对应激的资源的获取和控制有关。在以下部分中,我们将考虑另一个生命过程的观点,即强调早期生活经历对后来的影响。到此为止,我们已经讨论了与年龄相关的问题,尽管任何一个特定的个人资料都不能说明问题。事实上,我们知道对当前应激的大部分解释都与先前的应激水平相关。

5.3 幸福的累积性

到此为止,我们已总结了年龄的社会背景,这将有助于我们解释整个人生中的应激的发展轨迹。年龄是一个独立的因素,其重要性来自年龄与典型生活事件及转变之间的常规联系。年龄也是代表着获取资源程度的社会地位的标识。遭遇事件和转变以及对事件和转变的易感性随年龄变化,这有助于解释某些年龄组应激的总水平。

年龄同样可以从一个方面反映个人经验。人们过去的生活经历可解释很多当前的特征,认为以前的应激水平影响当前的应激水平的想法是有道理的。作为一个人生平的特性,年龄概括了个人独特的生活史。懂得这一点对于试图治疗一个人的心理问题的精神病医生和心理学家来说十分重要。为了弄清一个人已经到了哪里,那就有必要理解这个人从哪里出发,曾到过哪些地方。我们知道,某个人当前的心理状态可能是他过去状态决定的。

社会学家正打算应用这一思路去研究年龄与应激的关系。这里,他们的兴趣主要在于早年的社会地位以及资源的获取是怎样影响后来的地位和获取资源状况的。这个观点被称为"优势积累"(Ross 和 Wu,1996)。此外,社会学家也开始关注幼年受到的创伤和应激源影响他们成人之后应激的程度。这个观点又被称作"不幸积累"(Turner 和 Lloyd,1995)。

5.3.1 优势积累

优势随时间累积这个观点的本质是这样的一个论据,即一个人早年的社会地位影响他以后的身体和心理健康。如果大多数人在二十几岁时就完成学业,但有些人完成的是中学教育,而有的人完成的是研究生教育,那么我们可以用这些受教育程度的差别来解释他们一生中在健康方面的差别。年龄的增长并不等于获取资源,即使直到 55 岁以前所有人的获取的资源都增加也不行,因为有些人一开始就能更好地获取资源,而这方面的差别应当对健康有所影响。

让我们以教育方面为例来说明这一点。我们已明白教育是怎样与职业和收入以及心理应激的程度密切联系。一般而言,受教育程度越高,收入就越高,进而降低应激的水平。不过,这种一般性的结论并不足以照搬到年龄上来。受教育方面的差异对整个人生都有持续的影响吗?对某个受过一定教育的人而言,30 岁遭受应激的可能性和 50 岁时有差别吗?或者说应激的可能性随着年龄增长而增加或减少吗?在与年龄相关联的转变和事件情境中,对这些变化和事件的处理办法的不同对以后的幸福有影响吗?

答案似乎是肯定的。有不同的社会地位起点的人,其人生中发生应激的程度会有所不同,并且由社会地位造成的差异实际上还会越来越大(Ross 和 Wu,1996)。如果我们都经历过相似的地位变更,那些经历变更时拥有较多资源的人将产生较轻的心理问题,并且过一段时间之后,结果的差异还会加大(优势积累)。相比之下,那些拥有资源较少的人可能会产生更为糟糕的心理问题,而这些糟糕的结果将会使他们在面对随之产生的应激的过程中产生更严重后果(不幸累积)。

根据优势积累的观点,开始时存在的与地位相关的获取资源和机会方面的差异,会在人生中发挥作用,继续保持甚至加大人们在幸福方面的与地位相关的差异。年龄并非一个“大平衡器”。按照这个观点,年龄仅代表允许其他社会的不平等造成的后果消耗殆尽的时间段。

5.3.2 不幸累积

年龄影响幸福的另一种方式反映了这样的一个现实:发生在早年的事件和身心创伤可能会影响成年后的心理状况。许多作者都从以下方面提到这种关系,即在儿童时期经历过诸如受忽视、父母离异或亡故、父母患有精神疾病、父母有酗酒、吸毒等。凯斯勒和麦吉(Magee)(1994)提出,儿童时期遭遇上述这些苦难可以使他们难以成功地过渡到成人角色以及成年时难以幸福快乐。换句话说,幼年时受忽视或遇上父母离婚可能会影响其受教育、找工作、人际交往技巧以及诸如婚姻等。由于这些转变会导致更容易得到资源,如果苦难阻止或耽搁了这些转变,他将不会幸福。

特纳和劳义德(1995)要求他们所调查的成人介绍其幼年时遭受的伤害事件,包括患重病、在学校考试不及格,遭受忽视、父母离异或亡故以及父母吸毒等等。他们发现,这些成人叙说儿童期身心事件越多,就越有可能叙说他们当前的烦恼和精神障碍,包括抑郁和麻醉品依赖(substance use)。而且,他们还注意到发生这种障碍的平均年龄在 21 岁,这意味着这些人可能错过了向一定成人地位和角色的转变。但是这个问题远没有解决。霍威兹(Horwitz)等(2001)指出,有一种广泛流传的假定,早年的受忽视和被忽视与成年后的心理疾患有关。他们的研究跟踪有前科而被忽视的少年案例(也包括一个没有受忽视记录的对照组)。20 年以后他们从这些少年身上收集到新的信息。他们的数据显示,尽管有证据表明,那些少年时期曾有过受忽视和被忽视经历的成人出现心理疾患症状的较多,但经历过被忽视和受忽视的少年也更有可能曾经生活在一个总体上较为恶劣的环境中,被忽视和受忽视只是其中的一部分因素,因此,被忽视和受忽视本身可能并非像先前认为的那样是成人症状的直接原因。凯斯勒等(1999)人从他们所做的几项大范围成人调查结果得出一个相似的结论。他们的结论是,孩提时代的不幸经历一般来说会对发生在年轻时的障碍产生非常大的影响,而对中老年时期才出现的障碍的影响较弱。然而,不幸累积的观点提醒我们,接触应激源(无论是特定的伤害性应激还是一般的应激源)的后果可能会持续很长一段时间,也许会影响终身。这使我们对年龄所扮演的个人生平指针这个角色变得敏感起来。

5.4 小结

年龄是社会身份地位的变量,它是与普通生活事件和角色转变有关联。年龄影响应激的发生。年龄还是一个能够反映获得社会资源不同的身份地位变量,年龄影响应对应激的能力，因此，年龄关系到因遭受应激而引起的应激程度。最后，我们已经了解年龄还提供一个个人经历的背景，其中，建立在其他社会结构特征上的最初幸福水平上的差异被保存下来并被扩大，而且童年时期的遭受伤害性应激会影响到成年后的幸福。

第 6 章　社会地位：社区

“9 · 11”事件之后的一两个月，直接遭受恐怖袭击成为成年人可能出现灾后压力障碍的原因，而且纽约市区的流行程度要显著地高于本国其他地区。”(Schlenger 等，2002:581)。社区中发生的事件会给其居民的心理健康带来影响。社区(广而言之，一个国家，一个州，一个城镇，或者一个住宅小区)代表着社会结构中的另一类场所。从一定意义上讲，社区是一个物质性的场所，而在上述引文所代表的事例中，社区往往又是创伤性事件高发的场所，这些事件与那些生活于其中的居民所经历的不良性应激或精神障碍具有广泛的联系。地震、洪水、台风、狙击手攻击、战争以及政治瓦解等都会影响整个社区及其居民。

社区(特别是住宅小区)也是可以反映环境压力方面变化情况的社会场所，这些环境压力对生活于其中的居民个体痛苦程度有影响。例如，生活在一个高犯罪率、高失业率、居住条件很差的住宅小区里，这些因素可以对其居民心理健康水平产生独立的影响。

本章我们将探讨社区作为一个社会环境影响个体健康的途径。诸如恐怖袭击、自然灾害以及人为的灾难之类的创伤都是“事件性的”应激源，它们会同时影响许多社区成员的心理健康。这类创伤对健康社区居民心理健康的影响随性别、社会经济状况及种族而异。

住宅小区本身也可被认为是一个“慢性”应激的源头，它也影响许多人的痛苦程度。由于住宅小区常常反映诸如基于社会经济地位和种族等方面的社会分层过程，也可以说住宅小区本身就反映了社会地位。因此，社区代表另一种会影响心理健康的社会地位。

6.1　社区范围的创伤：9 · 11 和其他惨案

大多数美国人以及来自其他国家的人们都将永远记住 2001 年 9 月 11 日。就像其他值得记住的事件一样，它被镌刻在我们每一个人的记忆中。一开始，无论是在现场还是通过媒体，当看到滚滚浓烟从第一座塔上升起而又弄不清到底发生了什么的时候，我们都呆呆地站在那儿，一动不动。未曾料想一会儿之后，第二座塔也遭到撞击。不可思议的是，两架飞机竟然会撞入纽约世贸大厦这两座最高建筑，并且华盛顿特区的五角大楼也会成为恐怖分子的袭击目标。

从我的起居室窗户看双塔是一道迷人的风景,几年前我就是因此才买了这套公寓。我很喜欢擦窗户(这是我通常不屑一顾的杂务),就是为了看双塔时能更清楚些。那个很普通的九月的早晨,阳光透过窗户洒进屋里。然而,中午时分,这扇窗户玻璃却被弥漫的碎片所充斥。巨大的烟云笼罩着低凹的曼哈顿。几天过后,当烟云渐渐散去,整个城区死气沉沉。开始时的因恐惧和怀疑而发出的尖声喊叫为破坏性的悲伤和担忧所取代。压倒一切的悲痛迅即接踵而来。人们麻木无神,城市空前寂静。有时汽车驾驶员们甚至不能回过神来去按他们的喇叭!我们都知道这个城市的生活永远不能回到从前。

最初的震惊淡淡忘却,压倒性的悲伤却持续依然。每天都有尸体或部分遗体被发现。家人因至少还找到了亲人的部分遗体去安葬而感到安慰。有些家庭连失踪亲人的一点踪迹也没发现。每天都有消息说某人已丧生或者失踪。葬礼没完没了。我们的心痛无法形容。似乎哀痛将永无终结。

6.1.1 创伤的影响

本章讨论创伤事件对情绪的影响,比如与社区范围的创伤相关的悲伤和哀痛。哀痛这种正常的人类情感状态,最容易发生在一个人经历了诸如失去亲人之类的创伤性事件之后。这种事件的影响一般局限在一个较小的家人和朋友圈子内。但是社区范围的事件同时影响社区中的每一个人。最近,有人着手研究严重的创伤对经历过自然灾害、严重伤害威胁或者恐怖袭击的人们的影响。这类研究包括考察一些恐怖事件如1995年俄克拉何马市爆炸案,越战和海湾战争中的军事驻扎,1992年南佛罗里达州的安德鲁飓风,1994年加利福尼亚地震,1997年达科他州南部和北部的洪水,以及现在的发生在2001年的纽约市世贸中心和华盛顿特区的五角大楼的恐怖袭击。研究报告在灾难影响那些卷入人群的心理健康的程度方面有分歧。有些研究表明灾难对心理健康没有多少负面影响,但大多数研究结果认为,灾难可以产生行为和情绪上的调整问题(Solomon,1992)。在对影响的持续性和严重程度的估价方面也有不同的看法(Tierney,2000)。

在一个主要的生活事件或创伤性经历之后一般会发生什么呢?对一些人而言,焦虑难以平息,反复经受做噩梦、有可怕念头、往事突现(flashbacks)、睡眠障碍、压抑、兴奋性、发脾气等形式的严酷考验。在这种情况下,面临严重伤害威胁可以导致所谓创伤后压力障碍(PTSD)。据美国全国心理卫生协会(NIMH)称,每年有4%的成年人受这种情况影响,7.8%的成人一生中有此经历。孩子也会受影响(Kessler等,1995)。已有研究表明,100%目击过一次父母亲凶杀或者性攻击的孩子、90%受性忽视的孩子、77%见证过校园枪击案的孩子、35%住在都市的见证过社区暴力的青年会发生PTSD(Hamblen, 2001)。在俄克拉何马市爆炸案之后的两年，佛佛鲍姆(Pfefferbaum)等(2000)报告说，有16%的居住在离俄克拉何马市约100公里范围内的孩子出现与爆炸案有关的PTSD症状。他们认为这个发现非常重要，因为这些孩子既没有直接受到爆炸创伤，也没有任何亲友在爆炸中伤亡。总而言之，大约16%的成人报告自己经历过自然灾难，但他们中仅有4%被诊断出患有PTSD(Kessler等，1995)。

创伤后压力障碍可以发生在任何年龄阶段，一般出现于重大创伤之后3个月以内，尽管有时数年之后才有所表现。NIMH报告说，有1/3的越战退伍老兵，在他们一生中的某些时候，患有PTSD。在这个组中，离婚、无家可归、酗酒和吸毒者比例是普通人群的两倍。患有PTSD的越战士兵暴力犯罪的比率很高，有一半的人至少一次失业或者入监。他们失业的可能性是没有患PTSD的越战士兵的5倍，存在慢性健康问题的可能性则是其他越战士兵的3倍。有时社会创伤以另一种方式造成严重损失。大约40%的城内居民经历过严重创伤，其中有25%的人患过PTSD。研究已经表明，那些灾难的幸存者更有可能出现与压力相关的问题，如抑郁和PTSD，并且会尝试药物或酒精自我医治，以消除或缓解症状(Vlahov等，2002)。研究结果也提示，患有PTSD的人可能会出现并发的其他心理健康问题。

6.1.2 历史联接的证据

环境与心理健康之间的联系由来已久。例如，早在17世纪，生活在城市中的人们就被描绘为比住在乡下的人易于自杀(Kushner 1993)。在19世纪早期，许多社会思想家警告说，随着城市规模的扩大，社会和心理疾病也随之增多。1820年，埃蒂安纳(Etienne Esquirol)，法国避难所运动的领导人，肯定地说“疯狂是文明病”(Jarvis，1952)。

把都市生活与心理上的痛苦联系在一起的早期报告主要涉及对改变准则和道德观念的担忧。传统生活，正如在乡村背景下所描写的那样，总体上被认为是很理想的。埃米尔·涂尔干(Emile Durkheim)(1858～1917)把现代生活环境与心理疾病联系起来。在他的很有名的自杀研究中，他认为自杀在大城市这样的现代环境中比在农村或小城镇中更为盛行。尽管这种观点在今天并不能得到广泛的支持，但注意到19世纪涂尔干的观点与21世纪现代生活之间的相似性还是很有意思的。尽管乡村背景对心理疾病没有免疫作用，它们却可以提供某些保护，以免出现PTSD之类的疾病。如前所述，大约40%的市区居民报告经历过严重的创伤，其中有25%的人报告出现PTSD症状。

在20世纪早期，理论家乔治·西蒙(Georg Simmel)认为，在城市中，与陌生人频繁地接触使人们在心理上产生退缩，结果导致作为一种自我保护的手段，人与人之间交往趋于冷淡。西蒙的基于人口密度的有关社会交往差异的观点在9·11事件之后得到深刻的阐释。即使是社会学家也对恐怖袭击事件之后纽约人群中出现的友好、支持和团结的程度感到惊异。以冷漠和粗率著称的这些人在危机时刻迅速转变。出现了无数个陌生人之间相互帮助、相互安慰的感人故事,许多死难者都做出无私奉献的行动。

6.1.3 9・11的后果

9・11事件改变了美国人的生活。但是那个可怕的日子是否对人们的心理健康产生影响尚未形成共识。今天的美国人似乎比从前更加焦虑,但到底程度如何还不清楚。纽约医学会在9・11事件发生后的5～8周所做的一项对纽约市民的调查显示,出现严重的抑郁和PTSD症状、滥用麻醉品者增多。这是最早的收集有关灾难对麻醉品滥用影响模式数据研究之一。研究结果显示,抑郁和PTSD的比率是此前于1999年记录的基线水平的两倍,并且在酒精消费方面有显著上升——其中25%是由那些原本不饮酒的人消费的,42%是由原本就饮酒的人消费的(Vlahov等,2002)。这些发现和麻醉品滥用与心理卫生事务局(SAMSA)报告的部分研究结果(应用研究部,2002)一致。SAMSA的研究采用的是9・11前后收集的心理健康指征方面的数据。它比较了9・11前后纽约及其他几个大城市麻醉品受忽视及其治疗、心理健康问题及其治疗的频次,同时将2001年最后3个月烟草消费、酒精和毒品消费与治疗比例方面的数据与此前一个季度这些数据作了比较。在纽约市区12岁以上男性印第安大麻的用量几乎翻了一翻,成人中酒精消费量增多,而12～17岁麻醉品滥用治疗数量有所下降。对生活在纽约市的年轻人来说,酒精消费量实际有所下降。在全国所有其他地区,SAMSA所作的同期的有关麻醉品滥用和心理问题的统计结果总体没有变化。在纽约市,患有的不良性应激或心理疾病的成人所占比例也没有出现统计学意义的显著增减。这一发现不同于施兰格尔(Schlenger)等人(2002)报告的结果,他们发现在世贸中心受袭击之后数月里,纽约市区很可能发生的PTSD流行有所加剧。但施兰格尔等人也注意到,这些升级的症状随着时间的流逝而衰减。同时,也需要强调,从上述两方面援引的数据都是在恐怖袭击事件发生之后不到3个月时间里收集到的,可能还没有足够的时间让心理健康问题和麻醉品滥用症状浮出水面,这些发现也支持其他一些发现,即一个社区里的平均心理健康水平并不会因为经历一次灾难或其他社区范围的创伤所改变。说一个社区受创伤,意指在一个社区人口有代表性的样本中,不良性应激的平均水平将会上升。

但那只是平均值。我们经常假设一个影响广泛的灾难会使社区所有成员受到精神损害。尽管我们也知道,灾难是随机发生的,但它对每个人的影响还是不对等的,有些人受到的影响更直接(比如他们失去了家人)。但从研究结果看,对创伤性影响的承受力随社会经济地位、性别、种族等社会因素而异。当灾难或创伤性事件发生时,每个人都根据已有的条件来行动,这些条件影响个人对事件作出反应的方式。“由于社会处境、社会生活经验以及对付困难的能力不同,经历灾难的每个人能够耐受心理压力的程度是不同的”(Tierney,2000:14)。因此,研究者往往认为,社区范围的灾难对心理健康的影响总的来说是温和而短暂的。然而,更仔细地研究这些数据会发现,社会地位影响社区成员对灾难的反应。

2002 年,诺利斯(Norris)回顾了 20 年有关灾难与负性心理后果之间关系的研究。她得出结论说,下列因素(在其他一些因素中)会增加社区范围的灾难过后人们感受心理紧张的风险:女性、少数民族、社会经济地位低下、家中有孩子。正如我们已在其他章节中看到的,这些身份特点与不良性应激有关,既是因为它们会增多接触应激源的机会,又是因为它们会减弱对付这些应激源的能力。当一个灾难或社区创伤发生时,它会发生作用,对于社区中的每个人而言相当于一个额外的应激源。但是,并非每个人都在同一个水平上接触它。因此,社区中已经感受到不良性应激的人们在一个社区范围的应激事件之后更有可能显现加重了的痛苦症状。

当然,我们应该注意到,个人的损失是心理反应最强的征兆。那些在灾难中失去亲人或财产的人更有可能出现精神障碍。在纽约市,超过 5 千人在袭击双塔事件中丧生,这意味着许多家庭成员和同事直接受到这一损失的影响。此外,成千上万人失去工作,人们因为失业而失去房子,并且还有许多人债台高筑。这些“后续的应激源”也会加剧精神障碍的症状,但它们通常不被归因于灾难。

对社区范围的人为或自然灾难的研究是一个相对新的研究领域,但很清楚,为了理解这类事件对心理的影响,我们需要考虑社会角色差异在预测谁将受到这些应激源的影响方面所起的作用。尽管有分歧,但大多数研究表明,社区范围的灾难(包括恐怖袭击)确实影响许多社区成员。对大多数人来说,这种影响最有可能是温和而短暂的。但对有些社区成员来说,灾难又将因为预先存在的脆弱性或非常直接地接触事件而导致严重的心理后果。

6.2 住宅小区环境:慢性应激

除了考虑社区范围重大的应激源对心理健康的影响外,我们也把人们生活所在的社区看作社会环境压力的慢性源头。整个街坊可以按照“不健康”的程度来划分(Taylor, Repetti 和 Seeman,1997)。生活中犯罪率高、吸毒的人多、就业率低的“乱糟糟”、不健康的街坊中的人们,会因为自己在这样的社会环境中生存而感到痛苦。我们可以看到,住宅小区社会结构与心理健康或痛苦相关联的两种途径。其一,我们可以考察不同街坊或社区的平均的(或总计的)心理健康或痛苦水平,也就是说我们可以询问生活在特定街区的人们为什么会在整体上更加压抑。其二,我们可以看到街坊或社区的条件影响个体心理健康的方式。在这种情况下,我们想知道生活在一个充满压力的社会环境中的个人是如何对此作出反应的。

1939 年,法立斯(Faris)和敦汉姆(Dunham)将芝加哥市各住宅小区的特征与不同形式的心理疾病联系起来,发现"过小日子"与那些高吸毒率的小区心理疾病的发生率较高。此外,"少数民族"(生活在白人小区中的美国黑人或生活在美国黑人小区中的白人)和居住在产生孤立状态的家庭背景中的人群更有可能发生心理疾病。法立斯和敦汉姆论证说,不太可能是已患有某种疾患的人因为他们的疾患都移居到某个特定的小区中去,因此,他们得出结论:小区本身在产生心理疾病方面起了重要作用。法立斯和敦汉姆根据有关社会整体与心理健康关系的思想解释这些观察结果。例如,他们假设精神分裂症的发生是因为"某人延展了的孤立状态使得行为和心理出现反常的特点。"(Faris 和 Dunham,1939;1965:173)接着他们提出,我们已经描述过的这些小区的特点产生了这种孤立状态。

1963 年,莱顿(Leighton)等对社会上的不完整社区与社会上的完整社区进行了比较。他们依据特定的社区特点将社会上的不完整性与精神病的流行联系起来。这些特点包括在爱与被爱方面受到的限制(以离婚的百分比为标志)、犯罪、社区资源、社区完整性的感觉和归属于一种道德秩序的意识。在一些高离婚率、高犯罪率和社区资源短缺、缺乏完整性感觉和归属感的社区,心理疾病的发生率就比较高(Leighton 等,1963)。

这些早期研究明确提出,住宅小区/社区可以是应激的来源,也可以提供社会支持。正如我们已阐明的,与其他社会地位指征一道,住宅小区环境可以按其提供有益或有损健康的影响程度分出等级。自 20 世纪 90 年代中期以来,越来越多的学者开始对研究"住宅小区影响"以及探讨这些可见的影响起作用的方式发生兴趣(Sampson, Morenoff 和 Gannon-Rowley,2002)。重点关注住宅小区本身的特点(包括正面的和负面的)如何影响其居民个体或总体的心理健康。与住宅小区研究的方式相一致,今天我们考察犯罪率、吸毒率、有家可归、集中贫困、社区失业、社会内聚力以及社区身份如何影响社区居民的心理健康。与社区灾难以及其他灾难性事件不同,这些特点是相对持久并且可以认为是居民生活中的慢性应激源或者社会资源。它们也被看作是每位居民所拥有的住宅小区资产,他们拥有它就是因为居住在那里。

在美国,住宅小区状况与社会经济地位和种族有直接的关系。从这个意义上说,住宅小区环境影响的研究可以看作 SES 和种族(参看第四章)影响心理健康研究的重要组成部分。在美国,住宅小区关系很严格按 SES 和种族划分。这就是说,邻居差不多都是白人或者美国黑人或者西班牙人,家庭收入水平也大致相当。不良性应激水平的差异能够与基于 SES 或种族/人种的住宅小区之间的关联程度如此之大,可以将不良性应激看作来自基于 SES 或种族/人种应激源和社会资源的不同分布。

安德森塞尔和苏科夫(Sucoff)于 1996 年发现,与生活在社会经济地位较高的小区相比，生活在社会经济地位较低的小区中的年轻人感到有更大的来自“周围的”危险，如在小区内乱涂乱画、犯罪、暴力、吸毒。他们进而发现，在低 SES 的小区中生活的年轻人，表现出抑郁、焦虑、逆反和行为障碍。罗丝(2000)报告了相似的发现，她是以一群成人为样本得到结果的。她发现来自贫困、单亲母亲家庭(在小区水平是问题的信号)比那些来自条件较为优越的社区的居民抑郁水平更高。她发现，在条件不好的小区，居民更有可能把他们生活的小区看得充满麻烦、犯罪、危害和缺乏秩序。对小区状况的这一评价进而成为个人出现抑郁的原因。爱利奥特(Elliott)于 2000 年发现，在 44～75 岁的成人中，生活在较高 SES 的小区中，自己感觉到的社会的整体性可以使他们避免出现不良性应激。奥夫雷(O'Brien)、哈西哥(Hassihger)和德谢姆(Dershem)于 1994 年也已发现，在经济上不景气的乡村区域，抑郁率很高，可见 SES 效应并不仅仅与都市里的生活小区有关联。

卡特罗纳(Cutrona)等(2000)研究了社区特点对美国黑人妇女心理健康的影响。他们发现，在美国黑人妇女中，住宅小区和谐或混乱与不良性应激有关。和谐的住宅小区环境能减少不良性应激，而混乱的住宅小区环境则增添不良性应激。当他们将个人的风险和资源变量带入时，他们发现这些变量以这样的一种方式“相互作用”，即住宅小区的和谐增进积极的看法(对不良性应激有防范作用)的益处。他们还发现，住宅小区的混乱会增进个人资源的收益(他们把这看作美国黑人妇女当进展艰难时，在压力面前表现出很强的适应力的证据)，同时增加个人风险因素的负面效应。

当然，住宅小区的 SES 和种族/人种也常常是相关的。因此，斯库兹等人(2000)发现，经济状况(贫困线以下的家庭所占比例)和种族(察觉到不公平对待)影响底特律美国黑人的心理健康。他们得出结论说，种族影响(美国黑人和白人在心理健康方面的差异)的一个重要部分通过基于种族的住宅隔离起作用，而这种隔离使美国黑人接触这些应激源。

简言之，研究表明，社区或住宅小区中的客观条件影响居住者对居住地环境压力的认识。他们自己的这些理解加上与个人情况的相互作用影响个人报告的心理健康。不仅如此，与增长的不良性应激、犯罪、吸毒、单亲家庭相关的住宅小区内部条件也与 SES 和种族有关。存在于美国的居住隔离的程度将 SES 和种族与特定住宅小区中存在的应激源紧紧联系在一起。这使得住宅小区成为一个社会地位影响心理健康的情境。

即使不考虑一个人在由教育、收入、职业、性别、年龄或住宅小区等因素所界定的社会结构中所处的地位，他也要扮演诸如父母、配偶、职业者等社会角色。角色对我们的时间和资源提出要求。社会学有关压力过程的观点要求我们也要考虑角色以及角色组合如何影响心理健康。这就是接下来两章的主题。

第 7 章 社会角色:配偶、父母

这一章将考察配偶和父母这些社会角色所带来的紧张和应激。社会角色存在于社会结构之中并且有一套支配行为的职责、期待和责任。这样,角色就要求每个人完成角色期待。大多数人都同时扮演着许多角色,如配偶、父母、工作者等。由于角色过多或角色之间冲突,在满足多重角色的期望和需求时出现问题是不可避免的,而这类问题则会导致应激感。

父母角色完全是在家庭中完成的,因而家庭是研究应激/紧张过程的重要场所。家庭成员在家庭事务中投入大量的情感,所以家庭成员的角色表现和他们之间的关系如果处理得不好,就会导致应激。在过去的几十年里,家庭结构经历了快速变化,婚姻和父母的角色也有所转变。如现在出现了更多的单亲家庭和双职工家庭。举例来说,一个有工作又带着一个小孩子的单身母亲,当她的工作需要与照顾孩子的需要发生冲突时,她可能就会承受相当大的应激。家庭也是这样的一个场所,在其他地方(如工作单位)产生的问题可能发泄到家庭生活中来,并且影响家庭关系。结果,在家庭整个生活圈子中经历的即使是“一般的”生活事件和变迁也产生出足够多的应激。正如皮尔林(1983:7)所说的,“家庭对其成员来说确实意味着许多事情。它通常是产生痛苦的活跃而丰富的源泉,它灵敏地反映着产生于家庭之外的问题,而且人们通常总寻求在家中解除痛苦。在这种应激过程中,它具有独特的关键地位。”

我们将描述家庭中的配偶和父母角色,以及扮演这些角色对应激的影响。这一章将从研究与情感幸福相关联的婚姻和婚姻角色入手。比如我们要看看结婚对你来说是否比不结婚更好呢?然后我们将简要描述家庭结构方面最近发生的总体变化,如高离婚率、日益增多的上班母亲以及单亲家庭的增加等,而且考虑上述变化可能影响家庭成员情感生活的方式。接着我们将分析离婚和寡居等一些婚姻的变故所产生的应激。我们将审视父母身份对健康的影响,也就是说从成年人的健康来看,孩子是一个神的赐福还是一个该咒骂的东西呢?本章最后得出一些总的结论:婚姻和父母角色的应激中有性差异。

7.1 婚姻、婚姻角色和情感健康

已婚者较未婚者更幸福吗?在 19 世纪 60 年代的社会普查结果公布之前,多数社会学研究者相信,维持家庭经济和工作的需要,使已婚男子生活得很压抑;单身男子的生活应激较已婚男子小,后者要承受上下班赶路带来的日常应激和繁重的家庭经济责任造成的紧张;不上班的已婚妇女呆在家里做家务,照看孩子,过着相对满意和无应激的生活。然而,社区普查揭示出一些根本不同的模式,而且这些模式现已得到多次确认。其中包括以下两点结论:(1)已婚者较单身者烦恼少;(2)家庭主妇比她们的丈夫更应激。

这项研究表明两点:第一,婚姻中有某种因素能起到缓解应激和应激的作用;第二,呆在家里,履行家庭和婚姻角色的义务并不是像以前人们所认为的那样轻松和令人满意。其实,进一步研究表明,婚姻对健康的影响存在着明显的性别差异。总的来说,在婚姻中获得情感幸福的女性要比男性少。与已婚男性相比,已婚女性更有可能感到压抑,对婚姻不满,并且自我否定(Gove,1972;Pearlin,1975b;Radloff,1975)。

这样问题就来了:婚姻中究竟是什么有助于情感健康?已婚者的情感健康为什么会出现性别差异?

对此人们提出了多种解释。首先,研究者们相信成年伴侣的存在有助于减少孤独与寂寞。婚姻也被认为可以造就安全感和归属感。然而,1981 年休斯和高夫(Gove)研究 3 组独身者——从未结过婚的、分居或离异的、寡妇——结果发现在独身人群中单身生活本身不会产生焦虑。焦虑水平的显著差异存在于已婚者与他人之间,并不是独身者与他人之间。.

高夫、休斯和斯达尔(Style)于 1983 年就婚姻的幸福与情感应激水平之间的关系在已婚者中展开调查。他们发现那些婚姻满意者的应激水平比独身者低;那些对自己婚姻比较满意的人的应激水平与独身者相当;而那些不满意自己婚姻的人应激水平则较独身者高。

因此,可通过婚姻类型来判定夫妻双方情感健康状况。良好的婚姻有助于情感健康,因为它提供了某些重要的东西——一个朋友和知己,一种被爱、被尊重以及作为一个人被珍视的感觉。皮尔林(1975b)发现亲密的、真挚的婚姻关系确实可以保护夫妻双方免受特定的有应激的生活事件的影响。另一方面,没有信任、公平或互相谦让的婚姻双方,特别是妻子,则感到不快乐和失意。因此仅有婚姻是不够的,与其有一个缺少关心,相互体谅和平等的婚姻还不如不结婚。类似地,可以推测,如果已婚者由于有一个亲密、真挚和分享快乐和分担痛苦的伴侣而比未婚者情感更健康,那么有相似伴侣和高水平的社会支持的未婚者,其心理健康水平应当可以与拥有美满婚姻的已婚者相当。

罗丝、米诺斯基和休伯(Huber)(1983)从 1978 年起对已婚夫妇进行了一项调查,他们分析了四种不同婚姻模式中丈夫、妻子的心理健康状况。

他们研究的第一个种婚姻类型就是传统婚姻,即只有丈夫外出工作。由于在经济上的优势,丈夫是一家之主,比妻子有更多的权力,是主要的决策者。妻子则呆在家里依靠和从属于丈夫,负责一切家务和照看孩子。这种婚姻有其内在的稳定性,因为夫妻间拥有相似的价值观——男主外,女主内。按照研究者的观点,因为喜好与行为相匹配,这种婚姻从心理学上来说是有益的。然而,还有一点不同,即妻子受到的压抑比丈夫要稍稍更严重一些。

在第二种婚姻模式中,夫妻双方均工作,尽管他们俩谁都不认为妻子应该去工作挣钱。在这种类型的婚姻中,妻子工作不是出于自愿而是因为需要。而且尽管她有了一份工作,她仍然承担着一切或大部分家务和照看孩子。研究者发现,这种婚姻从心理学角度来说对夫妻双方都是最有害的。这种模式中的夫妻双方的焦虑水平都高于其他任何一种婚姻模式。研究者觉得这可能是由于妻子认为她不得不去工作是不应该的,她不是一位"好"母亲,她没有选择好自己的丈夫等等。就丈夫而言,他的心理焦虑可能源于他觉得妻子外出工作是他无力养家的反映。这会导致产生负疚和羞愧感、担心失去权威性、自我猜疑和缺乏自尊。有趣的是在这种类型婚姻中丈夫比妻子更焦虑。

第三种类型的婚姻是夫妻双方均工作,而且丈夫也接受妻子的职业者的地位,妻子仍然要料理家务和照顾孩子。从心理学角色来说这种婚姻中的丈夫比其他各种类型中的都更有利,他的生活水平较高,家庭收入更有保障。然而,这种状况对他的妻子情况并非有益,她的情况稍优于第二种类型的妻子,但也不得不承受工作和家务双重负担,她觉得家务劳动的安排不公平。她的焦虑程度与第一类婚姻模式的妻子相当,但是夫妻间焦虑程度的差异比在任何其他婚姻类型中都大。

最后一种婚姻模式是夫妻双方均外出工作,在妻子工作方面也没有问题,平等分担家务和照顾孩子。人们发现,这种婚姻结构对夫妻双方的心理健康都有最为积极的意义。研究者的结论是:分担家庭经济和家务的夫妻比其他夫妻拥有更高水平的心理健康。

7.2 家庭结构的总体改变是应激的来源之一

在过去的一个世纪里,美国的家庭发生了根本性的改变和调整。这些变化带来的有解脱也有紧张。根据埃尔肯德(Elkind)的研究(1994:1),核心家庭(就像传统描绘的那种)正在消失,取而代之的是一新型结构——后现代的可渗透性家庭,它反映了我们现代生活方式的开放性、复杂性和多样性。

核心家庭为人们提供了清晰的并且常常是严格的行为规范与角色期待,公众与私人生活之界限分明。这些明确的界线及界定好的准则对孩子、已婚夫妇和父母都是有益的。同时,对许多人来说,这些界线也会产生负面影响。今天,在可渗透性家庭中,这种区别和界线已变得模糊。新的后现代家庭在应对外来应激方面更加灵活，同时也更加脆弱。这样，尽管放松原来的约束减轻了某些来自家庭生活的应激，但这些界线的瓦解，加上新的道德规范和生活方式的不明确和不断变动，已经成为新的应激源(Elkind,1994)。

有三个突出的历史性趋势标志着从“旧”家庭模式向“新”家庭模式的转变。首先是离婚率的上升，首次婚姻中有约一半以离婚而告终，而且，有三分之一的成人将会结婚、离婚、再结婚，以至于往往必须要建立“混合型”家庭；第二，绝大部分已婚女性，甚至是还带着小孩子的，都外出工作；第三，单亲家庭数量激增，而且绝大多数为单亲母亲家庭。

这些在婚姻结构和模式方面的每一种聚集的变化，都有可能加重应激。举例来说，高离婚率会使更多的人面对创伤性的离婚生活事件。高离婚率也表明，将有更多家庭需要应对再婚和常常与之而来的混合家庭问题。此外，离婚对双方来讲都会带来严重的经济后果，对女性尤其如此。高离婚率意味着更多女性将要应对经济困难。有工作的妇女需要同时兼顾工作和家务(即使她们丈夫支持她们工作)。正是因为妇女们工作，所以寻找好的日托所又成为大家关心的问题。单亲父母需要应对经济短缺、抚养孩子及缺少伴侣等诸多问题。

7.3 婚姻状态的转变

上述变化是家庭结构和特征方面的统计学意义上的限度(statistical alterations)。这些变化反映出人们将有可能经历婚姻状态的转变，经历一些与夫妻角色相联系的生活事件，这些生活事件包含着潜在的影响心理健康的因素。在这些历史性变化的更大的社会背景中，婚姻状态或家庭中角色责任的转变仍然是个人经历的，并且对人们的感觉有直接影响的个人事件。

死亡、分居、离婚都是角色转变，或者说是涉及角色丧失和新角色获得的转变。这些角色转换(丧失和增加)能够引起相当严重的焦虑。丧偶、分居或离婚是不定期的转变，是人们永远无法学会去充分预料的。

那些导致新身份和新角色(寡妇、鳏夫、单亲、离婚者)的变化同时也深刻地重新构建当事人生活的变化。多伦文德(1973)称这种生活改变为“身份丧失”事件。这些事件标志着个人身份的降低，如从职业者到失业者、从已婚到离婚、从妻子到寡妇、从丈夫到鳏夫。

一个配偶的死亡引起家庭状态和家人角色的重大调整并可能显著增加应激。例如：假如配偶过早过世或出乎意料地暴死的话，其影响常常是极其有害的。有许多影响心理健康结果的因素，如：(1)配偶死亡经历的性质；(2)有无社会援助系统；(3)个人的个性特征；(4)此类生活事件之外的其他协同应激因素(Vachon 和 Stylianos,1988)。

进入老年之后，寡居的危险增加了。人们发现老年寡居总是与孤独、绝望的情感联系在一起，这又常常会导致心理压抑的发生。老年女性的压抑通常是男性的两倍，而且通常发生在丧偶之后(Cox，1988)。此外，除了事件本身以外，丧偶使他们失去先前拥有的支持。据米诺斯基和罗丝(1989)统计，55岁以前守寡的人相当少，然而一旦到了八十几岁，几乎有70%的老人丧偶，这时他/她还可能因为失去朋友和其他家人而经历更大的应激。

离婚常会导致一种新型家庭结构——单亲家庭的产生。二三十年前，这种类型的家庭总是被人们称为"破碎家庭"。许多研究认为，这种家庭的特点是功能不完整，这将导致各种各样的涉及家庭成员的问题，如犯罪、失职和心理疾病(Chen和Cobb，1960；Beiser，1969)。

今天，研究者普遍认识到这样的事实，单亲家庭面临着某些特别不利的情况，这种情况是引起各种各样应激的条件。做决策、管教孩子、应付家庭情感需求和物质经济需求以及负责个人的和家人的健康需要等，都是单身父母不得不应对的特别困难的事情。因此，他们承担的任务和责任可能是超负荷的。

在许多单亲家庭中，经济困难是一个最重大的问题。今天，有85%以上的单亲家庭是由离婚的母亲们掌管的，她们和她们的孩子们被认为是美国新生的贫困人口，代表着贫困的"女性化"(也就是说，单身母亲是贫困人口的增长部分)。许多单身母亲无职业或者因孩子小，又缺乏充足的日托机会而不能上班。即使是有工作，大多数单身母亲所得报酬也很低。社会经济和社会支持资源短缺被认为是单亲家庭中产生应激的原因。一个双亲家庭，顾名思义，有双份收入，有两人分担家庭责任，因而具有潜在的优势。相比之下，单亲家庭通常在经济上缺乏承受力，在父母的责任性方面也缺乏灵活性。单身父母的这种角色超负荷产生高度应激，再加上缺乏足够的经济和支持资源，常常导致焦虑和抑郁，并且在孩子身上也会产生行为和心理方面的问题。

7.4 父母角色在情感健康方面的影响

对父母和孩子关系的关注已有几十年了。米诺斯基和罗丝(1989)提出，在现今的文化中，孩子的重大价值在于他们能带来幸福和快乐。尤其是女人，如果没有了孩子，她们就会感到空虚和不充实。这样，要孩子被认为是好事，是有价值的，而那些决定不要孩子的人则被视为自私和不成熟。

然而，研究表明，孩子并不能改善父母的情感健康(Gove和Geerken，1977；Pearlin，1975a；Cleary和Mechanic，1983；Ross，Mirowsky和Huber，1983)。与没有孩子的人相比，有了孩子无论如何也不会增进父母的情感健康，这是因为，孩子不仅每天都会有无数的事要做，还会带来大量的日常冲突与挫折。

孩子对于离了婚的单身母亲的心理健康影响最恶劣。(Pearlin,1975a;Aneshensel, Frerichs 和 clark,1981; Kandel, Davis 和 Raveis,1985)。尽管孩子会增加离婚单身母亲的焦虑和压抑并不奇怪,人们业已发现,孩子也会降低双亲家庭中母亲的情感健康。另一方面,孩子似乎不会给父亲增加那么多的应激(Mirowsky 和 Ross,1989a)。

1989 年,斯科特(Scott)和爱文(Alwin)指出,父母角色中的这种性别差异是男女在角色感受和角色期待方面的很大差异造成的。人们希望女人比男人花更多的时间照料孩子。这种不一致有些可能源于有无职业方面的差异,但正如前面所提到的,即便妇女外出工作,她们仍然要承担绝大部分家务活和照顾孩子的责任。其中可能还伴随着角色冲突和对自己不是一个全职父母的自责感和焦虑感,尤其是当孩子还幼小时。基于经验的研究已经证实,有工作的母亲比有工作的父亲更可能感受情感应激(Radloff,1975),并且小孩子的母亲出现压抑的比率更高(Brown, Bhrolchain 和 Harris,1975; Weissman 和 Klerman,1977)。

为什么孩子会增加父母的应激并降低父母的情感健康? 罗丝和休伯(1985)提出,孩子增加家庭的经济应激。同时,有了小孩常常意味着母亲无法外出工作。如果她要坚持工作,就必须在孩子日托方面花钱。经济困难对男女两方面压抑的增加都有关联。

孩子还可能影响到婚姻的质量和对婚姻的满意程度(Rollins 和 Feldman, 1970)。随着第一个孩子的出生,对婚姻的满意度下降,而且一直要到所有的孩子都离开家时,才能恢复到最初的水平。随着孩子数量的增多,婚姻的满意度会逐渐下降(Campbell, Converse 和 Rodger,1976; Veroff, Douvan 和 Kolka,1981)。因为孩子的存在,丈夫和妻子在一起的时间少了。布朗(Brown)和哈里斯(Harris)(1978)报道说,在第一个孩子出生后,丈夫就不太可能作为密友,或必要时在一起谈心了。

小孩子没完没了地对完全在家做家务的母亲提出要求,使她们几乎没有自己自由支配的时间。研究表明,与有工作的母亲、父亲相比,没有工作的母亲更会觉得别人需要她们(Gove 和 Geerken,1977)。另一方面,由于角色的冲突和角色重荷,孩子对有工作的母亲的情感健康也有不良影响。

应该说明的是,即使孩子达到了一个特定的年龄,父母角色的应激仍然没有完结。——“父母的应激会延续整个人生”(Pearlin,1983:12)。新生儿给父母带来的应激不同于青少年和刚成人的孩子。这样,像孩子出生、上学、在校学习、成为青少年和最终离开家等事件都是家庭转变,这些家庭转变会是特别沉重的应激,因为他们常常迫使父母的活动发生变化,或者干涉父母之间先前的夫妻相处的模式。

随着社区精神健康和社区弱智服务的出现,许多父母已被赋予一个新的角色,即对患有慢性的,或时常严重的精神病、弱智的或心理发育不全的儿女给予关怀。

通常这些孩子都已成人,整天呆在家里,需要得到日复一日的管理和帮助。此外,这些成人了的孩子大多是没有职业的。这样,这个关怀者角色给父母增添了很多负担,并且常有经济应激。研究者发现,妇女比男人更有可能成为主要的关怀者,因此妇女受这个角色的影响也特别明显。

父母,再次强调,尤其是妇女,本已是他们自己上了年纪的父母(包括岳父母/公婆)的赡养者。在这种情况下,父母的角色可延伸到包括照顾自己的父母,甚至是远远超出传统意义上的父母的责任。照顾别人的职责非常耗时,有时会迫使自己放弃工作(这样,也就放弃了一种有益情感的角色)。照顾别人本身又是耗费财力、情感和体力的,并且它还会破坏其他家庭关系。有工作的母亲不仅要"加班"完成家务活,而且还会成为上有老、下有小的"三明治"的一代人。

7.5 性别差异

在20世纪60年代,社区调查发现并证实了某些基本的社会模式与应激及心理疾患之间的关系。其中一种模式显示,妇女比男性有更多的应激,更有可能出现压抑和焦虑症。另一种模式表明,已婚者较其他婚姻状况类型的人少有应激,特别是已婚女性比未婚女性和其他妇女少有压抑。

高夫和他的同事们是最早对妇女比男人更多应激的原因进行考察的社会学家(Gove,1972;Gove 和 Tudor,1973;Gove 和 Geerken,1977)。他们认为,应激程度的某些明显差别源于男人与女人生活的差异。他们也利用对男女职业及家庭角色的分析来解释精神障碍,尤其是压抑的性别差异。某些同样的解释可用来理解为什么与已婚男性相比,有更多的已婚女性似乎不幸福和受压抑。

正如前面讨论的,二三十年前,大多数成年女性是全职的家庭妇女。男人在外工作,挣钱养家糊口。由于没有工作,大多数妇女缺乏经济上的独立和权利,从而常常导致夫妻间权力失常(Blood 和 Wolfe,1960)。尽管家务活及照顾孩子是需要整天忙个不停的全日工作,但在现在这种以现钞为取向的经济社会中,这种工作与有报酬的"真正"工作身份不能相提并论。许多家庭妇女觉得自己没有得到赏识,而很少有机会去充实自己和实现自我价值,她们感觉自己被限定在不快乐的婚姻、家庭角色和义务之中。这会产生应激,而且常导致心理健康问题,特别是抑郁症。

研究已一再表明,职业妇女的应激较家庭妇女轻(Gove 和 Tudor,1973;Gove 和 Geerken,1977;Kessler 和 McRae,1982),这有可能是因为工作给她们提供了机会,使她们接触外面世界,并有一定的经济决定权和决策的权力,而且还经常获得丈夫的支持与帮助等等。凯斯勒和麦克雷(McRae)(1982)发现那些有丈夫帮助分担家务和照料孩子的职业妇女,其应激及情感问题的程度低于那些丈夫完全不帮忙的职业妇女。

自20世纪70年代以来,与男性相比,妇女在家庭及工作岗位的地位已发生迅速而根本的变化。随着大量的妇女,包括结婚生子的,加入劳动者行列并开始获得经济上的独立。她们在婚姻、家庭及社会中的地位已经改变。现今,大多数妻子和母亲们都外出工作。对女性来说,家庭外的改变应该伴随着家庭内的变化,然而,研究发现实际情况并不一定如此。绝大多数是白天在外工作而晚上又要干家务,这些家务活和照料孩子的任务仍大部分由贤妻良母们来做,而不是包括丈夫在内的其他家庭成员来共同承担(Vanfossen,1981,1986;Yogev,1981;Hobfoll,1986)。

因此,对于妇女来说,既要当家庭妇女又要工作是很有应激的。当妇女没有工作时,缺乏丈夫及其他家庭成员的支持和平等对待、觉得所做工作与所得报酬不一致,都是与应激和对婚姻及婚姻角色的失望、自卑、压抑等相关的因素。类似的,许多有工作的妻子处于角色超负荷及角色矛盾之中,需要设法兼顾好工作及家庭责任。这可以说明已婚女性情感健康水平较已婚男性低的原因。皮尔林和黎伯曼(Lieberman)于1979年也曾报道说,妇女也比男性更易于将问题维持在婚姻内部,这些持久的应激常常导致焦虑及抑郁症状。

根据米诺斯基和罗丝(1989)的观点,对做妻子的而言,应激的主要原因与丈夫是否分担家务及其他家庭责任相关。他们得出结论:那些共同承担经济及家务责任的夫妻也有同样水平的心理健康,而且与其他夫妻相比应激程度较轻。相比之下,对于男性而言,应激和应激主要与工作的角色和工作关系相关。对于做丈夫的而言,家庭及婚姻角色应激主要根源于需要适应妻子外出工作并克服任何愧疚不安。

总之,正如安德森塞尔(1986:100)所说的,婚姻"似乎有利于女性的心理健康,但婚姻有应激却似乎又导致心理上的应激"。

7.6 小结

本章已讨论了配偶和父母这两种主要成人角色是怎样影响心理健康的。婚姻通常对人们的心理健康有益,尽管它对男性比对女性更有利一些,而父母身份并没有这么好。

家庭结构在20世纪里发生了深刻的变化,家庭内角色的意义因此而发生相应的改变。这些变化即使更多的事情成为可能,也产生新的负担。例如,妻子不一定局限于做家庭妇女,她们也可以成为工作者,这些角色的增添总的来说具有有益的效果。与此同时,有工作的妇女,特别是做了母亲的,有时要面临协调工作与尽为人妻、为人母的义务之间的矛盾所带来的困难。

家庭在其他方面也发生了改变。离婚的可能性增加,导致了更多的需要独自抚养孩子单身妇女的出现。鉴于她们一般都只有低微的收入,这些工作的单身妇女可能承受相当大的应激,离婚及家庭结构功能方面的其他变故常常需要重新解决角色的定义和责任问题。

对许多家庭来说,父母角色对自己健康的影响都是弊大于利的。特别是当孩子还小时,需要父母在他们身上花时间、花钱等。这些负担一般会使父母产生应激。此外,父母的责任还要增加,包括照顾家庭中的老弱病残者,即使是那些年龄比自己还大些的家庭成员。

这里必须指出,并非所有个人和家庭单元都会经受高程度的应激。大多数个人和家庭都似乎有能力通过成功地应用个人和社会的应付策略来处理生活的变化和要求。

本章试图描述配偶和父母角色对健康的影响。这仍不尽如人意。我们讨论了工作这一增加的角色,并且在配偶和父母角色的理解和实现的方式方面考虑了性别差异。下一章我们将描述工作角色对个人健康的影响,然后我们将考虑社会地位和角色是如何结合起来的。角色可用来描述一个人的特征,也能用以理解某人将经历应激情感的可能性。

第8章　社会角色:工作者

无论乐意与否,除睡眠之外,大多数成年人的绝大部分时间都消耗在工作上。因此,一个人对工作状况的体验——做什么工作,如何工作——必然会在一定程度上影响他的幸福。“最近,我甚至在清晨惊叫,不想起床,我害怕过星期五,因为紧接着就会是星期一,又是连续五天的工作,这样似乎永远没完没了”(Terkel,1972)。“在两年一度的美国邮政工人大会上,工会官员声称,紧张的工作状态已把工人逼上了绝境……”(Trent,1994)。从1983年到1993年十年间,曾有34名邮政工人开枪自杀(《纽约时报》,1995)。

正如上面引述的例子所表明的,工作会成为一个主要的压力来源。事实上,工作与心理健康之间的关系长期以来一直是人们探讨的一个主题。19世纪中叶,卡尔·马克思(1864)开始注意到,按理说为资本家创造大部分利润的工作是由工人来完成,但这种劳动成果却不属于付出劳动的工人所有,而为资本家所占有。马克思认为,既然工人不能拥有自己的劳动成果,他们便不可能从自己的劳动中获得任何满足。这种劳动成果的转移使工人难以形成真正的自我感,这种转移也会带来不良性应激(Mirowsky和Ross,1989)。

人们使用诸如转移、工作满意度、工人管理和工作压力等一系列术语,对马克思的观点进行讨论和研究。对工人进行的常规调查显示,大约有20%的雇员对他们的工作和他们的老板不满(Tausky,1984)。此外,由于近期包括那些一直以劳动力队伍稳定而闻名的公司也大规模裁减雇员、国际经济竞争、操作智能化、工作简单乏味以及其他一些原因,工人们可能会愈来愈为保住工作、有足够的钱过日子或养家糊口以及为未来打算而担忧。与那些无需面对这些问题的工人相比,这些工人的心理幸福也可能会差一些。

研究者们已发现这些与工作相关的因素与不良性应激有关联,本章将对它们进行系统考察。为了与我们讨论的不良性应激的社会成因这一主题相一致,我们将寻找心理健康与经济的总体状况尤其是劳动力市场状况及其变化、工作环境等因素相关的证据。我们还会考察性别、社会经济地位及种族对工作与幸福之间关系产生影响的方式与途径。

8.1 经济状况、劳动力市场和不良性应激

打开晨报、看看电视新闻，你几乎每次都能看到有关社会经济总体状况、失业率变化、公司规模缩减、两家公司合并、某工厂关闭或搬迁到国外等方面的报道。对许多人来说，这些社会经济总体状况的变化很重要，因为它们可能会影响他们的工作。经济状况决定劳动力市场，而劳动力市场是每个人找工作，希望拥有一份工作以及是否有机会调换更好的工作的场所。

我们所指的是广义的劳动力市场，它包括与工作的获得、保持及丧失相关的经济活动的各个方面，而且这里的工作既包括为别人工作也包括为自己工作。劳动力市场的结构影响人们能否获得"好的"工作且不会失业。它涉及到这些工作变动的历史趋势和其他一些因素，这些因素影响着人们有无工作和在哪里工作。

应当清楚的是，个人对劳动力市场结构影响甚微。但是这些结构却能对个人的幸福带来深刻影响(Brenner，1976；Catalano 和 Dooley，1977)。20 世纪 30 年代经济大萧条期间，社会经济的崩溃几乎毁灭了劳动力市场，大批工人失业，生活难以维系。夸张一点说，当时留给人们的难以磨灭的印象是有人因承受不了巨大经济损失带来的压力而跳楼自杀。为了不让邻居知道自己失业，或者是为了使自己能保持原有身份的感觉，有些人失业后每天仍照常按时离家，让别人以为他们仍在工作。

8.1.1 失业的影响

对大多数成年人来说，不仅一个人的身份主要取决于他的工作，而且他的生活方式、主要社会交往及主要收入来源都受到工作的影响。因此，可以想象失业会给工人的幸福带来的负面影响。如果我们用工作来界定自己——"我是一名教授"，"我是一位砖瓦匠"，——当我们失去工作时，基于我们职业身份的重要资源就受到威胁。当然，失业还具有严重的经济后果。有关失业对工人幸福影响的研究大多集中在两个方面：威胁身份和经济紧张。失业对健康影响的最典型的研究表明，失业会导致更多的人酗酒，导致人们躯体疾病增多，使人更容易沮丧、焦虑，更容易产生"坏日子"乃至自杀的念头，镇静剂的使用也会随之增加(Kessler 等，1987)。

如果不想过多地讨论失业给健康带来的影响，那么我们就把话题转向失业的原因。下面我们将会看到社会经济结构通过影响就业机会来影响工人幸福的某些途径。

人们为什么会失掉工作？他们搬迁到另一个地方，他们不喜欢自己的工作或雇主，他们决定返回学校去学习，或者他们想抚养子女。这些失掉工作的原因被称为是"自愿"失业。人们总是自愿放弃工作，人们有时放弃一份工作去从事另一份

工作，而且几乎不会因失掉某个特定的工作而承受任何不良后果，不过有时即使是自愿放弃工作，也会引起紧张和痛苦。

然而，大多数失业都不是自愿的。非自愿失业对个人的幸福产生的后果要比自愿失业更严重。非自愿失业的一个原因是工人不能完全胜任工作。人们被解雇始终是因为他们似乎缺乏某种体能或智能，而这种能力对顺利完成工作至关重要。工人也会因旷工过多、不服从管理或吸毒等原因被解雇。我们料想这些情况下的失业会给健康带来负面影响。不过，这些原因仅出现在个别工人或雇主身上，却不是失业的主要原因。

与个性特征或特定工作要求等因素无关的失业是美国和其他资本主义国家经济的一个永恒的、内在的结构性特征。无论何种原因的失业都会对个人的心身健康带来显著的负面影响。经济周期，以及社会发展和技术进步引起的产业转变和行业调整，会给工人带来同样的影响——它们创造了能够导致心理上的痛苦的有压力的情境。日常生活中，我们通常不会意识到这样的经济周期和社会发展会对就业、失业或寻找工作产生影响，然而，这些结构性影响远比因个体原因而引起的失业或就业给劳动力市场带来的变化还要大。

8.1.2　经济周期和失业

失业的主要原因是结构性的，即经济发展要经历增长和衰落周期。当经济衰落时，雇主就是因为支付不了经济繁荣时确立的劳动力成本而辞退工人，导致失业。经济衰退时期失业者人数上涨，也是快速再就业的前景最低的时期。从理论上说，非自愿失业意味着工人无法自主控制能使自己的经济状况和身份得到保证的基本条件。好几位研究者(Brenner，1976；Catalano 和 Dooley，1977)均已指出，人们生理和心理疾病发病率的变化与失业率变化是同步的。也有证据表明，在经济萧条时期，即使是那些没有失业的工人也会因担忧经济问题导致的高度的不安全感，出现更多的抑郁或其他形式的心理上的痛苦症状(Catalano 和 Dooley，1983；Kuhnert 和 Vance，1992；Heaney，Israel 和 House，1994)。

8.1.3　公司规模缩减

除了经济周期以外，其他原因也会导致失业。经济和社会变化能危及就业安全。美国公司所谓的规模缩减，其本质就是为了降低劳动成本和(或)公司重组的成本而有计划地削减劳动力。不管是哪种情况，其结果都是大批工人失掉长期稳定的工作，去体验劳动力市场的动荡不定。因缩减规模而引起的种种经济、政治和社会问题常常是错综复杂的，也是颇有争议的。但有一点是明确的，那就是工作机会大规模减少，以及许多工人必须面对与由这个系统化过程导致的失业相关的诸多应激源。有些规模缩减是在工厂倒闭的情形中进行的，这类规模缩减不是简单的裁减人员，而常常是干脆关闭整个工厂或肢解掉更大的公司。

8.1.4 经济转型与就业变化

有关证据表明，当经济萧条、规模缩减或工厂关闭使工人失业时，再就业将会大大消除失业给工人心身健康带来的所有短期影响(Kessler 等，1989)。但工人再就业的可能性还会受到其他一些因素的影响。经济萧条时期，劳动力市场不仅竞争激烈，而且岗位很少。因此，在短期内能够再就业的失业工人则少之又少。要是一个社区里的工厂都关闭了，那个社区就干脆没有工作机会可供选择。当生产型经济转变为服务型经济时，某一类产业的就业可能性也会消失。就拿一个钢铁企业来说吧，工人一旦失业，就难以保障还能在本行业中找到另一份工作。事实上，社会发展趋势之一就是，主要的就业岗位正在从制造业转向服务业。这意味着诸如钢铁等制造业的失业工人，可能再也找不到一份新的作为本行业的工作。在某种程度上我们的身份和我们所做的工作是紧密联系的，一个人失去了工作，而且难以再找到一份类似的工作时，他的身份感就在逐渐丧失。而且，在现代经济社会中，越容易找到的工作，报酬越低。这样，在经济转型过程中失业的人，由于重新受雇于另一个报酬较低的不同行业，从事着与先前不同的工作，即使再就业也不可能消除他们的经济拮据和因工作身份感丧失而带来的恐惧(Turner，1995)。我们认为这样的转岗会导致不良性应激产生。

今天劳动力市场上已经出现了这种"转岗"工人，即一些因公司关闭或搬迁而失业的人，或者是在规模减缩中被裁减的工人。1991～1993 年间，美国这类工人有 1 300 万(《纽约时报》，1996)。更糟糕的是，那些"转岗"工人中有 36%在 2～4 年后仍然没有找到工作(1995)；18%的人再就业后工资不及原来工作的一半；仅有 27%的人再就业后收入维持或高于原工资水平。

当一个钢铁工人由于经济由制造业主导型转变为服务业主导型而未能在钢铁业内找到一份新工作时，这种变化具有一些附加的潜在地影响工人心理健康的后果。提供制造业岗位的大公司常常资金雄厚，稳定性高，能提供内部晋升机会，工资较高，并且常常实行工会化管理。这些特征带来的必然是工作稳定，业绩满意，福利多，幸福安康。相比之下，提供服务性工作岗位的一般是不太稳定的小公司，而且公司内部没有劳动力市场，工资和福利也不高。这些公司很少有工会组织，工人们对他们的工作和收入没有可靠保障感。这样，工人们的工作岗位被迫由原来稳定、收入较高的制造业转移到不稳定且收入低的服务业，他们很可能会为此而烦恼。

8.1.5 工作低技能化

美国经济中存在的另一个导致工人不良性应激增加的长期性趋势是所谓的工

作内容的“低技能化”(Braverman,1974)。1994 年,霍尔(Hall:24)把“低技能化”定义为:“工作的系统性重构使工作对工人技能要求降低,因此对工人的管理控制也更加容易。”一旦这种低技能化真的出现(关于低技能化是否已真的出现了,仍有一些争论),人们料想这种低技能化的工作一定是重复性的和令人沮丧的。那些赞同低技能化已经存在的人把它看成是资本主义本身的产物。那些对技能水平要求较低的工作当然报酬较低,工人能否被雇佣与其工作经历和技能没有多大关系。任何人都能胜任这些工作,因而没有人有把握保住这种工作,而且工人很容易被替换。以上有关劳动力市场内部提供的就业岗位上的变化(制造业与服务业相对)或工作所需的技术内容变化所引起的实际心理影响的研究,还只是提示性的和片面的。但是这两种趋势所代表的状况与已经显现出来的工作相关的应激源是一致的,这些应激源也已被证明与痛苦有关。

8.1.6　短工

最后一项影响工人幸福的宏观经济趋势是,雇主们一改过去长期永久性雇佣工人的做法,越来越多地尝试“短期地”或临时雇佣工人。许多公司认为在今天竞争激烈的经济中,他们必须保持一支“有弹性的”劳动力队伍——根据公司生产需要能及时增减的劳动力队伍。当然,这种策略也使公司得以减少雇员的福利,如医疗保险金和退休金等。临时工是劳动力市场中增长最快的部分,实际上,据估计现在约有二分之一的工作是临时的或非固定的。如果工作对于个人的身份感和安全感的发展是必不可少的,那么临时工角色对于这二者都有潜在的威胁。也就是说,做临时工的人不能指望从工作中得到安定的身份或者经济上的支撑。

8.2　工作条件与不良性应激

前面的讨论表明,人们的心理感受与社会经济兴衰具有直接联系。这种联系主要体现在失业引起不良性应激和持续就业可能性、转岗的不稳定性、工作过程低技能化、就业稳定性等引起的焦虑。然而,工作和心理健康的联系还不止于此,而且,与特定工作对人们的影响相比,这种影响还算不了什么。实际上,我们在工作中要做什么,我们如何能完成工作,这才会强烈影响工作与幸福之间的联系。

在我们的日常生活中,我们去上班,我们喜欢还是不喜欢我们的日常工作呢?工作有没有给我们带来幸福感?一些研究者认为,我们对工作的感受取决于我们的技能、兴趣、个性是否与我们所从事工作的性质相匹配。也有人认为,工作环境,尤其是工作的限定要求范围以及满足这些要求的自由度,决定了我们对工作或我们自己的感受。在本章的这一节中,我们将说明,工作条件是怎样使许多工人产生不良性应激的。同样,这些工作条件的特征并不取决于工人,而决定于雇主们。这些条件不会归因于个性性格特征。工作的组织方式代表着一种社会结构,而这样一来,任何影响工人健康的工作组织特征都是社会结构性的。

大量有关工作与心理健康之间关系的研究都是在特定工作环境水平上进行的,而不是以总的社会经济状况作为考察范围的。更明确地说,相关研究已经证明,工作要求和满足这些要求的自由度之间的关系至关重要(Karasek 和 Theorell, 1990)。试想一下,如果老板把一大堆工作交给你,但却不按工作需要给你足够的时间和工具去完成这些工作,你会有何感受?如果你不完成这些任务就会有被解雇的危险,你的感受又如何?而且,有没有能力去控制工作需求与满足这种需求的能力之间的平衡似乎对工人的身份、思维灵活性以及幸福的发展都是至关紧要的(Kohn 和 Schooler,1983)。

在卡尔·马克思看来,资本主义经济中所有的工作都是异化的(alienating)。但是,研究表明有些人对自己所做的工作及其工作方式都非常满意。有一种用来解释工人对工作做出不同反应的观点叫"人-环境适应论"(French, Caplan 和 Harrison,1982)。这种观点认为,当个人的生理和心理特征不能适应工作要求时,他们就会对工作表现出更多的不满,疏远工作(alienation)甚至会生病。因此,由工作引起的不良性应激,体现了个人性格特征与工作的适应或不适应程度。但是,研究表明,这种观点解释不了工人中存在的大多数不良性应激现象(尽管它能够说明其中一部分)(Baker,1985)。

这种观点其实是一种更倾向于对不良性应激的情绪变化进行解释的模型,是我们一直使用的经典的压力-疾患模型。这个模型揭示,特定的工作特征会加剧工人们的痛苦感,而与工人的生理和心理素质无关。简而言之,正是雇主所规定的工作组织、管理和运行方式,影响着工人们的心理变化。

8.2.1 工作要求和选择余地(decision latitude)

研究资料显示,工作的多种特征都对幸福有重要影响。其中最重要的似乎是工人对工作方式的自主控制程度。其他的会导致工人心理变化的工作特征如劳动量的要求、工作内在的兴趣和工作的复杂性、同事和管理者的支持、对工作稳定性的理解等,都是影响工人心理健康的重要的工作特征。

罗伯特·卡拉塞克(Robert Karasek)及其同事们(Karasek 和 Theorell,1990)构建了一个"需要/控制"模型来解释工人幸福问题,并已得到广泛的经验支持。在这个框架中,一个工人对工作的方式有决定自由(自主权),并能够以此来平衡工作需要,这些都与他的心理健康有密切联系。一个工人从事的工作要求很高,而他/她又缺乏选择余地来适应这样的要求,那么他/她很有可能出现痛苦征兆。在这个模型中,压力来自工人无法获得或不会利用出色完成工作所必需的手段。需要说明的是,有些工作虽然要求很高,但不会产生不良性应激,因为它允许工人自主选择完成工作的方式。工作中出现的挑战也不会导致不良性应激，只有当人们不能应对这种挑战时才会产生不良性应激。

工作要求通常以工人是否必须高频率工作、是否有太多的工作要做、是否有足够的时间来完成全部工作为标志。工作要求也可用来显示工作节奏是否由机器控制、工作是否总是单调乏味的和充满竞争的。工作节奏机械化的影响早已引起人们的关注。在铅版印刷生产线上，一个工人动作的节奏是由装配线的运转速度决定的，而工人的动作跟不上机器的节奏就是制造业压力的一个象征。人们已经把机器节奏与高度厌倦、焦虑和抑郁联系在一起。

选择余地的调查主要通过以下问题来进行，即工人是否确信他(她)能针对工作自主选择做什么，对工作中所发生的事是否有较大的发言权，是否认为有责任选择完成工作的方式，是否觉得工作需要一定的创造性。选择余地也包括对"严格监管"的理解。有关调查表明，经常受到上司严格监控的人，在工作中不能做自主决定的人，以及那些没有机会向上司表达异议的人，都会出现越来越严重的焦虑，他们的自信度和工作满意度也会不断降低(Kohn 和 Schooler，1983)。

在研究工作满意度和发生不良性应激的关系方面，选择余地是最重要的变量，它是个人自主控制与管理思想的核心内容。工作结构的这一层面是当前研究资料中自主管理理念的最直截实现方式。它旨在反映雇主所设定的工作特点对雇员有何影响。简单地说，选择余地可以用来评定工人是否有能力在允许的范围内按个人偏爱的方式来完成指定的工作任务。也就是说，工人在何等程度上参与其所从事工作的设计？细想一下生产流水线上的工人，他们没有任何选择余地。一件产品沿着流水线过来了，工人的工作就是以精确的、预先规定的方式添加这件产品的价值，并且整个工作过程中每一个部件都必须准确地以完全相同的方式操作，工人没有任何创新和改变的空间。

卡拉塞克模型表明，高要求和低选择余地组合起来对工作者来说压力特别大。其实，也有充分的证据说明，仅仅是选择余地本身就能显著地引起工人的痛苦感(Fenwick 和 Tausig，1994)。既然我们的教育已告诉我们，个人主义是最高尚的美德之一，那么，一个人在工作中是否拥有自主选择的机会就是他身份感确立的关键。林克、莱能和多伦文德(1993)提出，职业活动的方向、调节范围和工作计划影响着一个人的主人翁意识和自主管理意识。他们进一步指出，能够对自己工作进行管理和管理别人工作两者对于主人翁意识和自主管理意识来说都很重要。而主人翁意识和自主管理意识又与人的心理健康紧密相联。

8.2.2 工作复杂性、同事的支持和工作可靠性

前面关于工作总的性质变化的讨论中，我们曾提到过工作日趋"低技能化"这一观点。这就是说，我们实际所从事的工作似乎越来越简单，完成工作也不太需要

耗费脑力。工作的“内在复杂性”(substantive complexity)是工作影响人们心理健康的另一个特征。工人从事的工作比较复杂或工人需要较多思考才能完成工作时,他们产生焦虑的概率就较低,相反,他们还会拥有更高的自尊,对生活也更为满意(Kornhauser,1965;Caplan 等,1975;LaRocco, House 和 French,1980;Kohn 和 Schooler,1983)。这就是我们关注工作“低技能性”的原因。在现行经济制度下,如果越来越多的工作都不怎么复杂,都趋于简单化,那么,这将会对雇员们的自尊和健康产生怎样的影响?雇用一个没有受过高等教育或缺乏工作经验的人去从事低技能化的工作可以降低劳动力成本,而工作内在复杂性低的工作又会影响职工的心理健康,雇主们怎样才能取得二者间的均衡呢?

工作是一种社会性活动。一般我们都会在工作期间与同事、上司交谈。人们经常在同事中建立起重要友谊,并在业余时间延续下去。似乎我们每个人一般都有社会化的需要,而与同事交往的机会恰恰满足了这种需要。与同事和上司交往使我们有可能在紧张或痛苦时获得帮助。允许工作者互动并构筑一定关系的工作(雇员不是单独工作,而且环境噪声也不太大)也能使雇员们在与工作相关(或许包括与家庭相关)的问题上获得支持和帮助。拥有某个可信任的、遇到问题时能够与之交心的人对于幸福必不可少。因此,在工作中有机会与同事及上司交朋友并获得他们的支持,对幸福具有积极影响(Etzion,1984; LaRocco, House 和 French, 1980; Winhurst, Marcelissen 和 Kleber,1982; Billings 和 Moos,1982; Karasek, Triandis 和 Chandhry,1982)。

最后,不同的工作给予工作者不同程度的安全感。工作的不稳定性被定义为:“在面临威胁的就业形势下,可感觉到无法继续保持所期望保持的工作。”(Greenhalgh 和 Rosenblatt,1984)。一个人相信他目前拥有的这份工作在一年内还存在,并且如果他不想离开,他就能继续拥有这份工作,这样的信念对于他的幸福感很重要。即使在社会经济总体状况良好的时期,雇员们仍担心其工作的稳定性。当社会经济状况恶化时,失业的恐惧会对个体心理产生严重影响(Joelson 和 Wahlquist,1987;Heaney, Israel 和 House,1994)。工作缺乏稳定性会增加工人的焦虑,降低其工作和生活的满意度,使其自尊心受挫。重要的是,不要忘了工作对于一个人的经济依靠和身份稳定是何等的关键!本来,无论经济依靠还是身份稳定,两者中任何一项受到威胁都会引起焦虑或痛苦。假如“临时工”人数增多了,作为幸福之源的工作稳定性的重要意义就会变得更加突出。

本节我们概述了与工作者幸福或痛苦状况直接相关的工作本身的一些方面,工作要求及和工人的能力相均衡的工作、本质上复杂有趣的工作、工人能够拥有社会关系网的工作、看上去不会使工人失业的工作等,都能为工作者提供最健康的工作环境。任务太多而无法完成的工作、工人们无法支配自己活动的工作、简单而枯燥乏味的工作、工人们彼此孤立的工作以及工人们无法确定工作任期持续状况的工作都有损于工人的幸福感，都会影响工人的主人翁意识以及工人的身份感。同样，具有上述特征中的部分或全部的工作都会引起更高比率的心理上的痛苦和躯体疾病。再说一次，显然这些工作的特点反映的是工作的经济与社会结构而不是工作者的个体特征。

8.2.3 宏观经济状况对工作环境的影响

至此，我们已阐明了宏观经济特征和个体所从事的职业特征都会影响工作者的幸福。事实上，宏观经济变化也会引起工人工作环境的改变。例如，在经济衰退时，公司往往把裁减劳动力作为适应经济活动缩减的一种途径。同时，他们又常常迫使留下的员工做更多的工作（增加工作要求），并且经常加大监管力度以确保工作能更加有效地完成（减少选择余地）（Fenwick 和 Tausig，1994）。这样，在经济衰退时，工人即使实际上没有被解雇，工作环境也会变得更具有应激性。

即使不处于经济衰退或增长时期，工作条件也会因为劳动力需求的变化而变化。例如，全球经济竞争会使许多公司只提供临时性的工作。雇主们需要通过减少永久性的工作职位来控制劳动力成本。对于雇员们来说，劳动力市场的这一变化已增加了工作的不稳定性，因而也增加了他们的痛苦。

8.3 性别、种族、社会经济地位和工作环境

在经济领域内，那些易受经济变化影响的并充满压力的工作并非是随机分布的。相反，较有可能从事这些工作的通常是妇女、社会经济地位低下者以及少数民族（或种族）成员。我们需要了解的是这些地位差异如何影响工人的心理健康。

在前几节中我们已经说明过工作是社会生活的主要方面，我们所处的工作环境可能是痛苦的一个主要根源。因为工作和职业是社会产物，工作者个人几乎完全控制不了工作的建构，所以，我们应该清楚，工作环境与幸福的关系也在很大程度上属于社会组织和社会过程的结果。

然而，当我们在"现实"世界中思考这一问题时，很容易发现例外。许多人喜欢自己的工作，对工作感到满意，并坚信只要自己愿意就一定能继续工作下去。这都是些什么人呢？你可能会预料到，他们最有可能是那些受过高等教育、从事着高级职业的男性白种人。也就是说，职业的性质及其产生压力的特征具有与其他社会资源相似的分布。因此，我们可以预料，那些受教育程度低、女性、非白种人群体中的成员都有可能去从事低质量、高压力的工作。

在前几章中我们已经注意到，性别、社会经济地位（SES）和种族（民族）的社会地位特征对精神障碍的产生有显著影响。从总体上看，这一发现与人们生活机遇的不同有关，生活机遇又是由他们在社会结构中的地位不同所决定的。此外，社会

地位又与个人所能动用的用来应付日常生活需求的特定社会资源水平相关联。

另一种描绘这类地位差异的方法是描述人们所从事的职业特点上的差异，这些差异与这些地位水平差异具有相关性。例如，如果女人们经常从事那些要求特别高而选择余地很小的工作，那么我们就有望在女性中观察到更多的与工作相关联的不良性应激。

8.3.1 性别的影响

20 世纪，大批妇女进入雇佣劳动大军。事实上，在年龄在 18～64 岁的妇女中，将近 70%是雇佣工人，美国劳工中将近一半是女性（Baca -Zinn 和 Eitzen，1993）。

男性和女性对其工作特质做出的反应十分相似。时间压力、工作要求、要承受的工作负担、来自同事和上司的支持以及员工与监管者之间缺乏冲突交流等，对男人和女人的影响都是同样的（Miller，1980；Karasek，Gardell 和 Lindell，1987；Lowe 和 Northcott，1988；Lennon 和 Rosenfield，1992）。妇女对工作复杂性低的反应稍强一些，而对监管严格的反应则稍弱些（Miller，1980；Lennon，1987）。

然而，妇女也多（歧视性地）集中在压力特点更突出的环境中工作。有三分之一的女性仅从事秘书、小学教师、出纳员、护士、簿记员和服务员等十种职业。而且，仅有 11%的妇女从事那些至少 75%的男性从事的职业。女性的工作报酬也较低。1995 年，女性的收入要比与她们从事同类工作的男性少 5%～15%。同时，由于职业的性别歧视，大多数女性经常从事的是传统的低收入职业。这样，妇女的平均收入仅为男性的 71%（美国人口统计署，1997）。当然，也有女性的收入高于同种职业男性的，但这种情况总是相当罕见的。

刚刚提到的职业统计显示，女性可能会发现她们的经济压力比男性更大，未婚女性尤其如此。带着孩子的单身妇女会感到经济压力给她带来心理影响更显著。观察到的工作上的性别歧视也使不同性别的人处于压力不同的工作环境中。托马斯考威克-迪威（Tomaskovic -Devey）1993 年指出，一般来说，与男性相比，女性从事的工作复杂程度较低，妇女介入本单位内部劳动力市场（内部晋升）的机会也较少，女性获得管理权和承担监管职责的可能性也较小。弗克斯（Fox）和海赛-比布（Hesse -Biber）（1984）报道，典型的女性工作往往是相当不稳定的，报酬也是最低的，而且几乎没有晋升机会。霍尔（1991）发现，与男性相比，女性对工作内容和工作进程的支配权较小，并且即使在那些纯女性化职业中也是如此。

诸如此类的研究证实，妇女所从事的工作一般都具有诸多应激性特征。妇女所拥有的工作是在低报酬的行业，在没有内部劳力市场的公司，在没有工会组织的工厂。与男性所从事的工作相比，妇女的工作弹性小，缺乏自主性。这些正是我们所提到过的可导致工作性不良性应激产生的条件。

尽管男性和女性对其工作中相似的条件有相似的反应，但妇女更有可能承受住有压力倾向的工作环境的影响。因此，性别对工作者幸福的影响主要通过劳动力市场上的性别歧视和“女性化”工作特定的工作条件所产生的后果来表现。即使女性和男性具备相同的工作资历，但妇女获得的报酬一般较少，而且拥有的职业权威也较小(Wolf 和 Fligstein，1979)。

人们也提出了许多关于家庭相关因素是怎样影响女工及其幸福的问题：母亲角色如何影响一个妇女同时应对工作和家庭双重需要的能力？一个妇女如何才能既做好工作又不影响处理家务？为了养育孩子而不得不中断工作，这对于女雇员所能获得的工作类别有何影响？事实证据表明，婚姻与家庭责任对女性工作者身心健康具有一定影响。我们将在下一章详细探讨身份(指女性)和角色(指配偶、母亲)的组合。不仅是工作方面的不良性应激源，而且婚姻身份和父母身份也各自分别或共同对健康产生影响。除了女性工作比男性工作可能更有压力外，家务劳动分工、养育孩子的责任以及婚姻身份似乎在男性和女性间的影响都不一样。

8.3.2 社会经济地位的影响

社会经济地位对工人的幸福具有独立而又相似的影响。我们已经讨论过社会经济地位和心理健康之间的一般关系。不过，这里我们集中探讨的是，典型的白领和蓝领工作种类、这些工作的特点以及与白领和蓝领职业员工相应的幸福。社会经济地位在一定程度上是以职业来界定的。因此，社会经济地位与不良性应激之间的关系大多可以归结为职业(工作)特征与不良性应激间的关系。正如我们提到的，典型的女性职业具备的一些特征加剧了女性的压力感，我们可以得出一个类似的结论，即社会经济地位低下的人所从事的工作也具有类似其地位的特征(Link，Lennon 和 Dohrenwend，1993)。社会经济地位也可以用阶级划分的术语来界定，以区分开生产资料所有者和雇佣工人。研究证实，由阶级术语界定的社会地位、工作条件与不良性应激之间存在一定关系(Kohn 等，1990；Tausig 和 Fenwick，1992)。林克、莱能和多伦文德(1993)提出，将社会经济地位与不良性应激相联系的工作的关键性特点，就是这样的职业允许工作者对他人工作进行控制的程度，这一职业特点同以阶级为基础的生产资料所有者与非所有者之间的区别是一致的。

按教育程度、收入水平和职业性质来界定的社会经济地位与不良性应激的产生之间的关系很复杂，因为事实上职业只是衡量地位的一部分途径。例如，卡拉塞克(1991)曾用平面图交错列出美国不同职业的工作要求与选择余地的分值。压力大的职业(要求高，选择余地小)有加油站服务员、宾馆饭店服务员、电话接线员和电码员(数据登录员)等，尽管我们可以把这些职业看作是“低”等职业，然而却未把其他这类职业，诸如销售员、建筑工人、机械工及门卫等划入高压力职业。因此，就社会地位和引起不良性应激的潜在压力而论，我们不能简单地用蓝领与白领、熟练与不熟练、手工劳动与非手工劳动等区分来界定职业（Wallace, Levens 和 Singer, 1988）。

当我们按照一个工人父辈的社会经济地位和他自己的受教育程度（一般都这么做）来衡量这个工人的社会经济地位时，我们发现，这种衡量与他所从事的工种和所拥有的工作环境有着紧密联系。高等社会经济地位总是与“好”工作联系在一起，而低等社会经济地位则与“差”工作相联系。这样，社会经济地位对幸福的影响方式就与性别相同。正如男性和女性的性别差异影响职业选择一样，不同的家庭和教育背景适合不同的工作，这就是社会经济地位影响职业选择的方式，而工作的职业特征差异又影响痛苦的感觉。

8.3.3 种族及民族的影响

最后，我们需要考虑种族和民族对工作环境与不良性应激之间关系的影响。我们将再次看到，有色人种对于其成员更有可能从事有压力倾向的工作具有显著影响。

美国黑人在同等工作中的平均收入水平低于白种人（Cain，1984）。美国黑人男性的收入约是白人男性收入的 73%，黑人女性收入与白人女性差不多，但两者实际收入都低于男性。对有关这些收入差异的解释进行考察，可以发现，这些明显的种族差异大体可归因于歧视和职业隔离。类似的研究表明，美国黑人整体上被排除在选择余地大、报酬高的好工作之外。托马斯考威克-迪威（Tomaskovic -Devey）于 1993 年发现，美国黑人雇员受到的监管比白人更严密，工作任务的复杂程度比白人低，获得管理权威和监督职责的几率也都不如白人。

即使在把员工培训和技能也考虑进去，这些差别也同样存在。在美国描述美国黑人经历的种族隔离、种族歧视与偏见具有很长的历史，有色人种从事相对较差的工作的一部分原因肯定是建立在制度化的种族主义政策基础上的，这些政策妨碍了有色人种获得良好教育或职业培训。然而，即使在培训常规化的情况下，在争取具有积极特征的职业时，美国黑人仍明显处于劣势。因此，种族不仅影响获得好工作的可能性，也影响获得好工作所必需的先决条件的可能性。

性别、社会经济地位和种族各自都会独立于诸如教育程度等其他判据影响一个人的就业工种。结果，在压力特点明显的岗位上工作会增加女性、社会经济地位低的人、有色人种出现工作性不良性应激的风险。更糟糕的是，性别、社会经济地位和种族又相互作用。因此，一般来说社会经济地位低的有色人种女性出现工作相关的不良性应激的几率最大。

性别、社会经济地位和种族通常通过何种方式影响工作性不良性应激？个体的这些特征代表着他在社会结构中的身份地位，与高层人士相比，低层人士处于劣势。身份地位低下的特征相应通过劳动力市场中的就业机会、应对经济变化的脆弱性以及可能获得的工作的性质反映出来。女性、社会经济地位低下的人以及有色人种，会感受到偏见与歧视对他们可以参与竞争的工作类型的影响。例如，在工作场所，性别歧视表现为女性很难在竞聘传统意义上的男性工作时取得成功。尽管总有反例，性别差异的职业歧视意味着，平均而言女性会从事一些不怎么复杂、要求高、选择余地小的工作。在更大的经济系统中，这些工作也是失业风险较大的工作。尽管男性和女性的失业率似乎没有差别，但妇女更有可能被解雇，之后即使再就业也仍是做同一类工作。这样，女性工作的稳定程度就比较低(对社会经济地位低的人和有色人种也是如此)。如果最后雇来的雇员通常是最先被解雇，那么一种职业形式的变化(失业与再就业)便意味着女性更有可能是最后被雇用。总之，社会地位较低的人就业保障也较差，而且是被有组织地“引进”更有压力倾向的工作。

8.4 小结

本章我们探讨了一个人的工作性质与其幸福之间的关系。工作是大多数成年人身份感的核心内容，也是其财政福利的主要来源。因此，一个人工作的质量必然会产生相应的心理影响。大量的理论研究和实际调查表明，一个人拥有的支配其工作条件的权力越大，他的心理体验就越健康。

带着这样的简单假定，我们概述了总体经济状况、劳动力市场的结构和个体职业特征所显示出的影响心理健康的某些方式。个人是在能够提供职业工种的全球经济背景下寻找和维持工作。失业是资本主义经济“固有”的，失业对人们的身心健康有显著影响。美国经济继续由制造业向更有压力倾向的服务业转变，产业规模缩减，工作低技能化，以及工厂关闭，这些共同营造出一种社会背景，在这种背景下，雇工感觉到职业地位的彻底不稳定，也没有把握能在可供选择的范围内找到工作。

即使成年人设法找到了工作，他们工作的特定性质也对他们产生了深远影响。那些集高要求与低选择余地(自主性)于一体的工作特别有压力。心理健康与人们对自己工作的支配感和支配他人工作的能力有紧密联系。工作一旦不包含这些特征，就象征着社会结构增加了不良性应激的可能性，这种不良性应激与个体的生理或个性特征无关。

正如事实所显示的，拥有一份压力较大的工作的可能性也部分地取决于社会地位特征。女性、社会经济地位低下的人以及有色人种面临着社会和特定的行业偏见，这些偏见将他们引向有压力倾向的工作领域。他们也有可能会不同程度地体验着劳动力市场的不稳定性。

在第九章，也就是本书第一部分的最后一章，我们将揭示身份相关和角色相关的压力是怎样综合地影响人们生活的。根据日常生活经验，个人是他们地位和角色的综合体（至少社会学家是这样看的）。所有这些描述我们身份体现方式的方方面面都会影响我们的幸福，同时也是对心理疾患的原因与后果最终做出的社会学解释。

第 9 章　身份和角色组合

在前几章中,我们已经描述了人们的主要身份和角色是如何与他出现心理上的痛苦的可能性相联系的。用一系列身份和角色来描述自己,是回答"我是谁"这个问题的一种方法。你是男性或女性,有一定的年龄、婚姻状况、种族和民族背景,有一份职业(包括学生);你是某人的孩子,或许你还有同胞兄弟姐妹;信仰某种宗教(或无宗教信仰)。简而言之,你总喜欢根据一系列社会身份和角色来描述你"自己"。无论你怎样描述自己,我们这里想要强调的是,你的描述将反映交互组合的一组特征,这些特征集合在一起就是"你"。

这种社会因果假设表明,你是谁也描述了你可能具有的某些心理健康状态。如果列出你所有的身份和角色,你会发现,其中有些与较高程度的不良性应激有关,有些则与较低程度的不良性应激有关。为了依据身份和角色大体上预测你的心理上的痛苦程度,我们将不得不在某种程度上增加或消减每种身份和角色的影响,以便对你的感觉进行一定的估测。当然,这种组合数值无论如何仅仅是一种猜测,没有考虑生物学和个性方面的特征、你的个人经历、多重角色以及对你精神状态产生影响的角色组合。

身份和角色的交互组合表明这样一个事实,在现实生活中,每个人拥有多种社会身份和社会角色特征,它们组合起来就规定这个人。就像我们已反复指出的那样,心理压力的社会学研究的一个核心原则就是,个人是否敢于面对应激事件或持续性应激环境,是否容易受到伤害,部分地取决于他的身份和角色。一个人仅仅为了过活,就会面临源自身份和角色特征的不良性应激的危险。过普通生活的普通人,仅仅是因为他们的社会特征,就会遇到不同程度的发生障碍的危险(Turner, wheaton 和 Llogd,1995)。然而,身份和角色的组合并非自动地隐含角色冲突、角色负担或增多的不良性应激。这只不过是为了集中选择某些重要角色来谈论一个完整的人的一种方式。同时,我们把某些身份或角色组合看作是不良性应激的强有力的预测器(predictors),例如,那些全天从事工作又要养家的"超级妈妈们",或是那些既要护理自己家庭又要照顾年迈父母的"中间女性"(women in the middle)。

某些特定身份和角色组合会产生一定的后果,本章将对有关这方面的证据进行考察,除了讨论年龄、性别和护理别人的角色组合外,要特别讨论性别、职业、婚姻身份和父母身份(包括单身母亲的特殊情况)的组合。这些特殊的组合例证表明,不良性应激产生于日常生活情境,了解不良性应激是如何在这些情况下产生的将有助于我们在公共政策讨论中重点强调应该关心的重要领域。最后,我们将从这些身份和角色组合的例子中得出一些关于社会情境如何影响心理上的痛苦的一般性结论。

为了了解某个特定的人遭受不良性应激的风险,我们需要同时考虑他(她)的所有相关的身份和角色(也就是身份和角色组合的方式)。因为"我是谁"这个问题的答案就是"所有上述身份和角色"。事实上,关于角色和不良性应激间关系的一个非常简单的观点就是:一个人拥有的角色越多,他的心理健康状况也就越好。这被称为"多重角色"假说,这种假设的理论基础是,一个人的社会角色越多表明他越容易得到社会资源,越容易融入社会生活(Thoits,1983)。根据这一表述,简单地数数一个人在社会中扮演的角色,角色越多(不管是什么角色),则他感觉到的不良性应激就越少。另一方面,有充分的证据表明,所担当的特定角色与担当角色的情境间要区别对待。这种观点被称为"角色拥有"(role occupancy)解释。担当确切的角色影响着痛苦程度(Mahaghan,1989)。工作压力会波及家庭和家庭生活,反之亦然。父母角色会对工作条件是否有压力产生影响。最后,除了角色相关的解释外,我们还增加一点,个人所承担角色的地位特征影响着他的心理健康或痛苦体验。性别影响着工作、父母责任和家务情况。受教育程度也影响工作条件、父母角色和婚姻角色。

虽然从这一情况看,我们几乎不可能从特定个体的社会特征去推测他们的痛苦程度,但结果却表明并非真的如此。某些身份和角色更多时候是搭配在一起而不是组合,这就使得我们可以把人分成若干组进行比较。例如,我们可以把已婚的父亲雇员与已婚的母亲雇员做比较,这是一个相当大的类群(许多人都符合这样的描述)。这样,如果我们在这些组群中发现心理上的痛苦发生几率存在差异,那么我们可以通过把某个特定个体放在其中的一组中来估测他产生感觉痛苦的风险。

陶利兹(1986)和梅那根(Meneghan)(1989)已经提出,身份和角色的特殊组合会加大感觉痛苦的可能性。男性和女性容易拥有不同的身份和角色组合,这告诉我们,男性和女性生活在不同的社会圈中,各自有着独特的应激源经历以及应对方式。例如,女性大多属于这三个角色"组合":未婚、有孩子、没有职业,未婚、有孩子、有职业,已婚、有孩子、没有职业。男性大多是已婚、有职业、有孩子,已婚、有职业、没有孩子,或者未婚、有职业、没有孩子(Menaghan,1989:702~703)。梅那根发现,不良性应激风险最高的不是某个特定的身份和角色组合,而是当这种组合被认为是不正常的时候。例如,一个呆在家里抚育孩子而让妻子出去工作的男性比任何一个最普通的角色组合中的男性感觉的痛苦都大。梅那根认为,这种"非正常"的角色组合与其他社会建制的期望不一致,以至于"家庭妇男们"几乎找不到支持系统，结果导致更严重的不良性应激。她指出，相比之下，正常角色组合中的正常问题压力要小些。既要工作又要抚育孩子的女性所感受的痛苦属于此类非正常角色组合。西蒙(Simon)于 1995 年也对相同的发现做了解释，他认为，角色就意味着男性和女性要做不同的事。例如，在已婚女性看来，工作通常是对母亲职责的干扰，而对于男性，工作则是成为一个好父亲的一部分。

9.1 性别、工作和家庭的组合

工作的男性和女性在很不同的环境下进行这种组合，而且，工作和家庭生活之间的关系对男性和女性来说也有着实质性差别。在前几章中我们已就此话题讨论了许多，所以这一章的任务是将我们已经知道的这些差别及其对心理健康的影响综合起来进行讨论。

我们用以识别某个特定个体的几种特征(身份和角色)之间也会相互影响。例如，女性性别可能影响她就业的工种，进而影响她的家庭收入和对孩子的照顾。在前面的章节中，我们试图揭示每一特征本身如何与经历不良性应激的可能性相关联。当我们将各个单一特征集中起来进行组合时，我们将会看到组合特征对现实人们的复杂影响，并会看到它们是如何影响人们对他们自己的感觉的。在此过程中，我们将对人们生活的实际状况有更为清楚的了解。

让我们简要回顾一下个人特征与幸福之间的一些基本关系，然后再考虑它们可能出现的组合方式。女性比男性更容易表现出不良性应激症状(尤其是抑郁症状，Mirowshy 和 Ross，1995)。女性与男性在劳动力市场中找到工作的可能性几乎相同(这会减少她们的不良性应激)，但是她们大多会集中供职于报酬低、支配权限小的职业(这会增加不良性应激)。能工作挣钱使女性在婚姻选择过程中有了更大的平衡权(这会降低不良性应激)。然而，如果不工作，她们就顺理成章地承担起母亲角色以实现角色转换(这降低了失业带来的不良性应激)。已婚女性承担日常家务事宜(洗衣、做饭、买东西、打扫卫生、照顾小孩)的可能性要比男性大得多，这会增加不良性应激。

父母角色在解释不良性应激产生时发挥着非常重要的作用，特别是在小孩相当年幼的时候。做父母对男女双方都有不良性应激，而对女方尤其如此。无论丈夫还是妻子，母亲工作时，与父母角色相关的痛苦程度是最严重的。丈夫对于妻子外出工作的态度，以及对妻子工作与照顾孩子关系的看法，这两点对于夫妻双方的健康都有显著影响。如果夫妻在工作挣钱与养育孩子方面的意见一致，不良性应激就会减少(Mirowsky 和 Ross，1989a)。

婚姻状态影响幸福。男女都觉得结婚比不结婚更快乐，但父母身份和工作身份限制着这种说法。在工作的已婚女性必须平衡好工作和家庭生活，而且通常几乎得不到丈夫的帮助。有工作的女性,特别是职业女性,因为收入可观而能在家庭决定中拥有主动权,这降低了她们的不良性应激。夫妻双方都工作的家庭比只有一方工作的家庭收入要高得多,这也会减少不良性应激。

职业结构对于不良性应激显示出很重要的影响。要求严格且选择余地小的工作会产生不良性应激,这样的工作更多时候是由女性承担。几乎人人都很关心工作的稳定性,所以,当职业稳定性遭受动摇时,焦虑程度增加。另一方面,有偿劳动可以获得收入,有了收入就能得到支撑家庭的资源。工作通常能建立同事关系与私人关系,这些关系在社会系统的事业机构内部形成集体意识。家庭主妇们也在工作(无报酬),但她们的工作环境影响了她们的幸福(Lennon,1994)。家庭主妇们缺乏支配外面事务(能减轻不良性应激)的职责,但她们承担的工作又太常规化,这增加了她们的不良性应激。

现在让我们从承担家务如何影响痛苦程度的角度来考察身份和角色组合的方式。在有工作的已婚女性看来,家务劳动在丈夫和妻子之间的分工应该与丈夫工作而妻子不工作的家庭情形不同。一般地,如果妻子不工作,她就应理所当然地承担诸如做饭、打扫卫生、洗衣服、照顾小孩等大部分家务。然而,当已婚女性进入劳动市场工作时,如果仍然承担这样的家务劳动分工的话,这种分工就变成紧张源,因为她除了家庭责任外又多了一份工作职责,承受着超负荷劳动与角色冲突的伤害。

研究表明,工作女性承担的家务较少,然而,这并不意味着丈夫(或小孩)分担了更多。用于家务劳动的总时间少了——因此,即使不重新进行家务分工,女性处理的家庭事务量也会减少。另一方面,有些夫妇间,妻子和丈夫在家务上的分工确实发生了变化。女性凭着对家庭的经济贡献来与丈夫"谈判"家务劳动的平等分工。在谈判失败的情况下,妻子就会承担起全部或大部分家务劳动,她的痛苦程度也可能增加。如果劳动分工确实发生改变,那么可能会对丈夫产生负面影响。另外,丈夫和妻子对恰当性别角色行为的总体态度也会影响他们对家庭劳动分工变化的理解。如果丈夫和妻子都把这种新的分工方式看成是与"非传统的"性别角色观念相一致的,并都赞成这种分工,那么不良性应激就会降低到最低程度。然而,当妻子或丈夫的某一方(或两方)仍坚持传统的配偶性别角色观点(丈夫主外,妻子主内)时,由于妻子采用了一种非传统的角色组合而出现的这种家务重新分工,会增加妻子的冲突情绪和对婚姻的不满状态(Greenstein,1996)。

这种观点与梅那根关于不良性应激产生与不合规范的角色组合之间关系的看法(1989)是一致的。在特定的角色组合变得更为合乎规范(比如说,女性、已婚、有工作、抚养孩子)之前,男性或女性都不会有一个现成的模式参考,并用以指导自己的行为(即如何愉快地分担家务)。没有这种社会性指南与期望,不良性应激就更有可能发生。在多数情况下,幸福有赖于简单的角色数(多个角色)的解释似乎并比不上幸福有赖于角色组合(角色担当)的解释有效。不过,角色担当也是一种不充分的解释。

我们刚才描述的不良性应激根源只是由于身份和角色的相互作用而产生的,当丈夫工作而妻子不工作时,家务分工的问题就不会出现。而且,谈到增添工作角色,家务的分工对痛苦程度的影响,与妻子幸福关系最密切,而失去工作角色可能对已婚男子影响更大。

越来越多的文献讨论一个社会活动圈里出现的应激源交叉影响或感染另一个圈子里的活动。也就是说,多重角色可以相互影响(如工作应激引起婚姻应激)、交叉影响(一个角色引起的应激带来另一角色应激)和感染(丈夫的痛苦影响妻子的痛苦程度)在男性和女性身上会产生不同的效果,因为每个角色能否成为应激源对男性和女性而言是不同的,而且男女对角色的体验也不同(Simon,1995)。但是,这样的交叉影响和感染仅仅是由身份和角色的交互组合引起的。

马特亥(Matthavs)、康吉(Conger)和威考马(Wickoama)(1996)指出,丈夫和妻子任何一方对于工作和家庭生活间冲突的体验都会引起另外一方的痛苦情绪,以致影响婚姻生活质量。1992 年,罗森费尔德(Rosenfield)也指出,女性在外面工作中获得的优势会对丈夫的幸福产生明显的消极影响。与职业歧视、低报酬及性别角色定势等有关的性别影响体现着身份影响,这种影响能调节承担工作角色(或父母角色)与不良性应激间的关系。同样,收入、教育、种族及年龄也会引起角色承担的心理后果。

9.2 若干非正常例证

如果陶利兹(1986)和梅那根(1989)对非正常身份和角色组合与正常组合相比更有压力的描述正确的话,那么我们应该关注痛苦程度较高的两种特别普遍(仍然是非正常的)的组合:一是单身、有工作并且抚养孩子的妇女,另一种是护理年迈的父母亲或残疾子女的妇女。

9.2.1 单身母亲

近 30 年来,单亲家庭已成为一种司空见惯的家庭形式(Feltey,1995)。1990 年,美国约有 1 600 万个 18 岁以下儿童生活在单亲家庭,其中大多数为女性支撑着(90%)。这个数字相当于美国全部家庭数的四分之一。这些单亲家庭大多数是由于离婚、分居和未婚生育而形成的。因而,我们观察到的那些女性单亲家庭的不良性应激一定程度上是由于角色缺失的压抑环境造成的(即由已婚转变为单身)。有一种典型的离婚或感情破裂状况是,妇女得到的补偿是获得孩子的监护权,而父亲必须为他们的孩子提供抚养费。即使能收到这样的抚养费——通常不能兑现(拥有孩子监护权的母亲中只有不到一半人能获得全额抚养费)——也几乎应付不了全部家庭支出。那些离了婚的单身妇女,其家庭收入大约减少30%(Peterson,1996)。因此,支撑这样家庭的妇女需要依靠出卖劳动力挣钱(获得福利基金也是一种选择)。

尽管这种特殊的家庭形式已越来越普遍,但它仍旧代表着一种非正常角色组合。母亲尽力为孩子扮演着"既当妈又当爸"的角色。她们可能得不到亲友们的支持,孩子们有时也被称为"替补成人"(substitute grown-ups)。家务劳动分工也会成问题。柏卡-津(Baca-Zinn)和爱松(Eitzen)于1993年描述了由这种非正常角色组合产生的三种"超负荷":责任超负荷、任务超负荷和情感超负荷。由于无力应对这些超负荷,那些单身的需要工作的母亲群体更容易出现不良性应激。的确,研究表明,那些未婚的工薪父母比那些已婚的工薪父母有更严重的痛苦体验(Kandel Dauies和Ravies,1985)。Goldberg等(1992)报告说,对于那些外出工作的单身母亲来说,工作生涯和家庭生活的相互组合对于母亲们的幸福体验尤为重要。由于需要工作的单身母亲们处于非正常角色组合状态中,她们既要考虑孩子的托管(仅仅只是在母亲工作时才需要),又要考虑自己的工作对孩子成长发育产生的影响。

然而,有关外出工作的单亲母亲的心理健康效应研究中最明显、最一致的发现,就是关于收入对幸福的影响。也就是说,外出工作的单亲母亲往往都很贫穷(Goldberg,1990),而贫穷则会显著地导致不良性应激。米诺斯基、罗丝(1989)和科伦(Cohen)等(1990)都指出,经济困难是导致外出工作的单身母亲们痛苦程度提高的主导因素。多尼(Downey)和摩恩(Moen)于1987年提出,低收入削弱了人们的功效感,进而导致痛苦情绪。正是潜在的贫困加重了外出工作单身母亲们的不良性应激。如此之多的这些妇女都很贫困这一事实(贫困的女性化)必须放在身份和角色交互组合的背景下来看待。尤其是女性性别(身份特征)最可能导致职业妇女在低薪(因而贫困)并且具有不良性应激倾向特征的职业岗位上工作(Reskin和Loverman,1985;Glass和Camarigg,1992)。于是,女性性别身份就这样与外出工作的单身母亲角色组合结合起来,由于低下的女性身份地位带来的负面影响,她们发现自己更加难以满足角色需要。

从一个"多重角色"的观点来看,当妇女们担当了最大数量的角色时,她们应当有最高程度的幸福体验。正如人们常说的,那些已婚的、有工作的、已为人母的妇女的不良性应激指数应该是最低的,因为更多的角色满足了人类的多重需要,并且为有意义的社会生活提供机会。事实上,大部分研究报告都支持这种预期(例如Kandel, Davies和Raveis,1985)。从更深层次看,这也就意味着,角色的丧失将会增加不良性应激。有工作,同时也是一家之主(单身)的母亲们比那些已婚的有工作的妈妈少承担一个角色,所以,前者较后者的痛苦程度更高。有资料表明这是事实。

角色计数不足以说明不良性应激的水平，尽管调查结果与这些理论数据是一致的。角色计数并不反映身份与角色的组合。如果再明确具体些，有一致的发现表明，收入(即社会经济地位)对一个单身有工作的母亲有显著的心理影响，这意味着不良性应激并不只是角色数或角色丧失引起的。

那么，对于单身有工作的妈妈们不良性应激的解释，并不能简单地认为是由非正常的角色组合引起的(Thoits，1987；Menaghan，1989)，而是要通过认识性别和收入阶层的形成是怎样影响角色表现得到进一步的、更加充分的解释。正是不能满足角色需要和应付一部分是由缺乏基于身份的资源而引起的角色冲突，影响了有工作的单身母亲的痛苦体验程度。身份对获得资源的影响、非正常角色组合对幸福的影响都是众所周知的独立的研究线索。我们强调身份与角色组合有助于提供一个更为完美的描述。

9.2.2 护理者

另一种非正常角色组合是担当有依赖性的家庭成员(老人或儿女)的主要护理者的成年女性(不管有工作还是无工作，已婚或未婚)。这种角色组合涉及另一个角色(护理者)，并且，就多重角色解释逻辑而言，它应该会增进护理提供者的幸福(Hong 和 Seltzer，1995)。然而，作为一种非正常角色组合，它又应该不利于幸福。老实说，如果两种解释有一种正确，我们不能确切知道是哪一种。相当一部分关于护理者的研究表明，护理活动增加了护理者的不良性应激，但是这些研究很少会提供必要的数据，以用来直接评价我们提出的关于角色组合和身份的影响。典型的这类研究只考察护理者而没有考察非护理者的对照组。而且，对护理者的研究通常也不是随机抽样进行的，因此，我们常常不太清楚，任何一个给定的研究结论是否能推广到全体人群。护理研究的对象可以代表一个已经"受到压力"的护理者群体。

一些与身份有关的问题被引入护理者产生不良性应激的可能性的解释。首先，年龄代表着自然和社会的地位关系；其次，收入和教育也影响了护理角色的心理反应。年龄可能很有价值，因为它体现着身体健康状况。护理者上了年纪时也许在体力上已不能承担所有的护理任务，或者会牵挂一位残疾家庭成员的未来。年龄可以作为确定一种社会身份的重要因素，因为护理者的角色也许与一定年龄段角色义务期望不一致，这对于那些照顾成年残疾子女的父母来说尤其如此，成年子女应当能够处理好自己的生活。年龄通过退休与经济收入减少联系起来，同时也以友谊和家庭规模的方式与社会资源相联系。

众所周知，我们国家(美国)人口正在老龄化。美国 65 岁以上的人口比重已由 1900 年的大约 4%增加到今天的 13%左右，到 2030 将会进一步增加到 20%以上

(Brody,1990)。尽管有证据表明,人们将以更佳的健康状态进入老年阶段,但事实上,随着年龄的增长,他们在处理生活事宜时越来越可能依赖于别人提供的帮助。随着老年人数的增加,老年人的生活又无法完全自理,因此,帮助他们的人数也同样在增加。护理常常也是由正常社会关系的演变而产生的(Pearlin 等,1990),也就是说,女儿帮助母亲或父亲购买日用百货,原本是女儿角色分内的事,但这种帮助在绝大部分情况下也被定义为护理。对护理者角色的辨认,可以通过(例如)母女间关系由相互间的给予-接受改变为主要以一方提供而另一方接受的单向帮助活动来进行。

不仅是那些负责照料家庭老人的护理角色人数在增加,而且有越来越多的家庭成员,需要护理因患慢性心理疾病、弱智或智力发育不全或身体残疾而生活不能自理的成年子女。这些残疾人曾经被送到大机构里去接受终生的或长期的护理。然而,今天几乎所有这样的人都在社区内并经常是在自己家内接受护理。在这种情况下,父母角色通常并未因孩子长大成人而改变。相反,这种父母角色会以护理型父母的形式无限期地延长。当孩子达到一定年龄而仍需要抚养时,做父母就变成一种非正常角色。

关于护理者的研究表明,在承担护理责任的一些情形下,护理者的确产生了不良性应激。承担护理责任已经与抑郁、愤怒、焦虑、消沉、无助、心力交瘁、筋疲力尽甚至溃疡联系起来(Brody,1990)。承担护理责任也经常影响着时间的支配、社会生活以及良好的经济状况。估计约有半数护理者身上都出现了以上情形中的一种或几种(Brody,1990)。

1995 年,洪(Hong)和谢尔泽(Seltzer)指出,护理角色并非是称心如意的角色。也就是说,尽管增加了角色组合中的角色数,结果应当增进幸福,但它经常是一个人们不想要的而且又是过分要求的角色。该角色不被选择或期盼部分地说明了这种角色增加给痛苦程度的负面影响。

如果仅仅因为护理者角色是一种难以维持的角色而会潜在地导致不良性应激产生的话,那么,社会结构背景对护理者的作用也有自身的影响。迄今为止,最有可能成为护理者的人是妇女(Stone,Cafferata 和 Sangl,1987)。无论是护理老年人还是护理残疾儿童,事实都是这样,并且这一现象还有多种途径的解释。据说妇女适于养育,并且一般适合于需要提供护理的情境,而且据说妇女更有可能成为护理者因为她们不大可能外出参加工作——更少有机会担当其他有竞争性的角色。布莱斯劳(Breslau)、萨尔克瓦(Salkever)和斯达如契(Staruch)于 1982 年报告说,那些年幼的残疾儿童的母亲不大可能外出工作。一个残疾孩子的出生常常把母亲"锁在"护理者角色上。例如,洪和谢尔泽报告(1995),他们的调查发现,许多护理残疾孩子的女性已经护理达 40 年之久。斯通(Stone)、卡弗拉塔(Cafferata)和商高(Sangl)于 1987 年报告说,护理老年丈夫的女性中大约有 13.5%辞了工作而成为护理者，有11.6%的女儿因护理父母辞退掉外面的工作。护理老年丈夫的妻子中大约只有10%外出工作，护理年迈父母的女儿中大约44%外出工作。

残疾儿童的护理者不结婚的可能性也大些，残疾儿出生后离婚的比率很高。同时，护理年迈父母的女儿中大约30%未婚。尽管需要护理老人或残疾儿情形的出现与护理者的收入水平或受教育状况(身份变化)没有关系，但收入水平和教育程度较高的护理者则更倾向于利用有偿护理服务以保住他们的工作身份，尽管还不清楚这种安排对护理者的痛苦程度产生怎样的影响。布罗迪(Brody)于1981年发现，当职业女性必须平衡工作和护理间的需求冲突时，护理引起的不良性应激最严重。

即使当男性和女性护理者承担相当水平的护理工作时，女性在护理角色上体验到的不良性应激更严重。摩恩、罗宾森(Robinson)和丹姆斯特-麦克兰(Dempster-McClain)对1956年和1989年访谈过的293名妇女进行研究(1995)，1989年，这些妇女中有一部分曾经或正在护理年迈的父母。研究者发现，那些接受过大学教育的护理者比那些仅仅受过高中教育的有更强的自尊心。他们同时发现，对于那些已婚的护理者来说，护理做得越多，自尊心就越低。在考察将老人由家庭护理转到送进专业化护理机构的决定性因素时，安德森塞尔、皮尔林和斯库拉(Schuler)等发现(1993:63)，家庭收入更高和受教育程度较低的护理者通常会决定将老人送至专业化机构护理。他们强调说:“护理性应激源的心理影响可能取决于获得社会支持、自我认识或健康状况等各种资源……”。相应地，我们认为获得这些资源也许随性别、年龄、教育、收入等社会地位变量而变。这就需要对这些社会身份变量与承担护理责任的角色组合之间的关系做进一步探索。有证据表明，护理本身(即使是长期的护理)对人们的影响并不对等。女性更有可能成为护理者，但是，即使当男人成为护理者时，他们从事护理服务类型也不同。目前尚不清楚这是缘于男女社会化差异的结果，还是由于男性的经济状况总体较好，因为男人和女人提供的护理帮助的差别最有可能与男性比女性更多地消费有偿服务有关。

无论是护理年迈的父母(或岳父母、公婆)还是护理生活不能自理的孩子，护理者通常需要承担相当大量的工作，而且必须重新调整日常事务安排以及其他角色关系。作为一种长期压力源(慢性应激源)，依据应激源-疾病模型，人们认为它对护理者的影响是消极的。而且，与护理职责相应的角色组合变化也是不寻常的。这些可能性的复杂程度难以确切描述，但是个人对于护理角色的反应是护理者社会身份和角色背景的部分功能，这一点是肯定的。

9.3 结合身份与角色预测不良性应激

既然我们已经考察了某些特定的身份和角色组合是怎样影响幸福的，那么就将有助于促进人们从总体上理解社会学家对身份和角色组合影响不良性应激的方式所作的解释。这种总体性理解使我们得以分析任何特定身份和角色组合。我们将利用这一章及前面章节的资料来完成我们的解释。

图 9 -1 将我们所描述的研究数据用图示的方式组织起来,形象地展示了社会

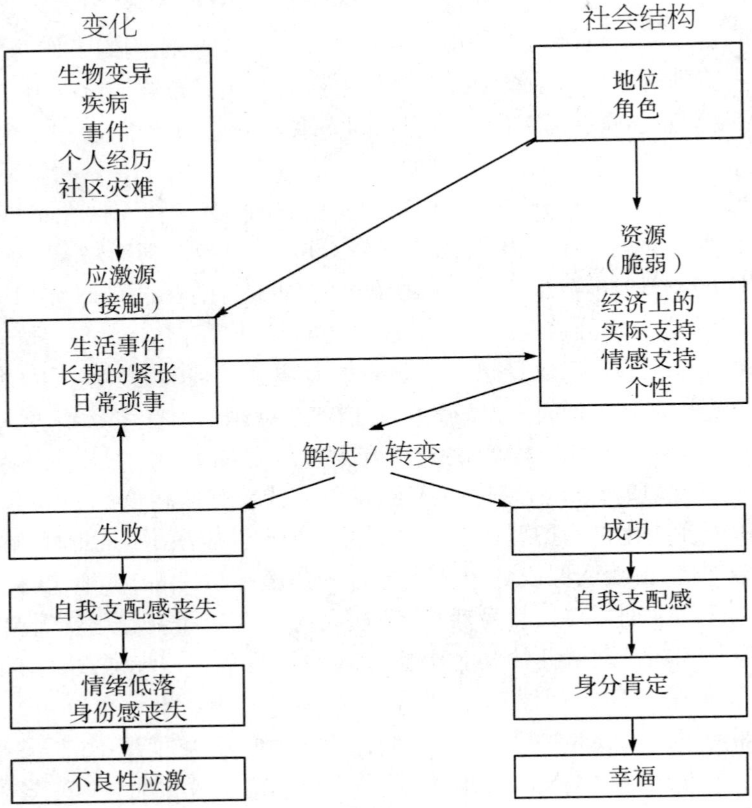

图 9-1 身份与角色如何影响心身健康和不良性应激

背景与幸福或痛苦间的关系。在第二章描述的压力-不良性应激模型中,我们解释了人类会不断地面对一些情境,这些情景迫使他们必须重新调整自己的活动(生活事件),并且他们也需要不断处理日常生活中接连发生的问题(日常争论和慢性应激源)。我们已经看到,经历事件与接连不断的问题会导致心理上的痛苦。然而,通常的情况是,在与此相同的情境下有人却感觉不到痛苦。而且,并不是每个人都同样具有接触一种或数种此类应激源的危险。如在前几章我们表明的,社会地位和承担角色的差异与不同比率的不良性应激报告相关联。因此,地位和角色差异或者与接触应激源的差异有关,或者与对付应激的能力有关。

我们认为至少有两个因素使人们接触应激源:一是偶然性(包括生物多样性、

疾病和意外事故、个人经历以及人生过程的不可预见性），二是社会结构（身份和角色）。由于我们强调的是不良性应激的社会原因，对于应激源的非社会原因我们只提及而不做进一步的解释。

我们也认为，人们应对应激的能力是有所不同的（即他们对于应激源影响的脆弱性），部分原因是他们获得社会和个人资源的不同（实践与情感的支持及个性品质），而社会与个人资源的获得与人的社会身份和角色有关。解决与各种应激源（利用资源解决问题）相关的问题的能力影响一个人的生活自主意识。最后，我们认为，不良性应激不是源于一个人无力动用合适的社会资源来应对业已有的应激源，而是起源于其身份感的丧失和由于无力动用社会资源导致自我决定意识丧失而发生的士气消沉。这个表述（将会进行详细论述）好像能说明前面几章所报道的大多数研究结果，同时也说明了对这些研究结果的多种解释。

应激源起因于多种途径，其在个人生活中存在被称作"接触"应激源。研究最多的应激源的来源是生活事件。事情发生了，然而，就像我们已经看到的那样，其中有许多都不是随机发生的反常事件。相反，它们起源于现存的社会关系（Turner，Wheaton 和 Lloyd，1995）或者是其他类型应激源的再发后果（Pearlin 等，1990）。甚至像死亡这样看起来似乎是随机发生的事在某种程度上也与人的社会职位结构有关。如身体健康状况和社会经济身份之间有着很强的关联性，寿命期望值也与社会经济地位相联系。尽管如此，也确实会发生一些没有规律和无缘无故的事情，事件是一个强烈的接触应激环境的源头。由于角色常常决定着人际关系，所以有时发生在别人身上的事件却会牵连到我们（Thoits，1987；Kessler 和 Mcleod，1984）。

然而从理论上讲，变故多的应激源相对罕见，持久的或慢性的应激源则更为常见。对于经济状况、人际关系、子女、工作、身体状况、家庭与工作的权衡等方面的担心，通常是压力和紧张的持续源泉。研究结果明确表明，接触此类慢性应激源与人的社会地位有关（Turner，Wheaton 和 Lloyd，1995）。

当人们遭遇应激源时，他们需要找到办法去适应这些应激源造成的新环境，适应的办法就是通过动用资源来应对应激源。尽管长期的经验已使人们失去了解决问题的信心，人们还是试图通过运用个人和社会资源去调整其生活，减少或改变慢性问题带来的压力，以解决应激导致的问题。为适应生活而作出的改变不仅经常发生，而且必要。然而，我们也知道人们解决问题、适应生活的能力因其社会地位的不同而异（Turner 和 Marino，1994）。例如，人们由于教育、收入、婚姻状况及年龄等方面的不同，接触经济和社会资源的能力有所不同。科恩（Kohn）和斯库勒（1983）已经表明，社会经济地位会影响人的心理倾向，进而影响其解决问题的能力。

那么在某种程度上，我们可以认为社会地位和社会角色引起应激性环境，以至于不同身份和角色的人接触应激源的程度不同。而且，社会身份和角色影响一个人拥有的适应生活(方式)的资源，人们接近的资源越少，他们应对应激源负面影响的能力就越脆弱。接触应激源和对应激的脆弱性直接影响对不良性应激的感受。更多的接触应激源和更大的应激脆弱性(即更少的资源)最终会增加体验不良性应激的机会。

以上表述并不能彻底解释清楚不能成功地解决和再调整问题是如何最终导致不良性应激的。部分答案就是在试图化解应激源没有取得彻底成功时，这种应激状况仍会持续——因此，图 9 -1 中的反向箭头从解决/调整又返回到原来的应激源。慢性应激源之所以是慢性的就是因为它没有被消解。但我们认为事情并未就此完结。

人们并不简单地是随机事件和慢性环境的消极受害者，他们试图利用物质和情感资源去解决问题，而且在他们能够有所作为的方面，他们似乎更少承受消极的情感后果(Thoits，1994)。成功地解决问题会增加个人的支配感，再度确定身份，进而达到幸福。解决问题的不成功则会导致个人支配感的降低，更加消沉，身份感缺失，最终导致不良性应激。支配感在应激性生活环境的消除、身份的确定与幸福的产生之间似乎起到关键的连接作用(Mirowsky 和 Ross，1989a； Turner 和 Roszell，1994)。

让我们回顾一下，人们的身份是由他们在社会阶层地位和所担当的角色(这是回答“我是谁?”这一问题最常见的答案)构成的。这些地位和角色既是应激源的来源，又是应对这些应激源的资源。有效地消除应激源可以确认个人支配和自我意识，并导致幸福感觉。反之，若是不能成功解决应激源引起的问题就会导致自信的丧失、消沉、身份丧失以及痛苦感的产生。

社会地位和角色的重要性不仅在于他们与不良性应激体验的关系，而且也在于他们与不良性应激脆弱性的关系。产生应激源的身份和角色的特征同样影响着个体能动用资源以抵消应激源的程度。结果社会地位较低和(或)担当有冲突的或者需求过高的角色的人也不太可能动用有关资源来抵消这些应激源。正如我们在本书的这一部分(第一部分)所阐述的，这些人最有可能出现不良性应激迹象。

米诺斯基和罗丝估计(1989)，社会环境至少可以解释一半抑郁症状和大约四分之三处于社会最低层和个人支配能力最低人群的症状。特纳、魏顿和劳义德(1995)估计，在观察到的心理健康状态的差异中大概有 23%～50%可以用接触应激源方面的差异来解释。而应激源是随着性别、婚姻状况及职业而变的。这样，正如我们在导论中所说的，理解心理上的痛苦的社会原因对于更加完整地解释心理健康至关重要。

9.4 关于这种讨论局限性的一点说明

你会对产生心理上的痛苦的社会学解释这种观点的另一个含义感到疑惑——每个人(或几乎每个人)都疯了吗？毕竟只是一小部分人,即白人、中产阶级、受过教育的已婚男士似乎不处于较高的不良性应激危险中,剩下的都处在较高的不良性应激危险中。更深层次的含义是社会制度本身造就了这种大规模的不良性应激,以至于有病是正常的,健康反而是例外(Gerhardt,1989)。相信社会系统建立在利益冲突模式及统治与服从模式基础之上的社会学家们(如马克思主义者)就是这样宣称的。社会制度可以对你的健康有害。心理学家和精神病学家也对普遍存在的心理问题给出相似的解释,尽管他们的出发点是遗传及生物学特征。在本书的后面部分,我们将看到,针对精神错乱的普遍性和偶然性进行的社区调查发现,将近 50%的人一生中会经历精神错乱。

大部分人都会遭遇精神错乱的假设导致我们将在本书第二部分描述的几个进程,包括大部分社会生活正在被"医学化"这样的概念。也就是说,我们的行为越来越多地通过医学人员的审视来评价,要依据潜在的健康效果来评价。进而言之,疾患的存在需要强制治疗(有人会说这是社会控制)。

我们并不习惯于去思考这样的一种社会,在这里有病是正常的,健康不正常,但这样做除了可以使人们注意缓解不适外,还可以引发人们去认真关注政治和社会问题。例如,我们应该认为单身母亲是有病的吗？既然我们知道贫穷与不良性应激有关,那么我们会因为穷人贫穷而将他们界定为有病吗(Mirowsky 和 Ross,1989)？一方面,这似乎很愚蠢;另一方面,贫穷与心理疾病之间的关联已使许多人相信可以把社会问题以个人的精神疾病形式处理。

本书第二部分描述社会建制对我们界定为精神障碍的行为和思维过程的反应。在涉及到我们对精神障碍进行思考的方式的社会学解释以及社会试图对心理疾患进行治疗和控制时,我们会在更宽广的政治和社会问题的基础上取得一些看法。探索心理疾患的社会反应,会使我们把社会学看作是理解心理疾患的一种方法,并以此来评定它的贡献。

在第二部分,我们也将讨论的重点由第一部分中的不良性应激转向心理疾病。在第一章的结尾,我们区别了不良性应激、偏常行为和精神疾病,一部分是由于社会学家既要调查心理上的痛苦的根源,又要调查被诊断有心理疾患本身导致的后果。压力过程范式被社会学家用来解释个人心理幸福由于社会地位与社会角色不同而存在的差异。这样,不良性应激这种所谓的普遍情绪不适的散播状态就成了通常的单独兴趣变量。另一方面,精神障碍的社会反应很大程度上基于特定的精神障碍的标签和社会意义。现在,精神障碍大多被看作疾病。因此,为了描述诸如标签过程、公众对贴上标签者的反应以及处置的组织，我们需要谈谈作为特定的诊断(贴上标签的)为疾病的精神障碍。我们至此已按照不良性应激广泛地讨论了精神障碍，现在我们将按照疾病来讨论精神障碍，并且在此过程中集中讨论对偏常行为的理解，而不是对感觉的解释。

第10章　为偏常行为贴上“心理疾病”的标签

凡是看过电视节目脱口秀的人都知道，“现场”有很多“疯子”。然而，如果说他们中的大多数其实都是心理疾病患者，这一定令人难以置信。人们的行为和思维方式有很大的差异，但其中仅有一小部分被看作是疯狂的征兆，而被正式诊断为有精神疾病的则更少。日常生活中，我们经常见到怪诞的或不正常的行为，但是我们一般都不会太在意，或是把它解释为一些暂时的应激所致或是称为“失态”。

本章从社会学角度解释为什么以及如何将大范围内的行为看作心理疾病。其基本思想是：心理疾病是旁观者认为的。当我们看到难以理解的偏常行为(deviant behavior)时，就会对它进行界定，以便我们能尽力控制住它。我们的注意力较少集中在那些已经患有心理疾病的人的个性特征上，却更多地集中在那些有偏常行为表现的人的个性特征并将他界定为患有心理疾病。他人对精神疾病的认识被视作**贴标签过程**(labeling process)，从更一般意义上说，应称作**社会反应**(societal reaction)。首先我们阐述偏常行为、精神疾病和偏常行为的社会控制之间的关系；紧接着我们讨论支持这种贴标签观点的总论据，包括对这种基本理论的批评和修正；然后我们会考察偏常行为发生时，家庭成员和朋友对其认知的过程；在最后一节，我们将思考社会身份影响整个偏常行为被贴上心理疾病标签的过程。

10.1　将偏常行为贴上心理疾病的标签

在开始讨论社会对偏常行为贴标签之前，先简要讨论一下我们所指的心理疾病的确切含义。当然，心理疾病的一种含义就是指被精神病专家用来识别各种精神障碍的诊断类别。然而，我们可以在更一般意义上把心理疾病定为是对特定类型偏常行为进行的描述。尽管有些偏常行为被定义为犯罪、没教养或宗教异端，但是我们所讨论的与心理疾病相联系的偏常行为常常不属于这些类别，它的明显特征是“不可理解性”：“观察者发现，这些行为没有明确的目的性、图谋或动因……”(Horwitz，1982：14)。

尽管对于此类偏常行为是否具有目的性、图谋或动因，观察者们持有截然相反的两种意见，尽管不同文化和不同历史时期对目的性、图谋和动因的确定有不同标准，但是，所有表达疯子涵义的概念中似乎都蕴含着“不可理解性”这一特征。在日常生活中，我们习惯于想当然地预期，我们对世界的认识与他人几乎相同。这种共同的预期使我们自身与他人间有意义地相互影响着，同时也验证着我们对自身的认识，我们的行动意图也更加明确。当我们遇到某个人似乎不具备这种共同预期，其行为也好像不受正常的世界观支配时，我们很容易把这种人的行为视为“疯子”，把这个人看作“不正常”、“愚蠢”或者是有心理疾病。当我们无法明白我们所看到的那些行为背后的动机时，我们便把这种行为看作是偏常行为或精神障碍的一种表现。尽管我们不赞成窃贼和杀人犯的行为动机，但是，我们却能够明白它们。即使是一时冲动的犯罪，我们仍能明白其动机，因为它可以理解。相比之下，当一个人声称他是受人指使来收留用过的糖果包装纸时，我们找不到既定的理论来解释这种偏常行为，于是，我们很容易把这种行为视为一种心理疾病的表征，否则，无法理解。

10.1.1　社会对偏常行为的反应：社会控制

一些人看待事物的方式与我们不同，他们的行动方式我们也不能理解，然而，我们为什么要在意这些呢？关键在于我们对此类偏常行为的归类，与心理疾病紧密相联的偏常行为通常违背了社会规范。而且，即使我们发现这类行为的动机是不可理解的，我们也仍然坚持让违规者本人为其行为承担责任。违反社会规范的行为，特别是那些被认为应该由个体负责的违规行为，通常会受到社会控制。根据谢夫(1984)的观点，偏常行为严重冒犯了人们通常持有的信念，即行为是可接受的，因此，人们总是试图去压制和控制这样的行为。正常行为能为人们所理解的部分因素是，这种行为与我们用以规范自身行为的标准行为模式相符合。假如这个世界是不确定的，那么规则就似乎能为这个不确定的世界提供一个较为可靠的预见背景。相比之下，心理疾病表现出的偏常行为因其不可理解性破坏了这样的确定性意义。因此，我们关注阻止或控制此类行为的出现。机能主义理论认为，违背社会准则具有潜在的破坏社会系统正常运行的可能性。据此，所有社会都会创建社会控制机制来维护社会系统运行。无论哪种社会，都不会对偏常行为视而不见。

偏常行为的社会控制可以通过正规和非正规机制建立起来。非正常情况下，我们对那些轻微违规者进行斥责，避免严重违规行为发生，或者借用其他现有的控制性规范来制止或杜绝偏常行为发生。要想了解非正规社会控制是如何起作用的，一种简易的途径是，想象孩子是如何从父母设置的各种奖罚方式中学会可接受性行为的。

刑事司法、学校和医药(心理)卫生系统是控制偏常行为的正规机制。这些社会机构旨在全部或部分地鉴别和控制偏常行为。它们使用超个体的社会手段来强化社会范围内可接受性行为标准。

为了使这些社会控制机制发挥作用，我们必须有一种机制用以识别某种行为是否违反社会规范，同时需要有一种手段来确定怎样处理这些违规行为。这种机制就是给偏常行为贴标签。给这种行为贴标签的方式（如贴上犯罪或心理疾病标签）影响着我们对偏常行为的反应——社会反应方式。因此，下一节，我们将解释给偏常行为贴标签的过程是怎样发生的，以及这一过程是如何应用于贴心理疾病标签的。

10.2 为偏常行为及偏常行为者贴上标签

托马斯·谢夫分别于1966年和1984年专门对贴标签过程进行了系统阐述的，他描述了观察者是如何逐步将个体行为看作是心理疾病的表征以及如何把个体看成是心理疾病患者的情形。被贴上心理疾病的标签就等于接受了一个意味着被排斥、约束或受到社会控制的污辱性标签。这种标签会给被标签者的生活带来严重的负面影响。

简而言之，谢夫的观点是，偏常行为有时被贴上了心理疾病的标签，这种标签又导致了社会孤立和排斥，进而导致被标签者对心理疾病的自我认同。谢夫提出，心理疾病并非一开始就是被贴标签者的个性特征，而是被别人贴上标签后的结果；这样的标签成了被标签的个性品质。这显然不是我们用于考虑心理疾病的方式。医学模式和心理动力学模式都在个体本身定位心理疾病，并依据生物遗传和发育异常理论来解释它的起因。相比之下，谢夫认为，导致心理疾病的原因在于他人对个体行为作出的评价，而并不在于被标签者本身。正如我们能预料到的，这种观点随后受到了很多人的批评。我们先较为完整地陈述谢夫的观点，然后对那些批评意见进行论述。

在谢夫看来，当一个人身上出现偏常行为时，贴标签过程就开始了。而且，这种偏常行为不能用诸如判定犯罪行为或仅仅是社交失礼等任何一种标准行为分类方式来划分（而且可能是不可理解的）。由于这种偏常（违规）没有别的类属，因此只能是“另类的违规”（residual rule-breaking）。因此，我们的问题关键是尽力去解释那些被我们认为是偏常的行为，而不是为偏常行为找到既定的类别。谢夫说，我们会将这种类型的偏常行为分派到“心理疾病”类别中去。然后，他进一步指出，一旦一个人的行为被贴上心理疾病病症的标签，这个人就被贴上心理疾病患者的标签。谢夫论述到，被贴上心理疾病患者标签的人会逐步彰显他的心理疾病患者身份，并以一定的行为方式来不断证实着最初的诊断。由于这种标签也有污辱性，因而必然导致了隔离、排斥和各种形式的奖励与惩罚，它们最终扎根于心理卫生系统的社会功能——控制。

谢夫以9个命题的形式来陈述他的观点，这些命题集中描述贴标签过程以及贴标签是怎样“引起”心理疾病的（Scheff，1984：189）。

(1)“另类违规(residual rule-breaking)起因于根本不同的根源。”无法以别的方式分类或者无法理解的偏常行为可能是由器官的、应激感应的或者甚至是意志的根源引起的。谢夫的意思是说,有许多不同因素可以引起另类违规,但无论它是由什么原因引起的,最重要的是他人解释这种行为的方式。这一命题承认,尽管偏常行为可以在生物或心理动力的过程中产生,但是它表明,重要的是观察者对这类偏常行为的解释。

(2)“相对于就诊的心理疾病比例来说,未被记录的另类违规行为的比例极高。”这一命题强调这样一个事实,在正常生活中存在着大量另类违规行为。我们都有违反某种行为规范的过失,而且是经常这样。这一命题也强调,心理疾病存在于旁观者眼中。由于另类违规行为如此频繁,因此必须依据某种因素确定,什么时候这种违规行为被贴上标签,什么时候没有。如果另类违规行为没有引起他人注意,就意味着没什么。对大多数社区进行的调查发现,尽管人群中的精神病症状比重很高,但这些症状大多数都未被认定为是心理疾病的征兆。这些调查不仅发现大多数有症状行为没有被贴上心理疾病的标签,而且发现接受医疗(心理)卫生系统正式诊断的比率(就诊的心理疾病比率)也非常低。据估计,即使对非常严重类型的心理疾病来说,每两个患者中也有一个不在接受心理健康治疗。因此,脱口秀说的对,虽然现场有许多疯子,但大多数行为都没有被贴上标签,那些人也没有接受过治疗。

(3)“大多数另类违规行为被规格化,并具有暂时意义。”通常,当我们见到偏常行为时,我们会尽量依据当时出现的问题或情绪来解释它,而不是依据较为稳定的心理疾病状态。我们将该行为“规格化”为某种没有长期意义的东西。不管另类违规有多么频繁,但是,将另类违规的每个环节都贴上心理疾病病症的标签是不会有意义的。因此,即使偏常行为被他人观察到了,这种行为本身也不会自动导致贴标签。

(4)“人类很早就掌握了心理疾病的特定形象”,而且

(5)“疯子的特定形象在正常的社会交往中不断被无意识地强化。”这两个命题解释了为什么我们似乎知道如此之多的关于如何识别心理疾病的知识。这些命题也被用来解释为什么心理医生检查病人时经常会看到征兆性行为或者与疯子的特定形象相吻合的行为。也就是说,他们之所以定期看到与特定的诊断相一致的行为,是因为人们知道怎样去扮演疯子。不仅是父母和老师,媒体也通过电影、歌曲、报刊文章和即兴行为标签等方式提供了被界定为心理疾病患者的模式。我们知道怎样“发疯”,因为我们已经见过别人发疯。我们都掌握着心理疾病模式,我们可以用它来评价别人的行为或者我们自己的行为。

(6)“被贴上标签的偏常行为者或许会因为承担特定的偏常行为角色而得

到奖赏”，以及

(7)“当被贴上标签的偏常行为者试图想回到正常角色时，他们则会受到惩罚。”这里我们看见关于污辱性的被贴上标签行为的社会控制观点的一个特征。一旦一个人获得了一个污辱性的界定，他(她)便有了一个“坏身份”(spoiled identity)。一个人被认为是行为偏常者，也就被排除在正常社会生活和正常社会角色之外。更有甚者，这一偏常身份预示着这个人应该一直被排除在正常社会生活之外。认为标签不正确而进行抗议，或者试图逃避与之(指标签)俱来的隔离和排斥都将受到惩罚。难道我们不想知道某个患有心理疾病的人是否正在教我们的孩子或者被委托(意外地)以某些重要的工作吗？我们当然想，因此，我们制定了规章去阻止这样的人僭取这些正常角色。尽管如此，我们仍继续排斥他们。另一方面，我们对那些承担特定偏常角色的人给予奖励，当他们承认自己所得到的标签是准确的时，我们就表扬他们对自己的疾病颇具“洞察力”。特别具有讽刺意味的是，承担特定的角色得到的奖励是允许就医和接受治疗，与此同时，眼下的隔离和污蔑也就是正当的。

(8)“当另类违规者被公开贴上标签而引发危机时，偏常行为者极易受暗示影响，并且可能将接受别人强加(proffered)的疯子角色看作是惟一的选择。”根据谢夫的观点，当偏常行为者被公开贴上标签后，他们很可能感到困惑、焦虑或者羞耻。在这些情况下，由于他们发现没有别的出路可以摆脱困境，因此，他们可能会接受这一角色。既然他们会因接受这一标签而获得奖励，而试图逃避便会遭受惩罚，那么，较容易的选择可能就是仅仅承认标签的准确性。而且，这种状况可能恰好发生在被贴标签者最脆弱的时候，此时这种状况已成为众所周知的事实。这是谢夫理论中一个颇有争议的方面，我们也没有必要去接受它。谢夫认为，为了获得社会控制代理人(精神病学家/心理学家)的认可，偏常行为者利用公众心目中的特定形象去扮演一个疯子；他们倾向于以心理保健权威认同的方式去扮演，以使他们潜在的心理疾病诊断理论得以证实。

(9)“在另类违规者中，贴标签是加速另类行为偏常的唯一一个最重要的原因。”这个命题确认了贴标签的影响是深刻的和广泛而持久的。它也肯定了这样一个思想：随着时间的推移，人们进入心理疾病患者角色主要是因为他们被隔离、被污蔑，还有那种迫使他们保持在这种身份状态的奖惩体系。

总而言之，谢夫表示，日常生活中存在大量另类违规行为，然而，当某种行为被公开地与心理疾病标签联系起来时，他人(依据心理疾病的特定形象)对被贴标签者的反应便会使他(或她)保持在心理疾病患者的角色状态中。结果，这个人就发展成了心理疾病患者的个体身份，然后便继续在行为上与心理疾病患者角色的行为方式保持一致。心理疾病患者是由他人对他们作出的反应“造就”的，同样的原因又阻止了他们摆脱这一角色。

10.2.1 批评和修正

心理疾病主要是由他人对偏常行为者作出的反应(贴标签)引起的,这一思想并不是一个易于被接受的关于心理疾病成因的解释。首先,它与心理疾病根源的主导性解释不一致;其次,它假定,所有人对贴标签的反应一律同样强烈和消极;其三,它假定,被贴标签者几乎都不可避免地被锁定在偏常状态,没有希望重新恢复"正常"。

谢夫的观念是心理疾病是由他人的反应引起的,对此,最明显的反对意见可能是,按照他的说法,心理疾病患者个人对这个问题不负有任何责任。这就是说,贴标签是他人强加的,与患者本人的实际心理状态或行为无关。解释心理疾病的主导性理论的焦点在患者个人是产生偏常行为的源头。医学模式和心理动力学模式都把患者个人当作关注的焦点。人们一般接受的是,要么用个体的遗传(生化)条件,要么用与心理发育相关的特定的个人问题(抑或两者都是),来解释心理疾病。

相比而言,依据谢夫的贴标签观点,不是患者个体而是那些旁观者和行为分类者导致了心理疾病的产生。批评者认为这并非完全正确。他们同意有贴标签现象发生,但他们认为,应用标签,是因为它能精确地描述这类行为,而不是因为他人受到冒犯或者是贴标签的人为了自己的目的去给这类行为贴标签。那些人之所以被贴上心理疾病的标签是因为他们患有心理疾病(Gove,1982)。

出于多种原因,在这一问题上很难挑选出与反驳证据相对立的能够支持谢夫观点的论据。首先,谢夫描述的现象是象征性的,因而难以直接观察到。当一种贴标签行为发生时,它通常很难将对象个体的行为与他人的反应区分开来。而且,一旦被贴上了标签,与精神病状况本身发展的轨迹相比较,疾病本身的转变速度与偏常行为的显现速度并没有明显的不同,以显示出贴标签的影响。

然而,我们的确知道,一般社区中有许多人身上出现明显可诊断的心理疾病症状,可事实上并没有接受诊断或治疗(Kessler 等,1994;Srole 等,1978)。而且,我们知道,有些正在接受治疗的人并未显现出其疾病的标准症状。这些观察表明,行为本身并不是贴标签的理想指征。这就是说,如果所有有精神分裂症症状的人都不接受诊断的话(接受诊断的仅有大约 50%),那么,仅仅从行为本身出发并不能解释为什么有些人被贴上精神分裂症的标签而另一些人则没有。有些人甚至在没有"症状"出现的情况下也被贴上精神分裂症的标签,这一事实也表明,在行为与标签之间并没有完全的一致性。这些观察证据支持贴标签造就心理疾病理论。

一些研究人员试图想弄清楚,当人们发现某个人已被贴上心理疾病标签时,他们对这个人的期望和反应是否会有变化。如果期望和反应确实改变了,这就支持了"贴标签理论"。贴标签理论认为,人们对标签和被贴上标签的人有一致强烈的负面反应。假如是你相识和喜欢的人被揭示出患有心理疾病,想一想你会对此作何反应呢?

贴标签理论特别提示将普通公众评价看作心理疾病标签意义的来源。谢夫命题中的第 4 和第 5 命题提及将特定形象(标准化概念)和特定形象的持续普遍强化看作是决定我们如何给行为贴标签的因素。研究表明,公众心目中的“疯癫”行为和“疯子”概念不尽相同。近 35 年来,人们对心理疾病危险性的态度以及社会对心理疾病的距离感事实上已变得更加消极了(Phelan 等,2000;Martin,Pescosolido 和 Tuch,2000)。

这一发现令人惊讶,因为过去大多数研究者认为,由于近 35 年来为心理疾病提供治疗的方式发生了变化,人们的态度应该会变得更为积极(Phelan 等,2000)。直到 20 世纪 50 年代晚期,几乎是患有任何形式心理疾病又支付不起私人社区治疗费用的人,都会被送到与一般公众隔绝的大型州立医院接受治疗。这种隔离既体现了对心理疾病的污辱,又影响了一般公众更多地了解心理疾病概念。此后,隔离性的机构治疗开始转向社区治疗,于是,普通公众便能够更直接地面对心理疾病,可能会影响某些公众成员对心理疾病的评价。研究的确表明,对心理疾病患者熟悉后,人们减少了对他们的负面申斥。因此,批评者认为特定的心理疾病形象可能并不真实地存在,而心理疾病标签并不总是那么带有污辱性。如果这种批评意见是正确的,那么贴标签观点的一个主要信条就不成立了。然而,马丁(Martin)等人的最近(2000)研究发现,与早期调查结果相比,现在的人们更加频繁地将危险性和不可预见性的感觉与心理疾病联系起来,这一结果体现了对贴标签理论的支持。马丁和他的同事发现,普通公众有些人相信心理疾病与暴力是相联系的,这些人更倾向于避免并限制与那些被贴上心理疾病标签的人接触和联系。

另一个论点表明,一般公众对于贴标签理论的重要性不及授予标签的医学和心理保健权威。试回想一下贴标签反应了控制偏常行为的企图这一理论,偏常,是依据谁的标准?答案是,支配着精神病职业的受过良好教育的、白色人种的、异性恋的、中产阶层男性的标准。例如,有研究显示,一组症状将被认为是与可诊断的心理疾病相一致的可能性,取决于精神病学家的性别、种族以及表现出这些症状的个体的性别、种族。也有一些证据表明,穷人更有可能被诊断为患有较严重的心理疾病,并较有可能接受更加非个性化的和具有更大伤害的治疗方式。这些观察事实表明,心理疾病诊断可以独立于“症状”进行,正如贴标签理论所预言的那样。

贴标签理论引起争议的另一个方面是,贴标签在何种程度上会引起个人一再将自己定义为心理疾病患者,以及被贴上心理疾病标签的人会出现何种程度的“继发的”偏常行为(与心理疾病相一致的偏常行为)。当然,依据贴标签理论,贴标签是引发心理疾病的终极原因,因此,关于继发性偏常行为的论点也是谢夫理论中最至关紧要的组成部分。

20世纪50年代末60年代初,精神病院的一些研究表明,被收容者养成了一种"机构性"人格(Goffman,1961),他们变得依赖于医院而失去了他们入院前的身份角色。贴标签理论的批评者认为,这个观察现象是贴标签理论关于被贴上标签的人会按照赋予他们的标签去行动这一预言的基础。也就是说,只有在精神病院长期住院的病人才倾向于承担心理疾病患者的身份。他们还进一步指出,既然除了极少数情况外,病人被长期限制在精神病医院的情形一般不再会发生(病人的"去机构化"),那么,被贴上标签的人既没有丧失他们先前的身份,也不太可能出现特定模式的疯子行为。简而言之,他们认为,心理疾病标签不会导致更多的与标签相一致的行为,因此,贴标签理论是不正确的。

怀特(Wright)、格朗芬(Gronfein)和欧文(Owens)于2000年考察了从医院转向社区治疗的病人的经历,他们发现,先前的病人继续感觉耻辱,这种感觉导致他们自我观念的减弱和自尊与自控感的丧失。他们得出结论是耻辱既导致了社会排斥又导致了侮辱性的自我观念。林克和费兰(Phelan)称这种耻辱为被贴上心理疾病标签的人生命中的"持久稳固的困境"(2001)。埃斯乔夫(Estroff)于1981年已证明,当普通公众对生活在社区中的重症心理疾病病人不能容忍时,或者当专家批评他们的治疗没有进展时,他们知道如何"使自己发疯"。在他们需要时他们能扮演疯子。马考威兹(Markowitz)于2001年发现,侮辱感和实际歧视都会影响"康复"——康复被定义为精神病症状的减轻,自我观念的改进,生活满足感的增加。当出现侮辱和歧视时,康复就受到妨碍。林克等人(1989)已经发现,仍存在一种基本预期,即使贴标签没有直接导致心理疾病,它也对一个人的自尊、赚钱能力和社会支持网络产生一定的负面影响,也会使被贴上标签的人更容易遭受新的疾病或现有疾病的伤害。他们提议的(并有研究结果支持)这种修正的贴标签理论方法表明,贴标签会使那些被贴标签人的行为前后产生实质性的差异。因此,林克和古伦(Gullen)推断(1990),实际症状组合与对这些症状反应的本质都强烈影响着人们被贴上心理疾病的标签。林克和费兰于是提出(2001),当有人被贴上标签、被隔离并被与令人不快的特征相联系时,人们就会构建一些基本原则来贬低、拒绝和排斥那些被贴上标签的人。

时间已经证明,谢夫关于标签是人与人之间关系的强有力的改造者的思想可能是正确的。研究也表明,污辱性的标签是特别"顽固的",并且对人们有特别的伤害。正如我们将会看到的,在心理疾病治疗中,贴标签观点对于心理疾病诊断过程具有某些非常有挑战性的含义。

尽管存在批评意见,贴标签理论似乎还是告诉了我们一些心理疾病的成因。他人对偏常行为的反应对于理解那些行为偏常的人身上到底发生了什么具有重要意义。这个理论不完善之处在于,它没有告诉我们,除了行动方式偏常外,偏差行为者第一次是怎样被贴上标签的。把偏常行为视为心理疾病例证的那些神秘的

“其他人”是谁？结果证明有两种类型的其他人：非正规的贴标签者和正规的贴标签者。非正规的贴标签者包括家人、朋友和邻居，而正规的贴标签者包括生理保健和心理保健专家。我们将在其他章节详细讨论正规机构对心理疾病的反应，因此，这里我们只讨论非正规的贴标签过程。家人、朋友和邻居可能是见证偏常行为、不可理解行为的第一人，因此，认为贴标签过程始于这些人是不无道理的。

10.3 家庭对偏常行为的反应

谢夫总结的贴标签观点明显是一个过程。也就是说，偏常行为的观察、认知并被贴上心理疾病标签都是按时间顺序依次发生的。假如我们谈及的偏常行为是“另类的”，并有一种使这种偏常行为正常化的趋势，那么，得出偏常行为代表心理疾病的结论就有可能需要时间。研究表明，为了解释偏常行为怎样、什么时候以及为什么被贴上为心理疾病标签，还有许多重要的变量需要考虑。

这个过程大多发生在家庭环境中。对大多数人来说，家庭代表着最亲密的日常社会环境。正是在家庭里我们度过了绝大部分时间，家庭成员观察个体行为的机会最多。

然而，家庭成员并不是最先给偏常行为贴标签的人。家庭成员拥有共同的文化、社会和心理环境。他们彼此间由强烈的情感纽带牵系在一起，这会增加他们对偏常行为的容忍。而且，由于家庭成员彼此间一般会如此频繁地接触，因此他们不大可能察觉出家庭成员身上已存在相当一段时间的行为变化。

在这一章的前面部分我们已经提到过，有很高比率的另类偏常行为，而且其中大部分都被常态化。这些观察事实表明，心理疾病的最初征兆并没有被观察者察觉到。也不会存在有任何固定方式的行为一定会导致心理疾病，因此，在认知过程的较晚阶段，我们才正式地将与众不同的暂时性不连贯的行为联系起来形成模式。

所有这些意味着，家庭成员在观察到“初始症状”后相当一段时间里都不会认为家庭中的偏常行为已构成心理健康问题。

另类违规行为的例子很常见，并且大部分未被记录，也被认为是正常的(Scheff，1984)，甚至这些另类违规行为中的大多数都与心理疾病无关。例如，开会迟到是一例另类违规行为，甚至有些被认为是有心理疾病征兆的行为表征，虽频繁见到但却很少被视同于心理疾病。好几个星期没有食欲，体重减少或增加，睡眠习惯的改变，感觉到孤独或悲伤，对活动没有兴趣，或者感觉到精力没有平常充沛等等，所有这些均是抑郁的症状。尽管这些症状必须是长期的且同时发生的才能满足诊断标准，然而，同样明显的是我们大部分人都已曾经经历过这些“症状”中的一些。认为这些症状是心理疾病的征兆，既非直观也非显而易见的。正常人也曾经有过类似的正常行为。在对一个曾经患过心理疾病的女性进行的研究中，安哥利斯特(Angrist)等人(1968)通过将住院治疗的妇女和没有住院史的正常妇女的症状进行比较,他们发现,在正常妇女中有很多症状的出现率很高,如焦虑不安地来回走动,行为慌张或神经紧张,好发脾气,似乎总是疲乏不堪等,并且在32项症状中住院妇女和对照组有11项没有什么重大差别。因此,当我们说把偏常行为正常化时,我们的主要意思是指我们可能对那些与心理疾病诊断标准相一致的行为缺乏足够的认识。安哥利斯特等人提出,住院治疗的妇女和正常妇女之间的真正差别在于那些妨碍了人的正常活动并被定义为有分裂性的症状,这些症状包括脏话、懒惰、坐立不安、失眠和健康困扰。

另外,对症状的观察可以持续相当长一段时间,因此,时间的流逝将个体的某些另类的违规行为表征隔离开来,这就更有可能根据当前(或最近的)情形而不是依据多种症状的持续过程来解释个体的单个行为。而且,家庭成员通常没有专门的诊断技术或标准,也可能不精于将症状"组织"成预示心理疾病综合症。

这种观点在社区调查中得到支持。他们一致发现,实际上,如果由具有精神病专业知识的人员来评判的话,相当数量的未被认为患有心理疾病的真正心理疾病患者会被确诊。换言之,这些调查表明,与另类违规行为一致的行为偏常,即使是严重的、长期的,也没有必要被贴上心理疾病标签。

那么,哪些因素影响家庭成员和其他普通人对心理疾病的认识呢?米开尼克(Mechanic)(1989:108)提出,以下因素(在其他人中的)会影响认识:

> (1)偏常征兆和症状的可见性、可认知性或明显的感知性;
> (2)症状对家庭、工作和其他社会活动的破坏程度;
> (3)偏常征兆和症状的出现频率、持久性或复发的频率;
> (4)那些直接面对并评价偏常征兆和症状的人的忍受极限;
> (5)孤独症患者心理过程(歪曲事实的感知过程)的呈现程度。

简而言之,随着症状的愈益频繁化、越发古怪(不可理解)和越来越具破坏性,应用精神病学术语解释这种偏常行为的趋势会不断增强。

人们会用新近的境遇(如:"他最近承受了很大压力")来解释首次出现的偏常行为。然而,当偏常行为复发时,如果不能轻易地用通常的解释进行说明,观察者会不断为此种行为寻求更一般化的解释。当这种行为无法解释清楚,并且当观察者失去耐心或不能调整预期以适应这种行为时,人们更可能应用精神病学理论对其进行解释。由于不同家庭成员和其他人对偏常行为的忍受限度不同,也由于他们所拥有的心理疾病方面的知识量不同,家庭成员或其他人在给他们的家人贴上心理疾病标签的可能性相当不同。

10.4 非家庭成员对偏常行为的反应

尽管家庭成员是最可能见证行为偏常现象的，但他们肯定不是唯一的见证人。实际上，社会关系较远的人更有可能把怪异行为贴上精神病的标签。他们也更可能将偏常行为者介绍到心理卫生医疗机构接受治疗。当然，向心理卫生专家举荐治疗就开始了正规的贴标签过程，这将在下一章中详细讨论。

朋友、熟人、邻居和陌生人极其不熟悉在一个特定家庭中“正常”行为的确切本质。结果，他们容易将一般的社区标准用于他们所观察到的行为上。他们与偏常行为者的感情联系也较少，因此，也没必要更没兴趣将他们观察到的行为看作是正常的。据说，有时候家庭以外的人更能“客观”地看待家庭内正在发生的事情。

非家庭核心成员或其他人观察到的偏常行为会更加“公开”，也更容易被贴上部分“公众危机”的标签(Scheff,1984)，而这种“公众危机”会导致自我贴标签。因为家庭以外的观察者不需要像核心家庭成员那样必须拒绝家庭中心理疾病存在，因为他们不太可能去试图解释清楚这种行为(将它正常化)，因此，他们会发现偏常行为难以理解，更有可能将其界定为心理疾病。同时，完全陌生的人似乎与贴标签过程没有太大关系。尽管完全陌生的人可能会对看到的偏常行为进行非正规评价，认为它是心理疾病的征兆，但他们仅仅会避开偏常人，没有采取进一步的行动进行强行的持久性贴标签。关于这些争论，霍威兹(1982:36,47)提出了与这些观点相关的两个命题:(1)给一个人贴上心理疾病标签的倾向直接因观察者与当事人之间的关系远近(只要他们之间有关系)而不同。(2)给一个人贴上心理疾病标签的倾向直接因观察者与当事人之间的文化差异而不同。依据这一定义，一个家庭成员间拥有共同亲缘关系、文化和社会特征，因此，他们不大可能为家庭成员贴上心理疾病的标签。然而，随着亲缘关系、文化和社会关系不断疏远，给行为贴标签的倾向也不断增加。

正如人们可能想象的那样，对偏常行为的观察和非正规贴标签会导致向心理卫生专家推荐诊治和正规贴标签，这种可能性受到贴标签倾向存在的那些差异的影响。由于家庭承认偏常行为可能是心理疾病征兆的过程较为缓慢，因此，他们也不大可能向心理卫生系统寻求正式帮助。通常当家庭开始关注某一成员的行为时，他们会向朋友或其他熟人咨询。结果，这些非正规的顾问易于建议他们用精神病知识来解释这些行为，并建议他们与心理卫生系统取得联系。

给偏常行为贴上心理疾病标签的不同观察者的相关倾向综合构成被贴标签者的典型类别特征。偏常行为者的社会特征也影响着他可能被贴上某种标签。

10.5 社会地位与贴标签

在前面几节里我们已经看到了，不存在自动将每个另类偏常行为与一种标签联系起来的过程。家庭、朋友、邻居和陌生人对这类偏常行为的反应存在差异，而这种差异将影响任何个体行为被贴上心理疾病标签的可能性。这一节，我们将讨论偏常行为者的身份特征和观察者与被观察者的社会身份差异是如何影响贴标签的。试回想一下，贴标签理论根本上是一种社会控制理论，它解释了我们怎样对待偏常行为。藉此，我们料想，个体会不同程度地对这种分明是直接控制自己的强行贴标签进行反抗。

很明显，贴心理疾病标签同样取决于对这种疾病的认识。也就是说，观察者用精神病学术语来评价所观察到的偏常，结果是各人倾向于从自己的社会身份出发选择不同的精神病学术语给自身行为贴标签。那些受教育程度较高的(特别是那些受过文科/人文科学集中教育)的人，更有可能认为他们不寻常的行为有着精神病学根源。女性同样也更可能用这些术语来为自己的行为贴标签。在前面几章我们看到了社会身份属性(阶层、性别、种族等)较低的人对于自身发生的问题更可能显现出忧虑和心理疾病症状。然而由于受过良好教育的人对精神病有更普遍的认识，而且他们更相信精神病治疗，因此，社会地位较高的人更可能将自己的行为贴上精神病学标签。他们的学识使他们更熟悉精神病学概念，也更可能用这样的专业术语来解释自己的行为。由于在聆听这些讨论术语时他们感觉到轻松，同时也由于他们敢于直接面对精神病医师或心理医师，因此他们也更可能主动向精神病学权威请求治疗。

行为偏常的精神病学解释似乎要求人们既熟悉精神病学范畴又熟悉能接受精神疾病学观点并承认其合理性的文化背景。例如，精神病医师本身是最可能经历过心理疾病治疗实践的职业群体，同样，如果按种族划分，最大的实践群体是犹太族；犹太人是最可能做自荐治疗的民族。对表征心理疾病行为的自我认知能力因社会阶层、教育程度、性别和民族而不同。当人们问自己，“我怎么了？”他们得到的回答反应了他们用以思考这个问题的范畴。例如，对于有过人文科学教育的人来说，他们熟悉精神病学范畴的可能性更大，行为被贴上此类范畴“标签”的可能性也更高。

尽管个人的社会身份特征确实影响自我贴标签的可能性，然而，我们最感兴趣的是这些特征是怎样影响他人(特别是精神病专家)给个人的行为贴标签的。作为一种社会控制理论，贴标签理论的精华在于标签被用来控制偏常行为(Link 和 Phelan，2001)。但是，我们根据谁的标准来确定偏常行为的构成呢？既然精神病学专家主要是男性、受过良好教育、栖身于上层社会、白色人种，也因为精神病专家有权威正式进行标签授予，于是，答案就是根据具有这样一般社会特征的精神病学专家来确定的标准。

为了评价这个观点，我们需要弄清，是否女性、受教育程度较低、社会底层或未成年的人比那些不具备或较少具备这些特征的人更有可能被贴上标签。我们作出这样的假设，由于从社会特征来看，这些人不同于精神病专家，因此，他们的行为更可能被精神病专家们解释为偏常。而且，我们认为，精神病专家用体现他们特权的贴标签作为一种控制偏常行为的手段。

实际上，我们所需的用来检验这种观点的信息是很难获得的。然而，大量研究表明，此类偏见也存在于诊断环节。首先，社区调查清楚地表明，心理疾病的被诊断率和可诊断率会因性别、种族和社会阶层不同而不同。这种诊断率的差异程度与我们上面所作的预见是一致的：女性、有色人种、社会底层的个体的诊断率较高。尽管这个数据与一种贴标签理论的预言是一致的，但是，他们并不直接证实贴标签理论。然而，在许多实验里，人们向精神病专家引见了症状描述相同但个性特征不同的个体（如这个人是白人或黑人，是男性或女性），非常明显，白人男性精神病学家对黑人和女性的诊断不同于白人男性就医者（Loring 和 Powell，1988）。尽管有这样的声明：所有精神病医师应依据客观标准下结论。但是，同样的研究却表明，有色人种和女性精神病医师下诊断结论时的方式与白人男性精神病学家有所不同。罗森费尔德（1982）发现的证据说明，那些心理疾病症状表现与性别角色的特定社会形象不一致（诸如女性有不善社交的人格障碍）的人更有可能被说服去住院治疗，并被认为是病情较严重。这些发现也与贴标签观点相一致，贴标签观点认为，正规贴标签的目的是控制偏常行为。现有证据表明，社会特征与贴标签者（精神病医师）不同的人的偏常行为更容易被贴上精神障碍的标签。

尽管事实与理论相一致，但是现有的研究并不能直接证实精神病学标签是用来控制偏常行为这一观点。我们必须作这样假设，当精神病学专家们自身的社会特征与他们正在评价的那些人不同时，他们诊断过程中存在的明显差异，反映了他们个人对于控制偏常行为必要性的判断。通过考察精神障碍指数中的一些特定特征，也通过估计男女身上同样出现那些行为的可能性，我们能够获得更直接的证据。在后面偏常行为的医学检查一章，我们将明确考虑与性别及其他与身份有关的偏见，那些偏见决定着某种行为，譬如被世人认定的“女性行为”，将被诊断为是心理疾病证据的可能性。

10.6 小结

心理疾病的贴标签理论的基本前提是，这种疾病更多的是观察者眼中的疾病而非被贴标签者行为上的疾病。在本章的开始我们首先讨论了心理疾病的含义，并发现，动机和逻辑均不可理解的偏常行为可以定义为心理疾病。不管这样的行为起因于生物的(遗传的)原因，还是起因于心理动力原因或社会原因，把这样的行为贴上心理疾病标签的做法对被标签者有重大影响。我们对谢夫理论命题的评论揭示，给他人行为贴上标签的社会行为是如何孤立了被标签者，并最终导致我们也认为能构成心理疾病的典型模式的继发性偏常行为的产生。

心理疾病不是个体特征而是贴标签、隔离、角色限制和期望等社会过程的结果，这种观点遭到一些人批判，他们认为人们接受标签是因为其行为适合这么做。我们对这些批判进行了评论，并揭示，贴标签理论在某些方式上可能考虑过这些批评。

我们也考察了家庭成员、朋友和邻居们对带有精神障碍特征的偏常行为的反应。评论显示，事实上观察者确实在决定是否应用、何时应用心理疾病标签时起着一定作用。

尽管我们已花了大量时间叙述和评价托马斯·谢夫的理论观点，但并不意味着本书中的心理疾病贴标签理论仅仅限于他的特定理论范围。相反，贴标签将被作为一种全球性方法，用于解释行为偏常的社会反应。应用贴标签思想的特定方法从现在起将被引申，用来考察心理疾病的通俗界定和专业界定的起源、偏常行为与心理疾病的关系以及对贴上心理疾病的人的历史的、社会传统的反应。

第 11 章 公众态度与专业标签的关系

上一章我们讨论了，将偏常行为贴上心理疾病表征的标签主要是基于以下三个方面证据：对某些偏常行为的理解，公众心目中特定的心理疾病形象，以及观察偏常行为的情境。本章我们首先探讨公众心目中特定的心理疾病和心理疾病患者形象的本质问题，然后讨论专业标签是如何与公众心目中特定的心理疾病形象联系起来的，最后，我们将进一步研究心理疾病的专业诊断（贴标签）体系，并考察其如何反映一般社会（公众）的偏常行为与正常行为概念。

细想一下公众心目中特定的疯子形象吧："双目圆睁，蓬头垢面，对空高谈，无端发笑，对他人视而不见，有突发性的暴力倾向，有伤害儿童的危险因素。"

尽管这样的心理疾病形象描绘有点人为性夸大，但它引起我们去注意这样的事实：公众心目中特定的心理疾病形象的确存在，并且我们认为，它还影响着公众和专家对那些被贴上心理疾病标签的人的反应。我们已经说明过，被贴上心理疾病标签就意味着一个人会被排斥在正常的社会关系之外，会被污辱性地称（标记）为另类。这种基于污蔑的侮辱性品质和排斥使得普通公众很难以客观的方式与心理疾病患者联系。这种污辱性的界定和由此引发的排斥行为使得大众很难客观地协调与心理疾病患者的关系。例如，由于人们心目中特定的负面的心理疾病形象的强烈影响，因此，当一家心理保健机构试图在社区附近为心理疾病患者建立心理康复中心时，虽然他们一再呼吁邻居们要"理性"地看待心理疾病患者，但却难以奏效。无论他们如何向居民保证，他们会制定行为规范，控制患者的行为，患者不太可能做出某种"真正有害的"行为等等，也不能使当地居民相信社区心理康复中心对他们不存在危险。因此，心理康复专家们在选择康复中心地址时就会充分考虑当地邻居的反对意见。在这个意义上，专家行为反映了公众态度。

我们首先评述公众对精神障碍和心理疾病的态度，然后解释公众态度如何影响专家态度，并考察专家识别心理疾病的方法（如诊断），这样的方法通常反映一般公众态度与社会总体意识。

11.1 公众态度

社会成员是否会真正相信，所有那些被诊断为有心理疾病的人均具有本章一开始提到的特定形象特征吗？当然不是。然而，重要的是要了解公众对心理疾病患者持何种态度，这些态度对那些诊断为有心理疾病的人有何影响。

过去，大多数心理疾病患者都被送到大型的封闭性精神医院进行治疗，然而，从20世纪50年代末到60年代初开始，社区已成为治疗心理疾病的首选场所。这就意味着，那些以前被“送走”的和新发展的心理疾病患者可以居住在社区里，这不可避免要与普通公众相互接触。研究人员对此表示担忧：社区公众将如何抵制这种新的调整。他们担心社区公众对心理疾病患者的特性持有不切实际的偏见，这种偏见和讹传会对社区内的患者及社区康复系统产生负面影响。这些研究者认为，如果他们能了解民众的信念和态度，他们就能制定公共教育与信息计划去开导公众(Nunnally,1961)。

研究者发现，公众的心理疾病基本知识非常贫乏。也就是说，关于环境和生物因素心理疾病成因中的地位以及各种治疗心理疾病的手段的有效性等，公众的认识与专家是不一致的。研究人员还发现，公众对心理疾病患者品质的评价是负面的，公众中存在消极的和带有污蔑性的特定的心理疾病患者形象(Star,1955)。与认识“正常”人的性格相比，公众对“疯子”的态度反映了一种信念：疯子是愚蠢的，无知的，悲伤的，消极的，虚假的，不可捉摸的，性格软弱的，反应迟钝的，身体虚弱的，冷漠无情的，肮脏的，充满危险而令人紧张，毫无价值而又道德败坏，令人作呕。这完全是一系列消极性格特征的罗列和彻头彻尾的污辱性描述。心理疾病标签是导致特定的负面形象形成的(侮辱性)标记。事实上，当面对外貌特征相同的两类人时，一类人是疯子，另一类不是，人们会立即对前者做出比后者消极得多的评价。知道一个人被贴上了心理疾病的标签，会使参与这一研究的人产生偏见(Nunnally,1961)。

这些发现对于心理康复专家来说非常重要，因为他们知道，心理疾病转变为社区性治疗以后，公众与心理疾病患者接触的机会将大大增加。他们希望通过媒体来影响公众。

那么，我们能求助于媒体作为一种信息渠道来修正这些不理智偏见吗？答案既是肯定的，同时又是否定的。一方面，当媒体试图传播关于心理疾病的真实信息时，他们可能会相当成功。而另一方面，媒体的娱乐性节目利用公众心目中特定的心理疾病形象特征以戏剧性方式进行精确地刻画。这些刻画总是特别强调心理疾病患者的不可捉摸性、危险性和蓬头垢面等怪异症状。尽管我们不能断定此类媒体节目是否会导致公众对心理疾病患者产生特定的消极印象，然而，媒体的这些刻画很显然会强化心理疾病患者在人们心目中的既定形象(Wahl,1995)。

有证据表明，在早期研究中人们对待心理疾病的印象消极，而且态度偏激，现已变得宽容多了(Rabkin,1980)。同时，也有最新证据表明，心理疾病在人们心中的消极形象可能在某些方面已加强了(Phelan 等,2000)。1996 年，研究人员重新做了斯达(Star)在1950年做过的调查(Star,1955)。普通公众现在似乎对心理疾病有了更多了解,他们知道心理疾病包括病征呈现范围广,到了他们把心理疾病看成是精神病("脱离现实,行为怪异"等)的程度时,他们更可能把危险也包括在他们所描述的心理疾病特征的一部分。一般公众现在(与1955年相比)更可能认为,患有重度心理疾病的人有暴力倾向,情绪不稳定,不可捉摸。然而,另一方面,公众似乎对轻度心理疾病患者显示出更大的接受性,并用与我们看待生理疾病相似的方式看待这样的疾病。

当一个人患上了生理疾病后,我们不会因为疾病而指责他,也不会对他产生消极印象,相反,我们希望他会得到应有的高质量的医疗护理。反之,对于重度心理疾病患者,我们会对他们产生消极印象,并认为患者应对他(她)的行为自负其责。我们对他们说"控制住自己"或者仅仅是"别闹了!"当我们认为人们应该对自己的心理问题负责时,我们谴责他们,并且在为他们提供医疗或护理服务时感情复杂而消极,因为他们不"应该得到"这样的帮助。这就是为什么心理疾病的医学方法处理程序可能是有偿的。到了我们开始相信心理疾病和生理疾病有着基本相同的致病原因(即生物学的)时,我们也许就极少指责他们了。这样,与心理疾病相联系的污辱性言辞也会随之减少。下一章将讨论医学方法处理心理疾病的问题。

然而,不可预测性、危险性和缺乏个人责任感等三个特征仍然被定性地赋予那些被诊断为患有心理疾病的人。人们对"精神失常保护法"的反应证明了公众对心理疾病患者所抱成见(stereotype)的固守程度。关于"精神失常保护法"这种法律条文的立法,还存在许多争议。评论者指控说,一些真正的罪犯会假装精神错乱而"逃脱",为数众多的人会利用这一保护法来逃避法律责任,这样,危险分子又会重返街头。这些指控看来夸张到了极点,也反映了人们对心理疾病患者普遍抱有的消极成见。你认为在犯罪案例中精神失常保护法会频繁使用吗?事实上,精神失常保护法极少使用,即使使用了,也难得成功。所有重罪案中使用这一保护法的成功率不到0.2%。如果你对此感到惊讶,那么,对于研究所显示出的具有广泛性的不可预测性、危险性和责任心问题,你可能也和别人一样对其持有一些消极的成见。

另一方面,这些消极成见似乎绝大多数应用于重度心理疾病类(Martin,Pescosolido 和 Tuch,2000)。当人们与心理疾病患者面对面直接接触时,这些成见就大大改变了。当一个观察者熟悉了特定的心理疾病患者后,他(或她)将那些消极特征赋予他们的倾向便会降低。对心理疾病患者使用的消极形象描述,会随着观察者与心理疾病者共处时间的长短、观察者与病人社交距离的大小以及观察者的受教育程度等因素而产生巨大差异。总之,人们与被诊断为有心理疾病的人接触越多,就越能够接受他(她),也就越加可能不用消极的心理疾病患者形象去描述他(她)。尽管有些研究表明,污辱根本没有跟"原心理病患者"联系在一起(Crocetti,

Spiro 和 Siassi,1974),然而,另外一个更强有力的证据则显示,影响人们态度和行为的标签对那些被贴上心理疾病标签的人产生了持久而重大的影响。

标签仍然是重要问题,它们似乎会影响他人对待被贴上标签者的方式,同时也影响了被标签者的自我评价方式(Link, Mirotznik 和 Cullen, 1991; Link 和 Phelan, 2001)。你可以回想一下上一章中谢夫的一个命题:人们用公众心目中特定的心理疾病患者形象去解释他们自己的偏常行为。林克和他同事(1987)的研究已经证明了,当那些坚信心理疾病患者是危险的人得知某人患有心理疾病时,他(或她)完全会仅仅因这种标签而对那个人更加拒斥。也就是说,人们对心理疾病患者的总体态度(成见)影响了他们对那些被贴上"心理疾病"标签的特定个体的反应,而不管那些被标签者行为的真正偏常程度。

11.1.1 被贴标签后的反应

事实上,那些被贴上心理疾病标签的人也意识到了别人对他们的消极评价。林克等人(1987)指出,当一个人被贴上心理疾病标签后,他(或她)就预料到会遭受拒斥。他(她)也因此而士气消沉,工作能力下降,收入减少,人际关系紧张,并终止参加社会活动。当然,这种举动只会增加观察者对于心理疾病患者的期望值,并导致进一步的排斥和孤立。被贴标签者总是竭尽全力通过隐瞒或退出社交活动等方式来减少知情人数,或者他们会试图去影响(educate)那些知情的人,目的是为了预防或阻止心理疾病标签带来的一系列污辱性后果。然而不幸的是,这些努力似乎不是非常有效(Link, Mirotznik 和 Cullen, 1991)。

无论引起心理疾病的最终原因是什么,个人和社会对那些被贴上心理疾病标签的人的反应,将对他们的生活产生强有力的影响。在被贴上心理疾病标签的人群中,明显存在的污辱会导致卑微的自我概念和自我否定(Wright, Gronfein 和 Owens, 2000)。这种标签会导致社会拒斥与排挤、社会地位丧失以及歧视(Link 和 Phelan, 2001)。它也会影响康复(Rosenfield, 1997; Markowitz, 2001)。埃斯乔夫(1981)描绘了,与"正常人"相比,那些慢性心理疾病患者的生活范围孤立而又狭窄。埃斯乔夫的研究对象发现,事实上,尽管恢复正常是他们接受治疗的医疗目标,然而,他们将不再会被正常人的社会所接受。于是,他们一方面巧妙地"装疯"以对付别人的排斥,另一方面又依靠心理康复系统进行治疗。

那些症状明显而严重、持续时间长、已进行过相当长时间的心理治疗的慢性心理疾病患者,精神障碍迹象最显著,他们也是受贴标签(甚至是为了控制偏常行为而进行的贴标签)影响最明显的人。然而,这些慢性心理疾病患者还代表着被正式诊断为心理疾病患者的一小部分。很少有人研究标签是如何影响那些被诊断为患有非重度心理疾病的人,似乎他们不可能遭遇和慢性心理疾病患者同等程度的排斥与敌意(Phelan 等, 2000)。但是,也可能是因他们害怕受到排斥而羞于表露出自己的病征。我们头脑中固有的成见告诉我们,我们会因心理疾病而遭到排斥的,因此,我们会在谈及自身状况时保持警觉。

11.1.2 为什么会产生消极成见

我们并不太清楚消极成见一开始是如何形成的。尽管媒体确实起了一定作用,但是与心理疾病相联系的污辱产生了更为深刻的影响。人们似乎打心眼里害怕自己的思想和行为失控,人们对心理疾病的部分成见是,心理疾病会引起行为的彻底失控。对于我们当中那些相信我们确实可以控制我们生活的人来说,失控的景象是多么令人恐怖啊。当一些人看上去似乎失控时,将他们贴上心理疾病标签,就能将他们与我们隔离开来。部分公众对待心理疾病患者的态度似乎来自于这种害怕。

公众的态度也反映出我们的生存文化。在我们成长过程中,我们学到了行为准则,这些准则反映了一定的理念,即什么样的行为是合适的,什么样的行为不合适。我们生存在这样的一种文化里,它要求每个人都应对自己的行为负责,它希望我们能维持生计,也允许一定的性行为(特指异性性行为)而不是别的。当我们看到有人违背这些常规和准则时,我们(普通公众)有时会把这种偏常行为看作是心理疾病的一种迹象。因此,理解文化准则对社会中的每个人特别重要。换句话说,人们关于心理疾病及其特征的观念有着广泛的文化基础。如果一种社会的所有成员都共同遵守可接受的行为标准,并且希望这些标准理所当然成为个人的责任,那么,那些被认为违反这些行为准则的人将受到较为广泛的社会控制。

对于那些被贴上心理疾病标签的人,大多数社会成员看法相同。作为宽泛文化的成员,精神病学家和心理学家把这些基本准则带进他们职业工作中。社会观点总体上将他们的工作部分定义为控制偏常行为。我们现在要谈的问题是:专家是如何贴心理疾病标签的?专家和公众的态度及观念相互影响到何种程度?

11.2 专家的标签

专家的各类心理疾病标签并非凭空产生的,相反,他们至少在两种方式上受到社会大众广泛而强烈的影响。第一,心理疾病治疗业本身用以定义和识别心理疾病的方式反映了公众对偏常行为的态度;第二,专家个人的态度不仅影响着心理疾病的诊断和标签,而且影响了心理疾病的治疗。

我们将心理疾病定义为"不可理解"的偏常行为,便增加一种可能性,即甚至是专家所进行的心理疾病贴标签(诊断),都可能反映了公众关于那些被看作是不可理解的和(或)偏常行为的态度。如果确实如此,那么我们就应该能找到证据,证明心理疾病专家所用的诊断范畴反映了公众态度和行为准则。我们也可能找到证据证明,专家个体有时(或经常)依据成见观念(即公众态度)中的心理疾病患者具有的症状来判断“病症”。

关于专家的诊断和治疗存在偏见的观点引起一定争议。这些观点是来自于历史学和(或)社会学方面的研究,而且经常遭到生物学和生理学领域专家的激烈反驳。然而,越来越多的证据表明,这种观点是有一定道理的。我们不会像一些研究者那样偏激,完全拒绝通过“医学”途径来治疗心理疾病。相反,我们仅仅认为,心理疾病标签所依据的系统至少部分地反映了与偏常行为的治疗及控制有关的社会过程,而不仅仅是价值中性化(value -neutral)的科学标准。换言之,我们认为,专家态度可部分地用普通公众的态度来说明。

有两个明显(compelling)因素构成了这种联系。第一,依据定义而言,心理疾病是心理状态或行为错乱。由此定义可知,我们只能通过与正常状态下稳定的心理状态和行为进行比较,才能鉴别错乱。正常就等同于能被社会所接受。因此,正是心理疾病专业的存在才直接反映了公众对控制这种不能为社会所接受的行为的关注,这就构成了公众标准和心理疾病学专业实践之间的直接联系。

第二,心理疾病学家和心理学家都是人。和其他人一样,在他们的成长和涉世过程中,他们也接受了有关个人行为的准则、态度和偏见。至少,他们在做诊断性决定时很难摆脱这些准则及态度的影响。但是,心理疾病专家对心理疾病所抱的成见一般不会像普通公众那么严重和消极。我们也不希望听到专家们表达出带有排斥和侮辱的情感。然而,以前,专家们标准的做法是在办公室里摆上办公桌,以便于在病人发怒或攻击时能够安全地逃脱。这种标准做法既是实际经验(也许是)的表现,又反映了人们在成见中总是认为有危险行为是心理疾病患者的典型特征。尽管心理疾病专家未必意识到这样的做法是如何反映一般的文化成见,然而,他们这样的做法恰恰体现了这样的反映。换句话说,社会和文化成见可能会有意无意地被用来建构职业体系(即建制化)。我们需要考查这些专业体系在形成过程中受公众态度影响的程度。

11.2.1　精神障碍的分类

斯卡坦(Skultans)于 1979 年指出,精神障碍被精确地诊断为疾病是因为行为障碍或情绪障碍。她进一步提出,我们只能通过将被观察的行为与特定社会中用以支配行为的准则规范进行比较来做出这种判断(障碍)。这就意味着被专家诊断为心理疾病的行为在不同社会以及一个既定社会的不同历史时期会有所不同。例如,汤森(Townsend)曾于 1978 年指出,美国社会对心理疾病的态度与德国社会是不同的。他列举两个重要现象:在每个国家内,心理疾病家与普通公众对待心理疾病所持的态度是一致的;但是,美国人与德国人相互间的态度却是不相同的(包括普通公众与专家)。

事实上，精神紊乱(psychiatric disturbances)并非在每一个国家都是完全相同的。有些类型的行为在每个社会都会被认为是心理偏常的表现。而且，不同国家明显表现出的对相同行为的诊断率差异通常可归因于解释上的不同所致(Townsend，1978)。也就是说，美国和德国的心理疾病学家在诊断类别上存在的分歧，仅仅是因为每个国家的心理疾病学家对不同症状所关注的侧重点不同而已。汤森(1978 年)指出，甚至在诊断专家们都使用着标准分类系统时，在接诊病人以获取一系列症状的过程中，他们仍可能会将非科学的偏见无意识地带入诊断过程。

总之，分类系统极其有利于我们科学地理解分类条款并采取有效的途径来实施。例如，植物和动物的科学分类，极其有利于人们理解物种起源和追踪环境因素对生命形式的影响。同样，生理疾病的科学分类有利于人们理解疾病的起因并采取有效的治疗措施。现代医学诊断的第一步就是进行诊断(或分类)，以确定一种可能有效的治疗方案。当医生给我们的身体不适贴上听起来似乎是科学的标签时，我们会感觉好多了。因为我们确信，诊断会带来有效的治疗。

然而，精神障碍的分类与生理疾病有着本质区别。尽管 S·弗洛伊德竭力辩驳说，精神分析法不应该由内科医生来使用，但是，历史的意外却将心理疾病归位于内科学体系之中(Gay，1988)。结果心理疾病学家便成了医学界的二等公民，部分原因是由于心理疾病缺乏一种类似于现有生理疾病那样的分类(诊断)体系。因此，美国心理疾病家们制定了这样一种体系——《诊断与统计指南》(The Diagnostic and Statistical Manual，简称 DSM)。然而，这一体系存在的问题是，它是根据心理疾病医生的积累经验而不是依靠科学实证的观察制定的。也就是说，这个体系在很大程度上主要依赖于白人、中产阶级和男性心理学家对心理疾病患者们所做的非科学但(可能)很有价值的观察而形成的。例如，实验证据表明，心理疾病的症状分类是非排他性的(Mirowsky 和 Ross，1989)。就是说，这种分类体系不能客观地将各种征兆和症状归入相应的诊断范畴内。然而，当人们将同一组生理症状出示给两个内科医生时，他们期望得到相同的诊断，但这种相同诊断却不适合于心理疾病。这就是在庭审案件中心理疾病诊断通常会引起争议，而生理疾病诊断通常不会引起争议的原因。我们知道，心理疾病家在心理疾病诊断上可以存在深刻分歧。

当然，这样的分歧未必意味着诊断反映了社会价值体系或普通公众对心理疾病的态度。但它的确表明，与生理疾病诊断相比，这样的诊断准则更容易同其他的诊断标准相混淆。

美国精神病协会(American Psychiatric Association, APA)的《诊断和统计指南》(DSM)代表美国心理疾病学的诊断“圣经”，1952 年的第一版以及后来不断修订的再版始终是为了使心理疾病的专业标签不断规范化和标准化。该指南反映了官方(美国精神病协会)的专家对心理疾病的态度。DSM 将心理疾病定义为“……

出现在某人身上的与他当前忧虑(一种痛苦症状)相联系的具有显著临床意义的行为或心理综合征。而且,这种综合征(或表达方式)不一定仅仅是对某一特定事件的可预期的反应……无论是什么原因引起的,它都一定可以用来表明此人当前有行为、心理或生物性机能障碍。诸如政治的、宗教的或性方面的偏常行为,以及个人与社会的冲突等,如果不是上面描绘的机能障碍的表征,就都不是心理疾病”(Spitzer 和 Williams,1987:XXII)。

在 DSM 第一版面世之前,还存在一些相互抵触的分类体系。每个体系都是在一组不同的心理疾病成因说的基础上形成的。DSM 分类体系的产生,是通过将著名心理疾病学家团体召集到一起,让他们列出他们一致认为存在的心理疾病系列,然后让他们描述各组相关的征兆和症状。制定诊断方案时人们综合运用了临床经验、调查研究结果及专业技术理论。DSM 现已修订到第四版,并且每修订一版,作者都指出,这种分类体系越来越科学、有效、客观。而与此同时,这种体系又表现出描绘性、非理论性和非排他性等特征。DSM 体系的创立者们认识到,用来解释行为障碍的方法有许多种,而他们的目的在于描述群发性征兆和症状,而不是为了力求解释某一特定疾病是怎样产生的。他们希望使用不同方法的临床医生们能使用这一分类体系,因为它描述了各种症状,无论这些症状是怎样产生的。当然,这种体系打开了主观的而极其有价值的“症状”解释之门。由于这种分类体系并不力求解释症状是如何产生的,因此它是非理论性的。尽管我们很想知道某人的痛苦究竟是源于细菌感染还是源于伤害,但心理疾病学方法只是简单地将其描述为“痛苦”。也就是说,DSM 体系不是为了解释所见疾病的根源。最后,DSM 体系是非排他性的,这意味着患有共同症状的不同个体却可能会被诊断为患有不同的疾病,同时也意味着疾病的分类(诊断)易受偏见和解释影响。例如,如果几种类型的疾病都具有某些相同症状,那么,就只能依据专家对其他明显症状的判断来确定当前的疾病是哪种类型。

有相当一部分人认为 DSM 所声称的科学准确性、有效性和客观性是没有事实根据的,或值得怀疑的(Mirowsky 和 Ross,1989b;Kirk 和 Kutchins,1992)。批评家们声称这种诊断体系形成的因果依据是建立在一些未被证实的假说(尤其是关于基因、生化工程作用及大脑结构的假说)基础上的。而且,有的批评家甚至提出了这样的问题,“有心理疾病之类现象存在吗?”换言之,心理疾病是与生理疾病同等意义上的疾病吗?

为了说明“主观”准则进入评价过程的一些途径,我们将简要回顾“客观”诊断过程的结构。这些主观准则反映了诸如我们在本章第一部分所描述的公众的理解和态度。

心理疾病的诊断过程与我们所熟悉的生理疾病的诊断过程有着相同的结构。那就是,我们因某种“不适”而寻求一位医疗权威(内科医生/心理科医生)的帮助。

我们描述什么在使我们不舒服，心理医生针对我们的症状提出一些额外的问题，做一些测试，并试图得出一些结论，确定我们的症状符合哪种诊断类别。例如，DSM指南列出了一系列有关抑郁的问题，如：你有过两周以上食欲不振的经历吗？你有过两周以上睡眠过多的经历吗？这些问题反应了专家们关于抑郁症的征兆和症状的观点。原则上，一位心理医生必须询问每一个准(potential)病人同一组问题，为了心理医生能得出诊断结论，病人也必须以特定的方式回答这些问题。如果病人不以特定的方式回答这些问题，或病人没有足够的症状达到既定的诊断标准底限，就不能做出诊断。这样，就可能会出现一个人有某种心理疾病的好几种症状，却没有被诊断为患有那种心理疾病。例如，如果一个人有 3 种抑郁症状，而 DSM 的标准需要有 4 种症状，他(或她)就不能被诊断为甚至是"轻微的抑郁症"，病人也不能被说成是抑郁型的。

让我们来对 DSM 体系做进一步考察。为了确立一种关于这一体系对于正常和偏常行为的一般社会准则的反映程度的印象，我们将特别评价 DSM 最新版本(DSM-Ⅳ)中的一些诊断类别。如果 DSM 反映了社会偏常行为类别，那么它的反映方式也应该随着公众对偏常行为理解的变化而改变。此外，我们还会讨论正规目录中最近加入的或已被删除的一些疾病类型。

11.2.2 婴儿期、儿童期或青春期常见的疾病

这类疾病包括智力迟钝、学习障碍、注意力分散(deficit)、行为障碍和排除性障碍(elimination disorders)，我们能够理解诸如智力迟钝等一些疾病是明显源于生物因素，而注意力分散症则被明确地贴上行为性缺陷标签。曾被归类为注意力分散症(多动症)的症状包括：受试者无法完成他或她所要做的事，注意力容易转移，经常贸然行动，总是需要监督，过度地乱跑或攀爬，难以静坐下来。很明显，识别这些症状需要解释和判断。例如，怎样判定一个人行动前没有思考呢？诸如注意力分散症等疾病只能参考特定的社会角色期望值来定义，比如学生角色(包含着他能安静坐下来的期望)，这应该是显而易见的。

11.2.3 亢奋症、痴呆症、健忘症和其他认知障碍

这类疾病组主要是有明确的生物性病因的疾病，尤其是脑组织异常。依据一般医学状况，患有早老性痴呆症、亢奋症和痴呆症的病人都属于这一类。

11.2.4 麻醉品依赖类

这类疾病组主要包括酒精依赖和饮酒过度，安非他明依赖和滥用，咖啡因型疾病，大麻型疾病，可卡因型疾病，致幻剂相关疾病，吸入剂、尼古丁、鸦片、酚噻林汀(Phencyclidine)、镇静药和多物质性疾病，除了相关"依赖性"的存在和检测方面的

困难外，这组疾病是明显的行为偏常描述。例如，酒精依赖被描述为"……使社会活动或职业行为至少损害一个月的一种病态的行为模式"，这种模式的形成是由于对酒精日常使用的需要，没有毅力减少或停止消费，狂饮等引起的。当出现酒徒暴力、旷工、失业和遇到法律麻烦时，伤害就形成了。

11.2.5 精神分裂症类

这类疾病包括精神分裂症、精神分裂症类疾病、相思病、妄想症和暂时性心理疾病。这类疾病包含多种类型的错乱症，最类似于公众普遍持有成见的更具污辱性的心理疾病，包括"古怪"的妄想症、幻觉症和语言不连贯。这类疾病几乎最相符于心理疾病是行为不可理解这一观点。这些疾病被普遍归因为官能性(生物性)过程缺陷。但是，应该注意的是，正是这种疾病的行为表现引起了精神病专家对病人状况的注意，最近在盛行这种疾病的社区里进行的研究(Kessler 等，1994)明确显示，即使在那些能够被诊断为精神分裂症的患者中，也只有稍过半数的人正在接受治疗。一种用来解释这一发现的观点认为，在这样的行为已被解释为精神异常之前，患者个人仍有可能在社区里正常工作，在一系列症状没有被综合起来贴上心理疾病之前，即使是非常离奇的行为和思想过程也都没有被看作是疾病。

11.2.6 情绪障碍类

这类疾病包括抑郁症和双极(狂躁-抑郁症)疾病，这类疾病的本质特征是情绪长期高涨与低落不定，或者是其中一种状况。抑郁症的症状包括食欲差，难以入睡或难以睡熟，对日常活动缺乏兴趣或没有愉悦感、乏力、感到生活无意义等等(狂躁症的症状则相反)，这些症状必须是长期的(比如说两周以上)。

11.2.7 焦虑症

此类疾病包括恐慌症、病态恐惧(害怕)、困扰和强迫症以及创伤后应激障碍(我们将稍后讨论)。焦虑是主要症状，或者是一种与特定东西、事件、人物或地点有关的体验。为了适合诊断，焦虑或病态恐惧的状态必须是长期的，使个体遭受痛苦。人们已经注意到，焦虑的表达存在着相当大的文化差异(Gallagher，1994)。这表明，无论是激励程度还是激励的表现方式，都将影响对这样情感所包含意味的解释。换言之，社会文化背景对诊断焦虑性疾病至关重要。

11.2.8 性障碍和性别障碍，饮食障碍，睡眠障碍，刺激-控制障碍，调节障碍及人格障碍

这是一组范畴，包括性功能障碍，性欲望障碍(如玩性成瘾)，暴露癖，恋物癖，性受虐狂，虐待狂，窥阴癖，性别身份障碍，厌食症，贪食症，失眠症，嗜睡症，噩梦

症，盗窃癖，纵火癖，反社会人格，自恋人格，以及依赖性人格障碍。性心理疾病明显地属于行为偏常范畴。诊断的标准仅仅包括偏常行为的确认。反社会人格显然应依据广泛的行为规范和准则来精确定义。症状包括：不能遵守有关合法行为的社会规范，易怒，好斗，冲动，欺诈，鲁莽，以及缺乏同情心。

尽管 DSM 描述的还有更多的范畴及成百上千的特定诊断状况，然而，刚刚描述的这些仍可以对心理疾病诊断的状况范围提供一个有益的概览。应该十分清楚的是，所描述的疾病中的大多数都只能参考正常行为的社区公众标准及社会接受的行为标准来定义。同样应该清楚的是，在公众行为标准与心理疾病问题鉴别之间确定的联系无论如何也不会使精神病失效的。困扰人们的问题是真实的，当专业援助能够减轻人们的忧虑时，人们才真正解脱。我们的观点仅仅是，心理疾病的界定范围是与一般社区的可接受行为标准紧密相关的。

11.3 DSM 发生了怎样的变化

DSM 自 1952 年初版以来已经历了几次修改。随后的每一个版本都会增加或删减一些类别。类别增删的原因及确定方式，都阐明了用以定义心理疾病的标准化基础。DSM 的修订本都由包括杰出的心理疾病学家和心理学家在内的委员会筹备，他们依据其他心理疾病学专业人员及研究文献来校勘输入，并评价当前分类范畴的适当性。例如，这种修订过程最终将同性恋从心理疾病范畴中删除，同时也增加了创伤后应激障碍，而自拆台脚人格障碍范畴则暂缓加入。

1980 年作为一种诊断类别的同性恋从 DSM 中删除，这是社会和政治过程的结果(Conrad 和 Schneider，1980)。它的删除得益于同性恋解放运动的发起和同性恋人权组织的成立以及公众对性差异的态度变得更加宽容(但这并非说在普通大众和心理疾病学家之中不再有明显的同性恋恐怖症，而仅仅是有了更普遍的宽容)。早在 20 世纪 70 年代初，在一场所谓将要持续很久的、情绪化的、有争议的活动中，同性恋活动家向现有的专业的同性恋观点开始了系统的挑战。他们的斗争得到一些美国心理疾病协会(APA)会员的支持。部分地由于这些政治活动的结果，部分地因为 APA 不想成为社会控制的代理人出现，于是官方 APA 决策团体提出建议，取消同性恋作为一种诊断类别。这一建议于 1974 年正式提请 APA 委员会表决并通过。这里需强调的一点是，诊断体系不时受到修改的情形是因为行为标准和容忍程度的变化，而不仅仅是科学研究的进步。

1980 年，DSM 增加了创伤后应激障碍类别。该诊断类别是指“在超越于人的常规经验范围外的心理创伤事件之后”形成的某些忧虑症状(APA，1980：236)。常规经验范围外的创伤包括诸如强暴或人身攻击，军事战斗，洪水和地震等自然灾害，人为灾害以及恐怖经历等。但是，正是越南战争的后果推动了将此类诊断列入

DSM 的进程。越南战争的老兵们开展了声势浩大的运动来激起人们对一些战后障碍的再认识,这使得老兵们经历过的心理反应合法化。尽管对创伤后应激综合症的最终定义被拓宽到更广泛的体验范围,然而,越战老兵们的政治活动以及富有同情心的心理疾学病家才是使此诊断类别被接受的关键(Scott,1990)。此外,这一政治活动也表明了公众态度与心理卫生专家态度间的密切关系。

自拆台脚人格障碍的诊断类别始终未在 DSM 的任何版本中出现(除了做进一步研究需要的建议性诊断)。1984 年有人建议将它包含进去,但遭到了阻止,并且将不再可能被吸收。此类障碍的特征是逃避成功(即拒绝提升),并频繁卷入辱骂性的或不得人心的关系中。增加这一诊断类别的建议遭到了 APA 妇女委员会和联合团体的强烈抗议。他们认为,这一诊断会被歧视性地应用于女人们。他们进一步指出,这种疾病类别尤其会被误用做一种借口来责备妇女并使妇女成为配偶虐待及其他形式家庭暴力的受害者。他们还强调,如果一名妇女在劳动力市场上因工作妨碍家庭生活的原因而放弃晋升或调任,她就有可能被做出此类诊断。建议用于诊断自拆台脚人格障碍的那组标准极其类似于那些违背传统社会"女性"定义的行为和文化价值准则。反对的结果是,APA 托管委员会投票表决不在 DSM-Ⅲ版本中增加此项类别。随后的实践表明,这可能不是一个有意义的类别(Kass 等,1989)。这里,我们再次发现了社会规范与专业诊断类别间关系密切的证据。在这个事例中,对妇女的有组织的关注和理解,反映了一组更新的社会准则,它直接影响了被定义(或不定义)为心理疾病症状的行为范围。

11.4 诊断的客观性

一般社会行为规范和偏常范畴与心理疾病范畴间的一致性,未必意味着不能形成一种有效的诊断体系,但它确实使得采用任一单个原因(例如生物学的、心理学的或社会学的)解释各种形式确定的心理疾病更加不可能了。我们现在所要讨论的问题是,心理疾病诊断体系和生理疾病诊断体系是否按照同一方式运作。诊断本身在多大程度上独立于心理疾病学家本人的偏见,我们对此特别感兴趣。对于这个问题,我们从下面的测试就可以看出,对于那些症状相同而别的方面比如说性别或种族不同的人,是否可能会被诊断为患有同一种疾病。原则上,他们的诊断应该是相同的。对于生理疾病来说,小红点、发烧、没有胃口,一般预示着麻疹。不论是男女老少,白种人还是亚洲人,这种诊断都是正确的。而且,任何一个内科医生看到这些症状都会立即做出相同的诊断。

对于心理疾病的诊断来说,这似乎并不正确。例如,劳林(Loring)和鲍威尔(Powell)(1988)曾将一个病人所描述的一组症状送给若干心理疾病专家,并要求他们做出诊断。虽然对病人的描述可因性别或种族不同而不同,但是出现的症状却是相同的。那些心理疾病学家们采用 DSM 标准(他们自己说的),对这些症状进行评价,但却不能做出意见一致的诊断。相反,诊断的结果取决于病人的性别和种族以及心理疾病学家的性别和种族。例如,如果上述病人是白人男性,那么白人男性心理疾病学家们就最有可能做出意见一致的诊断,如上述病人是女性或有色人种,那么这些白人男性心理疾病学家们则很难形成一致的诊断。而黑人心理疾病学家对黑人做出诊断要比对白人的诊断更加意见一致。当上述病人的性别和种族都没有暴露出来时,则所做出的诊断似乎不会因心理疾病学家的特征而不同。这个结果说明,心理疾病学家个人所收集的有关男性和女性、白人和黑人之间差异的详细资料足以影响他们的临床诊断。简而言之,心理疾病学家是普通公众成员,他们的信念和态度反映了公众的信念和态度。因此,心理疾病学家的信念和态度影响着他们的专业诊断。扬(Young)和鲍威尔(Powell)在一个早期研究(1985)中发现,像病人的肥胖症等非相关标准也有可能影响诊断。在这个研究中,扬和鲍威尔系统地改变了一位中年妇女的照片,以使她显得:体重标准,偏胖或肥胖。结果,肥胖的女人更易被诊断为有心理问题。而且,女性心理卫生工作者更有可能在肥胖女性中诊断出疾病。而诊断者的年龄和体重也影响其做出诊断的可能性。

从依据社会经济和性别范畴做出的诊断中,从治疗形式存在的差异上(即有人需住院治疗,有人则可以接受药物治疗),我们都可以进一步发现证据,证明专家偏见的存在。把心理疾病治疗学看成偏常行为的社会控制机制,对社会上层群体统治地位的维护,与人们实际所观察到的诊断治疗模式之间存在一致性。有些特定的疾病可能在男性或女性、黑人或白人、下层社会或上层社会中更加盛行,这个观点尽管似乎是有道理的,但是劳林和鲍威尔、扬和鲍威尔等人的研究中发现的诊断偏见也揭示了,专家们将自己的文化价值取向和态度带进到诊断评价中,从而影响了他们对疾病的确诊。

11.5 小结

在本章的开头,我们描述了人们对心理疾病的夸张性成见,揭示了公众的心理疾病及心理疾病患者观念,经常导致对被贴上心理疾病标签者富有偏见的、消极的印象。我们注意到,公众成见反映了文化和社会对某些偏常行为方式的一般态度。成见的特征是它被不加批判地应用到人们身上,也就是说,不考虑被贴标签者的实际特征。成见或许告诉我们更多的是观察者的而不是观察对象的知识状态。然而,如果说公众对心理疾病持有极其消极的且常常是不准确的观念,那么,真正的心理卫生专家则不应该这样。专家态度应该根本不同于公众的成见观念,他们应更尊重现实。实际上,普通公众和心理疾病专家在有关疾病的一些成因方面意见往往是一致的,但他们在个体特征描述方面却很难达到统一。尤其是,普通公众对心理疾病患者持有的印象，总是强调他们的不可预测性、危险性和缺乏个人责任心，而心理疾病专家似乎并不持有这些观点。

与公众相比，心理疾病专家给予的污辱性属性相对较少，这表明心理疾病专家可能没有受到公众的价值观和态度影响。的确，心理疾病专家们利用了精确的诊断体系，试图消除个人偏见，对心理疾病进行科学的分类。然而，我们的分析清楚地揭示了，正是在心理疾病本质问题上，那些被我们鉴别为心理疾病的行为代表了一般社会标准所确定的偏常行为。因此，当我们发现公众的偏常行为定义与精神病学定义（尽管精神病学定义在描述或语言组织上有很大不同）间的密切关系时，我们不应该对此感到惊奇。这就是我们的发现。尽管专家们对被诊断为有心理疾病的人不大可能持有消极的观点和成见（这正是公众态度的特征），但是他们也不会脱离普通公众的态度和行为准则。以上这些仅仅论证了心理疾病学定义的社会本质、一般社会系统与特殊的精神病学（心理学）社会机构之间的联系。家庭、朋友、邻居等人的非正规标签标志着被贴标签者即将面临着拒绝，敌意，甚至惩罚。而正规的标签（诊断）意在避免所有这些不良后果，但的确也标明行为的偏常性和需要社会控制。这个主题将在下一章中进一步展开，下一章将探讨“不良”行为转换为“疾病”的社会过程。

第12章 偏常行为与精神疾患的医学化

在前一章中，我们简单介绍了当前界定精神疾患的分类体系(DSM)，并描述了它与社区规范和价值观之间的关系。我们认为，这个分类体系反映出，在对于偏常行为的起因和控制方法方面，公众和专家的观点正在趋同。这个分类体系是由医学专家在医学背景中提出的。在本章中，我们将提出这样一个问题：为什么要把心理上的问题界定为疾病，并且当作医学问题来处理？

思考下面的情形：

> "凯瑟琳·本尼凯莎(Catherine Benincasa)是一位约26岁的妇女……她几乎什么都不吃……哪怕胃内只有一口食物，都会令她呕吐，之后她干脆拒绝吃东西。她被警告说，这样的饮食习惯无异于自杀。凯瑟琳的反驳却是，吃饭才有可能杀了她，她宁愿死于饥饿，同时她也希望这么做。"(Bell,1985:23～24)

如果以下情况属实，我们就可以考虑将此人诊断为神经厌食症(anorexia nervosa)：

1. 一个人拒绝摄入足够维持与其年龄和身高相应的最低正常体重所需的食物，而实际上她的体重只是正常值的85%或更少。

2. 虽然她的体重远低于正常值，但她对体重增加和变胖还是具有强烈的恐惧感。

3. 她否认体重过低的严重性，错误地认识自己的身体。比如，她虽然体重过低，还是认为自己太胖。

4. 由于体重过低，她至少已经有3个月没有来月经了。(DSM,1994)

如果我们用这个DSM诊断标准去对照凯瑟琳的情况，我们就有理由断定她得了神经性厌食症。

事实上，从来没有人做过这样的诊断。凯瑟琳·本尼凯莎却以锡耶纳城圣人而闻名，与全意大利的亚希西(Assisi)的弗朗西斯同为最高典范。对于她饮食问题的描述是在1373年或1374年进行的。事实上，尽管修道院的管理者们都感到忧虑，她拒绝进食还是成了人们承认她的神圣性，进而把她当作圣者的部分原因。一位妇女的厌食竟成了圣德(Bell,1985)。

凯瑟琳·本尼凯莎没有患精神病。在她生活的时代，没有精神疾患这个概念。

她的行为被认为是偏常，但又被解释为圣人的象征。人们也认识到她的行为令人担忧，事实上，她的院长曾警告过她，命她不要这样做。她在此期间还曾出现过错觉、幻觉。尽管如此，周围的人并不认为她是有病的或失常的。

现在来看看约翰·辛克利(John Hinckley)：1981年，他企图刺杀里根总统，最后被判送入精神病院。做这样的判决是因为他患有精神疾患，其行为是疾病所致，是自己无法控制的。把这种犯罪重新定义为一种疾病表明，当前社会对我们与精神障碍相联系的偏常行为的反应有一种重要的特征，就是倾向于把偏常行为解释为疾病。从凯瑟琳的时代至今，我们已经明确地改变了对偏常行为的解释。若在今天，凯瑟琳就会被诊断为厌食症，而回到1373年，约翰·辛克利将会被贴上犯罪的标签。

如今，人们普遍用生物-医学模式去解释心理问题。这也是为什么我们很容易用“疾病”一词来描述一些我们无法理解的偏常行为。然而，尽管我们相信生物医学模式，精神病专家们还是无法为大多数精神失常找到一个可靠的生物学依据。但是很明显，我们仍越来越多地以生物学为基础研究精神障碍。

本章将要解释我们怎么会将偏常行为看作一种疾病。我们将会了解到为什么人们很容易用“疾病”这个术语去描述这类偏常行为。讨论的实质在于为什么一度被定义成不道德的、邪恶的、犯罪的偏常行为现在逐渐被界定为疾病，并且被当作健康问题来处理(Conrad和Schneider，1992)。既然社会学的视角关注控制偏常行为的观念，把障碍当作疾病的社会反应也就被描述成对偏常行为的社会控制。我们的问题也就变成为什么对偏常行为的控制会发生在医学领域。

我们先来回顾一下某些有关偏常行为的特征及其控制的基本想法，以及某些有关把疾病作为一种偏常行为的想法。然后，我们将会解释我们所谓的偏常行为医学化究竟是什么，以及这种方法如何影响我们控制偏常行为的方式。接着，我们将会讨论疯狂的医学化，并且通过比较不同社会阶层中精神疾患发生率及治疗方式上的差异，来考查对偏常行为进行社会控制的方法。如果我们发现了精神疾患在社会阶层中分布上的差异，那就表明医学化起到了对于偏常行为的一种社会控制的作用。最后，我们将会再次回到原来的问题上：精神障碍应当被视为偏常行为，还是生物学上的机能障碍。

12.1 偏常行为和它的控制

广义地讲，偏常行为就是违反规范和角色期望的行为，尤指违规行为(Palmer和Humphrey，1990；Clinard和Heier，1994)。标签理论者指出：一种行为是偏常行为，不仅是因为其他人对它的反应，把它贴上“偏常”的标签，而且因为按照通常的评价标准来评价它也“偏常”。在一般的行为分类中，偏常行为包括犯罪、卖淫、同性恋、精神疾患、自杀、酗酒和吸毒。偏常行为的定义随时间的不同而发生变化，而不同的社会体系、亚文化群体对偏常行为的定义也存在一定的差异。正如我们在下一章将会看到的，无论是精神障碍是不是疾病的反映的观念，还是哪些行为适用于精神疾患的分类，都已经发生了改变。

行为标准的违反(无论是实际的还是观念上的)通常都会被试图控制。一些观点认为，控制偏常行为是由于它对社会稳定造成了威胁。另有一些观点则认为，控制偏常行为是为了维护社会利益和社会权威。在后一种观点看来，那些处于最有利地位的人们把偏常行为界定为威胁其支配地位的行为，并且他们企图控制这类偏常行为，以努力护卫他们的地位。当然，通过减少其发生的可能性，大多数偏常行为得到控制。尤其是通过社会化的过程，人们将社会行为规范内化，不再采取那些不被社会认可的行动。同时，我们的行为还受到非正式社会约束力的控制，相互认识的人们会通过语言表达不愉快、谴责、表扬或批评来控制行为。引起犯罪感或羞耻感、取消奖励、给予惩罚也是使行为符合社会规范的途径。

通常，更多的是通过诸如司法系统、学校、宗教机构、政府和医疗系统等特定的社会建制，使偏常行为得以控制。正式的控制方法涉及监督行为和对违规行为实施制裁的有组织的系统。解析司法系统有助于我们更清晰地理解这一点。在司法系统内，警察探查偏常行为，法庭则根据偏常行为的严重性给以相应的处罚。

12.1.1 作为偏常行为的疾病

医疗系统也可以作为一种社会控制机制发挥作用的观点有些微妙。为了理解医疗系统如何能发挥社会控制机构的作用，我们需要明白为何能将疾病当作一种行为偏常。帕森斯(1951)已经论证了，只有当系统中的每个人做好各自“工作”，社会系统才能成功地运作。也就是说，社会系统是复杂的，它依赖于其所有成员完成好与他们所担当的社会角色相应的社会期待。当我们每个人都扮演好自己的社会角色，例如夫妻、父母和工作者时，社会系统就能顺利运转。既然这些社会角色是规范的集合体，那么担当角色失败当然就符合偏常的定义。个人没有担当好角色的一种原因是他们失去了担当角色的能力——当他们生病时(Gerhardt，1989)。因此疾病可视为一种偏常，因为它影响了一个人完成角色期待的能力。医疗系统之所以能够成为一种对偏常的社会控制机制，是因为其作用是(通过治疗)限制这种偏常的程度，恢复个人担当其正常角色的能力。

很明显，偏常行为与犯罪行为之类不同。为什么呢？一个很重要的原因是我们对于谁(或者什么东西)应该对偏常负责的理解。特别是我们相信一个人对与疾病有关的偏常不应该负责，而对犯罪这种偏常行为则应该负责。正是因为约翰·辛克利得了病，他才被判“无罪”，或者说他才不需要对自己的行为负责。他试图刺杀总统是其疾病的一种表现，是一种他自己无须承担责任的行为。基于我们对责任所在的认定,我们试图用治疗的方法(当个体无责时)或惩罚(当个体有责时)来控制偏常行为。

在现代社会,多数偏常行为都是用惩罚或治疗中的一种方法来处理的。我们倾向于根据偏常行为蕴涵的道德情境将这两种处理方法视为在意图上有所不同(Rotenberg,1978)。犯罪违犯了道德戒律,引至惩罚(或纠正)和强迫性控制。疾病在道义上是中立的,引发的是更加富有同情心的医治。因此,社会对偏常的反应也是与行为的起因、事情的属性、个人的责任和行为的严重性联系在一起的。

惩罚和治疗并不总是完全相对的。如萨斯(1994)所论证的,治疗可能掩盖了惩罚。他指出,在精神病院里治疗是对被治疗病人的自由、财产和生活的强迫性控制。实际上,萨斯还进而论证道,生活中并没有什么所谓的精神"疾病",只有我们认为是疾病的一些生活问题。根据他的观点,这些问题所代表的偏常有望在医疗和治疗的伪装下得到最好的控制,尽管这个方法实际上含有"冷酷的同情"和惩罚的成分。

这里我们所关心的并非判断这种论点的准确性。今天,在精神疾患的权威机构中,主导性意见是把精神障碍看作疾病。我们慎重地说"主导性"和"在精神疾患的权威机构中",是因为在使用医学模式对精神障碍解释和治疗的观点中尚存在着少数派的不同看法。一般的社会公众常常认为精神障碍是个人所能控制的事情。公众的陈旧观念常常包含这样的认识,即精神障碍的人应该对他或她自己的思想状态负责。如果是这样,那么个体的偏常行为应该受到惩罚(强迫性控制),而不是接受治疗。辛克利应该呆在精神疾患院里还是监狱中呢?

另一方面,如果精神障碍被认为是一种形式的疾病,那么,正确的控制模式应是对病人采取恢复正常功能的治疗。这种治疗模式主导着专家们关于精神障碍的观点。从社会学的视角出发,它却代表着偏常行为的医学化。

12.2 偏常行为的医学化

在过去的250多年中,我们的社会系统对于偏常行为做出反应的方式已经从非正式的转变为正式的社会控制形式(尤其是合法的和医学上的)(Horwitz,1990)。即使大多数偏常行为仍然停滞在非正式的社会形式和非正式水平的社会控制之中,我们仍然可以看到社会控制向正式组织的转变。例如,唐泽劳特(Donzelot)(1979)曾指出,一种非正式的联合已经在医学权威机构和家庭主妇之间发展起来了。出于对家庭成员健康问题的关心,家庭主妇们向医学权威机构汇报家庭成员中多种形式的偏常行为,打开了医学机构进入家庭的窗口。通过这些报告,医学机构能够监测到家庭成员的行为,他们发现,忽视、虐待儿童是家庭偏常行为的典型问题。我们感到正式权威机构的监测是合适的,而且医生或者其他医学人员常常首先获取此类行为证据。

以我们现在称为精神疾患的偏常行为为例,已经发生的转变包括:控制偏常行为的责任中心从家庭转到了正式组织;人们开始从医学角度关注、解释偏常行为。彼特·康拉德(Peter Conrad)和约瑟夫·施奈德(Joseph Schneider)(1980,1992)对此做出主要贡献。

医学化植根于西方社会及其社会历史的总体发展的进程之中。正如我们所知,科技革命、工业革命以及其他一些因素使得西方社会逐步理性化。历史变革的结果之一就是社会控制的"世俗化"。这就是说,曾经被认为是对宗教信条的违背并很有可能受到宗教机构制裁的行为,如今已经被定义为针对世俗社会的偏常行为,接受国家司法系统和越来越多的医学机构的控制。

18世纪后半叶,医学模式在解释疾病和带来可行性治疗方面已变得更为有效。这种模式的有效性,使得医学模式在公众眼里具有了高度的合法性(Starr,1982)。并且,在美国,医生的组织方式大大增进了医生的权威,树立了他们的尊严。我们信任医生,并且在医学实践中给予他们广泛的自由,即使他们对于疾病,例如精神疾病,还不能给予真正很好的解释。因此,要理解医学化存在的这一事实,我们不得不去领会医学事业巨大的文化权威性与正当性。

精神疾病并不像生理疾病那样具有典型症状。我们有可靠的、无偏见的方法来诊断一个人是否患有肾脏疾病,却没有同样的能力去鉴别精神疾患(Mirowsky和Ross,1989)。这种诊断标准的模糊性,一方面使得我们对医生治疗精神疾病的效果更加怀疑,同时它也为形形种种的"坏的"偏常行为进入"疾病"之列开了方便之门。由于诊断标准是模糊的,一个人可以论证某种特定的偏常行为是一种障碍的表现,即使对于这种新的障碍的诊断标准也同样模糊。

12.2.1 医学化程序

让我们来看看医学化程序是怎样运转的,然后再来讨论它的优缺点。

根据康拉德和施奈德的观点(1980,1992),可用一个五阶段序列模式来描述医学化程序(尽管这种模式在现实生活中从未像描述的那样准确有效)。

(1)**定义行为偏常** 在几乎每个病例中,行为一旦被医学化,就已经被认为是偏常的。这是这种方法的一个非常重要的特征,因为它可以使有关行为控制方式的研究有效果。医学化可视为处理由偏常行为引发的社会问题的一种方法。

(2)**展望:医学发现** 医学化过程是一个政治化的过程。因为特定的行为一旦被认为是反常的,就可能预先存在一个解决方法,因此,特定行为医学化就需要一个基本原则,以便在医学的保护伞下包容这种行为。这个过程的第一步,就是公众"发现"了偏常行为与医学应用范围之间的联系。通过描述创建此种关联的研究成果,提出已发现的关联,来证实医学所宣称的应用范围是正当的,至此,这项工作得以完成。由于作为社会机构的医学机构，已取得相当高的社会声望和法律地位，所以普通民众对待他们的这些声明是十分严肃认真的。

(3)**做出声明：医学利益和非医学利益**　一旦偏常行为与医学利益建立了联系，就有必要积极推动人们从医学层面认识该问题，因而这样才能使医学发现在公共领域合法化。要使人们接受某种偏常行为属于医学问题这一研究结果，仅靠该结果本身是不够的，必须将这项声明从专业研究文献推广到更为广阔的政治领域。

一般说来，这种推动过程的第一步是向公众、立法和行政当局做出声明：偏常行为是个值得社会重视的、严重的社会问题，并且是个医学问题。做出这样的声明，部分是要靠说服诸如美国心理协会或美国医学联合会这样的一些专业组织，支持偏常行为属于真正医学问题的观点。任何承担这项事业的特殊权益组织都应对此不遗余力地进行争辩。同时，我们还必须看到一些民众也要求对这个问题进行陈述，这样非医学团体也能被调动起来去推动这种医学观点。学习障碍儿童协会、自助会等组织会成为医学观点的倡导者，并且他们可以要求官方行动。虽然康拉德和施奈德没有强调这一点，但那些不同意将偏常行为划分到医学领域的人不一定会不反对这些声明。尽管该问题中的一部分是要使民众和组织机构认识到偏常问题中的医学内容，但社会中还存在一些团体，他们的利益指向于不承认偏常问题中的医学成分。比如刑事审判系统的人并不希望罪犯因其行为被定义为疾病而免于惩罚。为精神错乱者抗辩就是个典型例证。把无家可归定义为一种精神健康问题也会引起类似的争论。医学化要取得成功，就必须建立一个具有说服力的声明。这个有说服力的声明一旦建立，下一步就可以进行了。

(4)**合法化：确保医学领地**　尽管没有必要总是让正式政治实体如国会、州立法机构，来正式委认医学系统作为控制偏常行为的合法机构，但至少这样做是很有帮助的。比如，精神失常的抗辩就必须由州一级或联邦政府的官方授权。把虐待儿童的行为定为精神健康问题将同样需要获得官方证明，然后医学权威机构才能独立进行控制。在某种程度上，医学声明的司法权限只有经过政府机构的正式认可，其做出的声明才具有合法性。但上述的例子也说明，这种认可有可能不能持久、不完备。酗酒就是一个好例子，刑事审判系统与医学系统同时声称有权控制酗酒行为。酗酒者会被贴上犯罪的标签还是精神健康问题(酒精中毒症)的标签，那就要看谁先介入此事了。例如，某人被抓住屡次酒后驾驶，可能会被处以罚款、吊销驾照甚至是刑事拘留等处罚，而如果某人的酗酒行为影响其家庭生活或工作，那么他会被建议去看医生，住院治疗，还会得到个人的和组织的忠告。

(5)**医学的偏常行为名称的制度化**　依据偏常行为被认定属于医学合法范畴的程度，如果这一医学化行为被归入标准的分类系统，如《诊断和统计手册》(DSM)的话，那么偏常行为作为医学问题的地位会得到更好的确定。如果偏常行为在已被确定的疾病类型中能够找到一席之地，就实现了其在一般的医学系统中的制度化。现在,"医学性偏常行为"已经获得官方的认可,普通的行医者(不仅仅是早期的倡导者和做出声明者)也已经开始使用这一名称。一旦对障碍的认识普及到一般医疗和心理卫生执业者的范围,越来越多的新病例将会被发现,同时也加大了全体职业人员在这个名称上的赌注。

当专业人士把资源投向这种新的"疾病"的管理方面时,这种疾病就已经被制度化了。扩展计划、特殊的治疗制度和特殊的组织形式可以进一步以组织化的形式来巩固这一医学声明。

至此,这个程序就使偏常行为转变成了疾病,作为社会建构的医学也就成为控制这种特定的偏常行为的专有或主要机构。尽管医学化的发生有可能是因为某种特定的偏常行为确由生理过程所导致,但事实上这与医学化过程并无关联。不过,问题是医学权威机构还是成功地说服了公众和适当的政要人物,使他们相信这一医学声明是有效的。正如我们已经看到的,医学甚至不需对偏常行为产生的原因做有效的解释或进行有效的"治疗"。

12.2.2 医学化过程的好处

医学化过程的好处是什么呢?正如我们提到过的,就控制被有些人看作不可接受的行为而言,医学化总的说来并不是一个负性的过程。医学化程序还有一些优点:

对偏常行为的人道主义反应 用医学手段来控制应是控制偏常行为的比较仁慈、温和的形式。在这点上,医学治疗与惩罚形成鲜明对比(尽管萨斯不这么认为)。

去标签化 被当作一种疾病时,精神疾患很少被认为是应受到惩罚的主动的偏常行为,更多地被认为是一种生理性疾病,患者无需为此承担责任。该行为者被允许扮演病人角色,治疗是解决问题的途径,精神失常标签造成的耻辱感会减轻。

乐观主义医学模式 这种医学模式是乐观的,它激励病人建立康复的信念。

12.2.3 医学化的代价

至今医学化仍旧有代价:

使人对导致障碍的社会状况感到沮丧 人们对精神疾病的社会根源问题仍存异议的原因之一在于:我们认为疯癫是个体现象。尽管导致机体疾病的环境因素已广为人知(如暴露在石棉灰和吸二手烟等情况),我们仍把病人看作个体,并把每一疾病的发作作为个体事件来对待。通过限制公众吸烟量,我们可以非常有效地减少肺癌病例。但医学的逻辑过多地聚焦于个体,结果是比起处理吸烟后果的医学技术性花费,我们只有很少的经费用在防止人们吸烟上。

本书的中心主题之一是精神障碍具有社会成因。如果我们发现相当数量的妇女患抑郁症，是由于社会结构中的性别因素导致了妇女处于低劣的经济及家庭状况中，那么，仅把治疗抑郁症作为一个个体医学问题是显然不够的。

医学术语的中立性掩盖了价值观的介入和个人偏见 把同性恋划分为心理疾病，反映了同性恋是一种由生理障碍所导致的心理疾病这一宣称背后所隐藏的偏见和价值观。1980年，精神病学家们投票表决取消这一诊断标准，主要是基于改变公众对于同性恋的态度，在此之前，同性恋仍被看作精神疾病。同样地，在美国内战之前，从奴隶主那里逃跑掉的奴隶被认为正处于“漂泊狂”状态。人们认为一个奴隶想要离开其处境是极为不正常的，这些逃跑的奴隶必定是受到了某种疾病的困扰。

医疗技术提供的有害治疗 前脑叶切除术、精神兴奋药物、电休克疗法(ECT)等都一些有潜在危害性的治疗例子。前脑叶切除术是在外科手术中切除脑的一部分。这一外科手术的“疗效”是病人不再狂躁不安而变得温良驯服起来，常常伴随着行为改变的还有人格、记忆等方面的实质性改变。精神兴奋药物是效力非同一般的物质，过长时间服用通常会引起副作用，如迟发性运动障碍，这是一种对肌肉，特别是面部肌肉控制的丧失。ECT(电休克治疗)主要通过电流来中断大脑活动，提高抗癫痫药物的疗效。在短期内，这种疗法常可减少抑郁和焦虑症状。但是，作为长期疗法，则难见其效，且其对行为造成的影响令人费解。虽然，上述疗法的副作用被认为是可以接受的风险，但其确实构成对行为偏常进行医疗的潜在缺点。

12.3 疯癫的医学化

康拉德和施奈德(1980，1992)所描述的医学化进程，映射出现代化社会的历史进程。现代生活中不断增加的复杂性和相互依赖性，使得对各种偏常行为进行社会控制变得很有必要。结果，我们会期望这类社会控制机构会不断地膨胀和复杂化。医学效果的改善和医学威信的扩大，使医疗关怀系统成为强有力的社会控制机构。取消一些社会学家把疾病定义为一种偏常行为的做法，这样把偏常行为定义为疾病就会把这类偏常行为置于医疗系统的保护之下。

在疯癫的文化史上，疯癫出于器质性原因的观念是一直存在的，尽管它并不始终是主流的解释。然而，正如我们在下一章将要阐述的那样，在18世纪末、19世纪初，疯癫就开始与疾病相联系，且其看护与治疗已经成为内科医生的职责。这种情况的出现并没有明确的生物学联系的证据，但它确实满足了人们对偏常行为不断增加控制的需要，符合人们对“优雅的”和人道的治疗形式的偏爱。

最后，取消我们已经把不好归类的或者说对我们来说似乎不可理解的疯癫界定为行为偏常的做法。现在，这类行为可以被归类为疾病，并且通过确定它是由生物学意义上的功能障碍引起的，使之可以被理解。假定有了医学建立的文化权威，还有它宣称理解并为精神“疾病”提供治疗，那么接受疯癫是一种病的定义并且把内科医生(精神病医生)看作治疗之资源就没有什么不合理的了。

12.4 精神疾患在一般人群中的普遍性

偏常行为医学化的争论存在着更深的含义：由于偏常行为是由较高社会阶层的人们界定的，所以它会更多地在较低的社会阶层中观察到。为了评价该命题的有效性，让我们看一个精神疾患在一般人口中分布情况的调查结果。

不论偏常行为最后被如何命名，对正常行为的偏常都会被用作对偏常行为进行分类的表征。如果将偏常行为界定为精神疾患，社会控制问题就会显现出来。于是，作为评估各种类型偏常行为的发生率的途径之一，对社会人口中精神疾病分布情况进行的调查显得很有意义。而且，我们还可以检查，处理这类疾病的方式随着社会地位不同而存在的差别。本章的前面部分我们曾提到，一些作者认为精神健康系统是维持社会地位差别的一种手段。从这一观点中，我们可以看出精神疾病数量上的差异，精神疾病的反应(治疗)方法中的差异，都与社会地位的差异相关联。我们会在下部分调查治疗上的差异存在的社会基础。

精神疾病在一般人群中流行的情况如何？最新的评估认为，如果对15～54岁年龄段的人进行评估的话，他们中将有近30%的人在以往经历中有足够的症状符合官方的(DSM)诊断标准(Kessler等，1994)。同一研究还发现，近50%的人口在一生中呈现至少一种可以确诊的精神障碍。

凯斯勒等人(1994年)报告的结果建立在对美国人口认真调查的基础之上。此调查使用的是评估精神疾病症状的特殊调查量表，精神病学专家可以据此量表诊断被调查者是否有精神疾病。调查结果告诉我们，在专业人士看来属于精神疾患的各类偏常行为及思维方式相当普遍。但这并不意味着这些接受调查者都有病，也无迹象表明有某些特殊症状就会导致无行为能力(无力承担生活角色的义务)，而只能说此调查揭示了相当数量的此类偏常人群的存在。在那些报告自己生活中有精神疾病症状的人们当中，只有40%的人报告就此类问题曾接受过专业性帮助。正如斯科夫(Schoff)(1984)所肯定的那样，多数偏常行为不为人所知。即使在那些出现许多症状明显的事件和严重不安的人群中，也只有不足50%的人获得了精神健康治疗。

看一些数据也许对读者大有裨益，它将让你对此类调查中鉴别出来的心理问题的种类及其发生率有一定印象。表12-1提供的数值代表了在凯斯勒等人(1994)研究中的应答者报告病例的百分比，他们在一生或者接受调查前的12个月内，曾经有过符合特定心理失常的典型病症。

表 12-1 美国人口中盛行的心理失常

失常	有生以来	过去 12 个月
严重的抑郁事件	7.1%	10.3%
癫狂事件	1.6%	1.3%
精神抑郁症	6.4%	2.5%
情感失常	19.3%	11.3%
恐慌引起的失常	3.5%	2.3%
社会恐惧症	13.3%	7.9%
单纯的恐惧症	11.3%	8.8%
综合性焦虑症	5.1%	3.1%
焦虑失常	24.9%	17.2%
无依赖性酗酒	9.4%	2.5%
酒精依赖症	14.1%	7.2%
无依赖性的吸毒	4.4%	0.8%
毒品依赖症	7.5%	2.8%
消费成瘾	26.6%	11.3%
反社会性人格	3.5%	—
非情感性精神病（包括精神分裂症）	0.7%	0.5%
调查中所有的失常	48.0%	29.5%

资料来源：由凯斯勒等 1994 年改编的表。

表格的最后一行显示，大约 50%的成人在其以往的生活史中都经历过与调查中的某种心理失常的症状相一致的症状。约有 30%的人是在调查前的 12 个月内有过此类症状。同时，数据还显示，像精神分裂症、妄想症及类似于精神分裂倾向这样的精神疾患相对少见，在应答者生活史中出现过的只占 0.7%，而在最近 12 个月内出现的只占 0.5%。因为人们对疯癫的刻板印象是确诊为精神分裂症的人格为基准的，此类疾病的相对少见提示我们：公众对精神疾患的理解并不能反映各种精神障碍的真实发生率。

最常见的问题是麻醉品滥用、抑郁症及恐惧症。当然，如果这些问题被定义为疾病，那就很容易将麻醉品滥用视为疾病范围内的偏常（或犯罪）行为的一个例证。与之相似，恐惧症（对空间、事物、社会环境夸张地恐惧）及深切的悲伤感，被看作是对环境的不恰当的反应，而不是疾病。被调查的一般成人组有 48%的人报告过去曾经历过精神障碍，这一数字看似很高，但我们注意到其中大多数不同于我们通常会与疯癫概念联系在一起的（也就是精神分裂症）类型。报告的高比率的疾病包括各种类型的偏常行为，这些我们能够轻易地界定为另一种形式的偏常。例如，如果将酗酒和麻醉品滥用视为犯罪性的越轨行为，那么生活史中出现过精神障碍的比率就只有 21%，在过去 12 个月中有过障碍的比率就只有 18%了。

12.5 精神疾患的社会分布

流行病学研究证明精神疾患的流行分布总是随着社会阶层、年龄、性别、婚姻状况、城区、种族或民族等方面的差异而不同。假定我们将精神疾患描绘成偏常行为,那么这一普遍调查结果就让我们必须考虑这种可能性,即把疾病视为偏常行为是一种社会控制的方式。在这种情况下,我们可以认为流行病学研究中观察到的差异反映了现实中社会地位间的差异,并且可能在处理偏常行为的方式方面也会有所不同(惩罚还是治疗)。

最早的精神疾患的流行病学研究(Faris 和 Dunham,1939;Hollingshead 和 Redlich,1953;Srole 等,1962)都观察到社会阶层、性别和种族对于精神疾病发病率的影响。

在法立斯和敦汉姆著作的导言中概要介绍他们的工作时,欧内斯特・W・伯吉斯(Ernest W. Burgess)(1939:Ⅸ～Ⅹ)很好地抓住了偏常行为与疾病和社会组织相关联的观点:"精神障碍的案例……显示出……一个以前表明诸如贫穷、失业、青少年犯罪、成人犯罪、自杀,家庭破裂等社会经济现象的分布模式"。法立斯和敦汉姆把他们发现的障碍发生率在该城(芝加哥)不同区域存在的差异解释为由社会关系障碍引起的个人的无组织性。贫困、失业、少数民族地位、住房类型每一种都与不同比率和不同类型的精神障碍相关联。

郝林谢德和莱德里希(1953)设计的在康涅狄格的新避难所进行的调查,是为了检测精神疾患与社会阶层系统之间可能存在的关联性。他们从大约 2000 名得到治疗的精神病人那里获取信息,将他们所处的社会阶层与这些阶层在一般人群中所占的比例进行比较。他们发现,精神障碍(那些接受治疗的)最多见于他们所定义的五个社会阶层中的最低两个阶层。他们也发现,下层病人中的障碍更有可能被诊断为精神变态,而上层病人的障碍则常被视为神经症(包括抑郁症)。他们还注意到治疗方法上的差异似乎也与病人所处的社会阶层相关。对那些社会最低层的患者最有可能采用机体疗法(如药物、手术、电击),或者在不治疗的情况下直接接受监管。而社会最高层的患者则最有可能接受一些心理疗法(精神分析、咨询、谈话疗法)。我们将很快再回到这个不同治疗方法的问题上来。

斯罗尔(Srole)和他的同事(1962)是最早尝试采用一个系统的人口样本(尽管只是曼哈顿城中的一小部分)的研究者。调查相邻人口中的精神症状。而且,他们就精神病的症状而不是像法立斯、敦汉姆、郝林谢德和莱德里希那样依赖病例中患者身份对该地区的人口进行了调查。用症状表格化的方法,斯罗尔等发现在被调查者中仅有 18.5%的被调查人完全无精神疾患症状。他们进一步推断,就被调查者的日常活动表现来看,样本中大约有 23%的人受到病症的损害,剩余的人显示有一些症状，但受症状的影响并不严重。该研究也观察到，个体受损害的比率与其社会经济地位(地位越高，损害率越低)、性别、婚姻状况、种族(民族来源)、宗教和年龄有关。或许这项研究中最鼓舞人心的发现是大量的未经治疗的障碍。在受障碍损害者中，仅 35.5%的人曾经作为精神病人接受过治疗。最后，他们还发现，治疗的使用和可利用的情况是以这样的方式变化的，即“那些急切需要服务的人却很难获得服务”(Srole 等，1978：469)。这项研究再次得到与郝林谢德和莱德里希在新避难所(New Haven)所得相一致的结果：社会低层的人很少能受到治疗，即使受到治疗，也是最不“人道”的治疗。对我们来说，这项观察结果的重要意义在于治疗模式如何随社会地位而变的含义：在社会低层，心理卫生服务被当作一种偏常行为的社会控制(惩罚)形式，而在社会高层，心理卫生服务则采用一种医疗的形式。

最后，最新近严谨的流行病学研究(Robins 和 Regier，1991；Kessler 等，1994)继续提供有关社区中高水平的障碍和低比率的精神治疗的证据。他们也证明了障碍比率和治疗方式的应用在社会经济地位、性别、年龄、婚姻状况和种族上的差异。从总体上说，他们发现压抑与焦虑型障碍多发于女性，而麻醉品依赖则多见于男性；同时，一个人年龄越大，社会阶层或社会经济地位越高，发生障碍的比率就越低。

12.6 偏常行为和生理功能障碍

我们必须注意在上一节中所建立的两个重要特征，以便能够完成对偏常行为医学化问题的探讨。首先，在精神障碍的发生和盛行比率方面存在的差异取决于不同的社会地位。其次，获得治疗的可能性和治疗方式也取决于一个人的社会地位。本章已作探讨的论点提示，这两种观察到事实都支持了“社会控制”的观点，据此，某种形式的偏常行为(特别是那些与低层社会文化相关的行为)需要社会控制机构(医学机构)的干预，以缩减其对社会生活的影响和对社会统治群体的威胁。另一方面，同样的事实也可以这样来解释：社会地位低下的人群更容易被怀疑行为偏常，或者说他们由于没有能力在高层社会生存，便堕入社会低层。在此情况下，对偏常行为的控制将朝着疾病的治疗方向发展，并且偏常行为将被认为像其他身体疾患一样是“没有动机的”。这两种相互对立的立场分别称为社会原因论和社会选择论。在这里，它们是彼此相关的，因为我们正在探究这样的一种观点：偏常在被医学化(一种社会程序)，而与之相对的立场是，由于疾病有其体质上的生物学的基础，它可以通过医学系统得到适当的治疗。

曼哈顿市中心的社区调查(Srole 等，1962 年)、萨斯和里吉尔报告的外围区和社区事务研究以及凯斯勒等人(1994)的报告的结果都显示：事实上社区中有相当数量的精神疾患没有得到正规治疗，身体疾患的情况也是如此。我们得了伤风就扛着不治，直到有些好转，多数时候我们感到不舒服时仍会坚持去上班或上学，而不是去看医生。

因此我们也许会问这样一个问题："是什么因素影响一个人能否得到治疗以及获得怎样的治疗？"这时，我们会指出众所周知的原因，即能否得到医学服务主要取决于其有无支付能力，是否买了医疗保险。尽管联邦医学服务和医学救助计划惠及的面越来越广，但社会低层的人得到的医学服务质量与社会地位较高的人群相比还是要差得多。

精神救助的获得也遵循同样的模式。这个获得治疗的模式不会与社会对于偏常的控制相一致，因为我们将会看到，绝大多数需要控制的偏常行为者都是穷人。我们将会看到低层的人更有可能被治疗（不管有没有支付能力），因为治疗与控制是同义语。但最穷的人确实也会得到治疗。其区别可以通过考虑我们在前文中描述的两种形式的社会控制反应形式——作为惩罚的社会控制和作为治疗的社会控制——得到解释（Herwitz，1990）。作为惩罚的社会控制是针对社会下层的，作为治疗的社会控制则只提供给社会上层。

换句话说，社区中有相当多的偏常行为者未能得到正式控制。然而，其控制的性质基于两种反应。对于社会高层人群来说，得到治疗是最有可能的社会反应，而治疗的有效性促使高层人群选择治疗。对社会低层人群来说，治疗更有可能采取更加强制性的惩罚形式，因而不太可能选择它。最早证明此观点的证据来自郝林谢德和莱德里希的新避难所研究（1995）。他们报告说，有心理问题的社会高层人士最可能接受心理疗法（谈话疗法），而社会底层人则最可能得到的却是器官疗法（药物和手术）。由于交谈疗法没有多少强迫性，这类疗法被认为是社会控制的一种积极方式，而侵入性疗法如外科手术、药物治疗，则是近乎于强制性的一种社会控制。美国卫生与人类服务部于 1986 年编制的数据显示，黑人和美国印第安人进入州立或县立精神病院和非联邦综合性医院接受治疗的比率远远高于其他种族、民族……这种差异还表现在黑人和白人的疾病诊断分布上，精神分裂症略高发于黑人，而情感方面障碍多分布于白人（Rosenstein 等，1987：73）。而且，同一份报告还发现，收入公立精神病院（越穷的病人越容易被收入公立精神病院）大多也可能是偶然的，而且呆在这种医院里的时间一般较其他的医疗机构（私立医院）要长一些。这些发现在某种程度上与本章前面提及的萨斯（Szasz）（1994）提出惩罚的解释相一致。他把治疗等同于对自由和行动的剥夺，是"冷酷的仁慈"。

与此同时，流行病学研究发现，像精神分裂症这样严重的精神疾患在社会经济地位低下的人群中的发病率更高。因此，药物、外科手术、隔离等治疗措施与社会等级之间的关系能够直接反映出严重的精神疾患在不同社会等级人群中的发生的差异。然而，不能用此种解释一概而论地将分类后的人群分配到不同的治疗形式中去。例如，罗宾斯（Robins）和里吉尔（Regier）报告（1991：347）说："不同类型的病人是由不同的机构处理的”。有意思的是,80%的反社会人格的病人、滥用毒品/毒品依赖的病人以及酒精滥用/酒精依赖的病人都住进监狱而非精神病院或长期看护的机构。换句话说,特定的既可以被界定为犯罪的也可以被界定为疾病的行为者,一律被送入监狱系统去接受“改造”或惩罚,而不是送到精神卫生治疗系统。将某种偏常行为转入犯罪审判系统的倾向与其低收入和少数民族的地位有一定关联。这种现象表明,诸如麻醉品滥用之类的行为没有完全医学化。它还表明,整个社会仍然对如何处理这些偏常行为是矛盾的。由于许多人把诸如滥用毒品看成是由个人负责的问题,所以对这种偏常行为采取的“合适”反应就只能是惩罚或强制。

12.7 小结

在这一章里,我们已经把偏常行为的医学化看作一个有助于我们解释为什么一些类型的偏常行为被定义为精神“疾患”的过程。我们认为,精神疾患可以被有效地描述成偏常行为,同时社会体系也发展出许多不同的方式来处理这种偏常。历史上作为一种社会控制的医学角色已经发展到这一地步,我们现在将很多过去称为犯罪的偏常行为界定为生理上的障碍。

将偏常行为界定为一种疾病有些好处。疾病不再被假定为个人控制分内的事了,因此,社会的反应倾向于治疗和帮助。另一方面,如果在一定程度上认为偏常行为者应当对自己的行为负责,那么社会反应就会是惩罚和强迫。今天,我们认为对精神疾患的社会反应在严格的意义上来讲是进步了,那是因为我们将精神障碍归因于生物学过程,这使得我们不再谴责和处罚那些遭受障碍困扰的人。

然而与此同时,我们仍需指出在一个善意的谎言下使用医学体系作为控制偏常行为手段的可能性。对社区和社会机构关于精神病的调查也显示,这种观点可能有一定的根据。在现代社会,处于较高社会经济地位的已婚在职工作人员自愿参加精神疾患治疗,而那些不愿意接受治疗的是那些边缘的社会成员如失业的、未婚的、离婚的和无权无势的人。那些在公立的精神卫生服务体系而非私立(花费较高)治疗体系中就诊的人接受住院、外科手术、药物治疗的频率最高。

当我们认识到精神障碍是被社会定义为疾病的偏常行为例证时,很多有关监测和治疗体系的问题就清楚了。对偏常行为的社会反应在处罚和治疗之间变动,而我们看待精神障碍的方式也反映了这些社会控制模式的转变。

我们曾指出,现今对偏常行为的反应是伴随着工业化、都市化的以及社会系统间相互依赖性不断增长的历史进程逐渐形成的。在下面两章,我们将对精神障碍的社会反应的变化作一个历史性回顾,它将向我们表明,精神障碍起因的社会观念符合反应的制度化/组织化形式。

第 13 章　精神疾病的社会反应历史

精神障碍的社会反应历史，就是社会对于偏常行为的含义和起源的认识变化发展的历史，这种社会观念的变化反过来会影响偏常行为社会反应的组织方式。这同样适用于偏常行为含义的文化差异。尽管所有文化都意识到社会中存在着偏常行为，但是他们定义或“对待”偏常行为的方式却并不完全相同。

本章我们会对偏常行为的解释模式做一个文化的、历史的总结，同时提供丰富的例证。这些事例表明，在理解偏常行为的社会控制中社会文化是非常重要的。首先，我们将从不同文化中寻找证据，来论证精神障碍定义的相对性。然后，去追溯欧美对我们现在认为是精神疾病的偏常行为的社会反应历史。这些为我们在下一章中讨论当今美国的精神健康系统做好准备。

13.1　偏常行为定义和社会反应的跨文化研究

任何文化都能辨认某些形式的偏常行为，并且使用一些特殊的方式处理它。事实上，尽管存在差异，但不同文化对偏常行为的描述却有着极大的相似性。我们发现，人们通常会认为绝食是不正常的、危险的，会给人带来麻烦。而我们同时也发现，在对绝食产生原因的解释和社会体系的应对方式上，各种文化之间又存在着很大差异。

因此，对于精神和肉体的关系，以及生理过程与精神过程的相关度，不同文化的理解是不一样的。偏常行为究竟是由内力所致还是外力所致，各种文化的解释也是不同的。在一些文化中，恶魔、“鬼魂”或细菌能侵入人的身体，引起人们的偏常症状。而在其他文化中，偏常行为或是由罪孽深重的生活方式引发，或是由于其与恶魔为伍导致。

从另一种意义上讲，在各种文化之间，精神障碍的概念无论怎样都有着显著的承续性。每一种文化都记载各种类型的偏常行为，运用普通的行为规则和解释模式是无法理解这些行为的。尽管偏常行为有时得到了社会的肯定(如作为圣人的标志)，但大多数情况下对它的评价是否定的。

13.1.1　通常的解释

通过研究精神障碍文化历程，我们发现了四种通常的解释模式。

第一种解释模式:精神障碍与体内某种重要物质的丢失有关。灵魂的丢失、体质障碍、生化的失衡、基因的失常,都属于这一解释模式。尽管对于重要物质的丢失是如何影响精神状态,这些解释在具体描述上还存在着很大差异。

第二种解释模式:精神障碍与异己物质的存在有关。恶魔、鬼神、细菌的侵占以及社会应激源或者化学药品的存在,都属于这种解释范畴,而这一解释正是源于对健康人精神失常病例的分析。

第三种解释模式:精神障碍与违背社会道德规范有关。在这些例子中,精神障碍被视为由于做了某些不能被接受的行为而受到的内在惩罚或外在惩罚。在一些文化中,上帝会惩罚不道德行为。违反道德准则可能引起混乱和罪恶,并且在某些文化中思想的冲突(本我、自我、超我)会导致行为错乱。

第四种解释模式:精神障碍与个体遭受到他人的恶毒行为相关。巫术的受害者、儿童虐待或者社会标签就是某种精神障碍的病态表现。

如上所示,对于精神障碍,"现代的"、"科学的"解释被视为是对以往不同解释模式的翻新。这并不表明,现代科学理论只是简单地重述非科学理论,不过我们应该强调的是,在这些对不可理解的偏常行为的解释模式中还存在着共同点。

通常的解释理论含有这样一种假设:作为影响障碍发展的一个因素,个人责任是很重要的。一方面,重要物质的丢失意味着情况已经不受个人控制了。同样地,外在物质的存在和险恶因素的侵害也使得受害者的个人责任得以逃逸,而另一方面,违反禁忌、背离道德以及与社会准则的内在斗争,也都表明了个人责任的重要性。

基于以上思考,对精神障碍的社会反应,我们总结出两个发展方向。第一,精神障碍的"治疗"方式将与推定病因相一致。第二,各种病因(如:基因的、心理的和社会的)理论可能同时存在,因此,在既定社会里也会有多种途径解释和处理精神障碍。

接下来,我们要对精神障碍的概念化做一个跨文化研究,我们将看到前述的四种解释模式各自代表了不同的文化。接着,就欧美对精神障碍的解释和治疗历史,展开更为详细的讲述。最后,促使我们去思考精神障碍的解释模式与社会反应之间的关系。

精神障碍的名称、种类以及界定特殊精神障碍特有症状的描述,在不同文化和不同历史时期都是不一样的。不过,所列举的多数病例都有这样一些行为表现,如:智力的混乱、思想极端变化无常、眼中充满怒火、不安定、说话无条理、精神空虚……感到头脑一片空白、幻听、呼吸急促……焦虑……思想处于麻醉状态……语无伦次地谈话、大笑、唱歌……易于激怒(Rao,1975:634~635)。简单地说,即便在今天,这些状态也是精神障碍的症状(即使我们赋予其听起来更科学的名称)。

13.1.2 非西方的定义和社会反应

在土著加拿大人如爱斯基摩人、克里族人、奥吉布瓦人和特林基特人中，据说许多因素都能引起错乱。大多数情况下，精神障碍是由超自然因素引起的。有人认为疾病与以下因素有关，如违反戒规、邪恶巫术、恶魔侵入、被恶魔或恶神骚扰以及灵魂遗失(Margetts)。基于各种不同的病因解释，其相应的治疗方法也不一样。因此，人们有时会使用幻术、中草药、物理工具及摄生法，希望以此来找回灵魂，驱赶恶神。

在阿拉伯国家，传统的宗教医师普遍相信有三种病因：一是罪恶的眼睛，二是罪恶的行动(包括外在物质的存在)，三是魔鬼附体(班尔施，1975)。在中东地区，一千多年以前，精神障碍被分为五种：先天的精神病人，为胆汁体质困扰的人，被鬼神、神灵或撒旦附体的人，被炽热爱情征服的人，以及"心智健全的精神病患者"，他们的判断不准确、管理不称职、脾气也变化无常。对此，治疗方法包括了宗教治疗、药物治疗以及洗涤罪过。精神障碍的治疗再次与推定病因联系在了一起。

在西非，人们认为精神病通常是勾结敌人或是神灵影响的结果。有些非洲文化认为，精神障碍是集体社会生活的结果。他们参加整个社区范围的活动，如社区里的舞会和忏悔活动，以预防精神障碍。他们向祖先祈福，防止祖上不愉快的过往影响自己的生活。在社区里，几乎没有人会将精神障碍与耻辱连接在一起，人们包容了那些失常行为(Lambo，1975)。

在传统的印第安社会，人们认为精神障碍与体质失衡有关(Rao，1975)。印第安早期的医学理论认为，精神障碍是魔鬼侵占或死神报复引起的反应，治疗的关键在于祈祷、咒语以及使用护身符。恶魔侵占意味着，当一个人生病时，应该请一个术士而不是医生。然而，其他的精神障碍被认为是器质性疾病，应当采用药物治疗。在草药医学系统中，由于病因不同，精神错乱被分成以下几种：躯体体质造成的精神错乱、精神体质造成的精神错乱、身心体质共同造成的精神错乱、由上帝或魔鬼等终极力量引发的精神错乱。

在中国传统文化中，精神障碍与阴阳失衡有关。阴、阳是对立的生命力量：正和负、光明与黑暗、雄与雌等。阴阳失衡的产生是由于个体违反了自然法则。中国文化非常重视个人对家庭(生与死)的贡献，强调行之有道。违反规则就会引起家庭或工作失衡，从而导致阴阳失衡，引发精神障碍(Veith，1975)。

对精神障碍病因展开的简单描述并不意味结论已经产生。但据此可以很容易得出两个结论：一是精神错乱已被各种文化普遍认识，二是这些认识各不相同。不过，对于究竟是什么引起了精神错乱，各种观点存在着一致性。此外，病因特征既不能反映精神障碍概念的文化复杂性，也不能反映文化背景下这一概念具有的历史多样性。所以，我们将更详尽地考察西方文化关于这一概念的发展变化历程。

13.2 早期西方文化中的定义及社会反应

13.2.1 古希腊和古罗马时期

约在公元前8世纪的古希腊，精神活动被认为是由外部原因引发（思想是从个体外部而来），并通过相互影响而产生的公众意识（Ducey 和 Simon，1975）。当时人们认为，精神和肉体并没有明显的差别，精神混乱是外部需求的争斗结果。在生活中，人们有时由于生活的热情引发了行为的冲动，出现紧张不安，最终导致了精神障碍。在古希腊，当个体陷入这种紧张状态，就会感到在社区里丢了脸，痛苦不堪。所以，治疗就包括了转移注意力和再建社区平衡。

然而，到了柏拉图时期（429B. C. ～347 B. C.），早期历史的理念体系却发生了质的变化。而且，至关重要的是，这些变化与精神障碍定义和治疗的变化息息相关。从荷马时代到柏拉图时期，希腊社会发生了本质性改变：部落作为社会组织的一种形式已被城邦的概念所取代；个体理念作为一个独立的成分而发展；合理的科学思想代替了魔幻般的"神学"思想；道德和法律起源于人性而非神。这种变化常被用作古希腊文明对当今文明做出伟大贡献的例证，也被说成是向现代生活及思维方式转变的一个标志，特别是其中对科学思想的赞赏、人相对于自然界的主观能动性，以及精神与肉体的对立思想。

作为转变结果之一，精神疾病的概念也随之发生了转变。人们认为精神活动源于个体，精神和肉体是分离的，所以，人应该对自己的行为负更多的责任。人们认为精神疾病是源于内心冲突而非外部事件和压力。最终，治疗也是直接针对个人所设计。在许多方面，古希腊的关于精神活动的概念与今天我们的思想观念非常接近。

柏拉图时代的古希腊人认为导致精神疾病的原因有很多，这些原因对应解释了人们陷入精神错乱时的种种表现。一些精神障碍的表现被认为与典型的躯体疾病有关——脑部疾病就会导致人们对世界的错误认知。另一些精神障碍被认为是由体质（气质）失衡导致的。精神障碍就是"黑胆汁"体质的问题。

人们已经知道了四种精神病类型：预言家般的疯狂和诗人般的疯狂被认为是积极的错乱形式，因为他们与创造性有关；而对于色情狂、仪式狂，则因为他们干扰了人们作为有生产能力的公民参与社会，被认为是消极的。

然而，当古罗马取代古希腊成为西方世界主宰的时候，人们对精神活动的过程及行为方面的理解再次发生了转变。起初，古罗马文化并没有认识到精神障碍是作为独立个体而存在，相反地，他们认为一些人有着某种无法解释的暴力倾向，这些人相互之间的暴力行为引起了精神错乱。当人们认为是由于气质或超凡力量引发了错乱行为时，作为独立现象的精神错乱被忽视了。

然而，当古罗马社会日渐成熟后，人们开始意识到精神病是一种疾病，它具有个体的、生理的以及心理的基础。个人应该对自己的精神状况负责，而个体的精神状况则来源于生活中的情感经历。疯狂虽是一种对生活很自然的、人性的反应，但同时也是一种疾病的征兆。因此，在治疗方面应该更倾向于“治疗”而非“处罚”。远离外界刺激，在一个安静的环境里，多欣赏欣赏绘画、听听音乐或看看戏剧表演都是值得推荐的。对精神病的关心照料包括了对个人的同情与支持。而精神病的医学治疗则包括了熏蒸、沐浴、节食、使用药物以及化合物，以帮助恢复人体平衡。古希腊人和古罗马人关于精神病的看法，也折射出我们对其他文化研究所得出的四种解释模式：物质的丧失、异体物质的入侵、受迫害和背离道德。今天，伴随着我们的是古希腊和古罗马时代的传说，这些传说中关于精神与肉体的显著差异，分别支持了精神障碍的心理学解释模式和生物学解释模式。

13.2.2 中世纪时代

在中世纪的欧洲，古希腊和古罗马的文化遗产大量流失。教会取代了国家、医学权威的位置，成为界定偏常行为的主要社会机构。比如，教会认为个人可能会受到邪恶的控制。这样产生的结果是，偏常行为不再是个人责任获致的，因此，纠正偏常行为就需要驱逐恶魔撒旦。人成为善与恶较量中的消极受害者，是自然进程中的一个无辜牺牲者。在整个中世纪，社会几乎没有给精神失常者提供任何帮助。这些人大多由家庭或社区来照顾；有时被获准可以到乡下去走走(Porter，1987)。人们常用偏常行为去形容那些“庭院里的傻子”和街头傻子。而那些别人都不愿意从事的职业，如掘墓工，有时就只有这些人去干。精神受损仅仅只是生活的一部分，他们还得忍受没有治疗、没有照顾的生活，尽管有时他们也是驱邪的受益者。值得注意的是，虽然偏常行为存在于社会中，但人们认为它源于自然秩序，而人在其中只能扮演被动角色，而这必然限制了对偏常行为的社会反应。

直到15世纪中叶，情况才开始发生改变。中世纪末期，在理论上和现实社会中，人们对精神病的定义、解释、治疗都发生了根本性的改变。在引发新教革命的理念驱动下，基督教开始用些不同的解释来诠释撒旦的侵害。他们认为受到撒旦侵害的人已不再是个受害者，而是接受了邪恶的人。教会废除了所谓巫婆是撒旦无辜受害者的官方宣言。巫婆要对自己的罪恶违法行为承担责任。在这些罪恶违法行为中，有些与我们今天所说的精神病差不多。随后，教会指出，在为精神障碍负责的概念变化中存在一种原动力。如果以前巫婆和其他受魔鬼侵害的人是无辜的受害者，那么现在他们则是邪恶的同盟军。因此，他们应对自己的行为负责并为此受到强制(例如，在木丛中被烧死)。尽管这种理念并未带来任何治愈疾病的希望(除了烧死或溺水外)，但它的确把责任从外部重新定位到内部，即个人因素上来。

萨斯(1970)指出,可以将当时与巫术有关的行为,与今天我们界定为精神病的行为直接做些比较。他认为当时的宗教法庭旨在界定和消灭巫婆,而当代精神卫生制度则旨在鉴定和治疗精神病人,这些都是为了控制偏常行为,同时也是为制度的失败(中世纪教会的腐败或现代资本主义的破坏性)寻找替罪羊。

尽管不愿像萨斯那样过激,但波特(Porter)也的确认为(1987),有时我们用来界定疯癫的行为标准就是曾经用来鉴定巫婆的行为标准。

最重要的是,世界观发生了这样的转变:个人的概念从消极生活在善恶对抗情境下的个体,转变成为一个更有责任心和独立性的个体。1978 年罗腾博格(Rotenberg)指出,新教主义带来的新观念就是个人应为他或她的命运负责。因此,精神失常是个人性格所至,而不是由于生活在宗教集体舞台之外所引发。罗腾博格认为"新教伦理"含有这样一种思想,改变是可能的,而改变的目的就在于使其成为上帝的选民。按照这种理念,与精神病密切相关的偏常行为都应受到纠正。因为生病者会永世受罚,只有健康者才能成为上帝的选民。

这些理论上的转变也与同时代发生的社会、经济、政治变革密切相关。在欧洲,中世纪晚期的基督教堂是重要的宗教、政治、经济机构。然而,对撒旦侵害的宗教阐释发生的转变,引起了教堂的政治经济地位发生了相应的变化。中世纪末期,商业活动在欧洲登上舞台,而教会保守派和它的经济活动参与者却越来越反对生产活动。人们对于教会角色的观点又有了一种新的看法,就是把教会从经济和社会机构分离出来组建宗教机构。

尽管历史上观念的转变非常复杂,但是它对我们来说仍有着重要的意义:人们逐渐认识到,个人应对自己的偏常行为负责,而经过努力个人可以矫正偏常行为,偏常行为的控制已经成为普遍关注的社会问题,而非严格意义的宗教问题。

13.2.3 工业化、启蒙运动和社会秩序的需要

1965 年傅科(Foucault)指出,这种转变是以所谓的"大禁闭(Great Confinement)"为标志的。他认为,大约从 17 世纪中叶起,非宗教的世俗机构越来越多地介入控制偏常行为。在理性占主导地位的时代,非理性就成为社会管控的目标。大禁闭的重要特征就是无选择性的"围捕"所有偏常,从动物到身体残疾者到穷人再到精神错乱者。尽管大禁闭并没有以同样方式和程度在整个欧洲蔓延(Scull, 1993),但它的基本特征还是非常明显的。人们认为,问题人群是那些对社会稳定和经济发展没有做出贡献的人。在新的合理性定义基础上,社会体系的复杂性和交互性在增长,它需要所有社会成员的有效参与。精神错乱的人形成了偏常阶层,他们的行为需要在较大的社会服务体系中接受规范和管理。当社会控制从教堂转移到世俗的政治机构时,对贫困受害者的宗教认识也发生了转变,人们开始认为偏

常行为只是一种个人的选择。

随着社会经济逐步向市场经济过渡,个人收入对于家庭生存来说越来越重要,从家长制到资本主义社会制度,人们越来越不满意对偏常的非系统性社会反应,这些都表明社会发生了变化,并为之后界定和治疗精神障碍的历史发展提供了背景。

在大禁闭和对无家可归者进行管理的早期,监禁的范围包括了罪犯、疯子、病人和穷人。人们并没有按照类型的不同对偏常进行区分。直到18世纪中后期,法国和英国才建立了严格限制精神病人所需的隔离设施。在大禁闭的早期,监禁这些人的目的就是限制他们身体上的自由并剥夺其正常的生活。所以,监禁地并不是设计用来治疗精神障碍的地方,里面的情况不为人知。曾有调查报道了那里的污秽、拥挤、虐待和疾病。在这一时期,精神病人就是丧失了理性甚至人道的个体,他或她可能被当作畜生一样对待,被殴打、戴上枷锁,受到虐待。

与此同时,这种对精神错乱者的认识还标志着社会对精神错乱的总体理解发生了变化。精神错乱的解释发生了转变,从一开始强调恶魔的纠缠侵害,变为承认疯子是残疾人。这一转变(最初的限制监禁)最终激起了人们帮助病人康复的愿望。而精神病患者可以治疗的观点与医学理念是完全一致的。

简单地说,检查监禁设施带来了这种改变,不同类型的偏常被分隔,将疯子从人群中隔离则是基于更为人道的理念。新教伦理中关于个人责任和个人康复的观点,有力地推动了精神失常"治疗"方法的发展。改革运动正是为了提高他们的生存条件,取代监禁。对疯癫进行康复治疗的模式推动了相关特殊设施的发展。到18世纪末,欧洲开始建立收容所,庇护和照顾精神病人,1850年转变完成(Scull,1993)。

很明显,治疗疯癫观念的转变与经济和社会情境的变化息息相关。历史的变迁重新定义了疯癫的病因和治疗模式,就像他们重新定义人类与劳动、家庭和自身的关系一样。偏常被明确地认知和区分,社会制度的责任也在增加。疯癫的非理性和不可理解性,成为以理性行为为基础的人类社会的特殊关注目标。

重新强调对非理性进行理性分析,促进了疯癫起因的系统性科学解释的发展。当然,这其中主要是医学/器质性解释模式。而道德管理正式获准了对精神疾患者的"人道主义"治疗方式,道德管理的基础正是对人类行为的启蒙性理解,以及关于紧张的都市生活(相对于乡村生活)的浪漫主义观点。这两种模式都强调康复。医学模式强调疯癫起因的器质性和不可调控性,而道德模式则强调忤逆和精神失常原因的可调控性。

所以,治疗显然是以归因理论为基础的。医学归因模式建议治疗应使用药物、身体限制和手术,而道德模式则强调病人可以选择理性的、人道的关爱治疗法以及接受道德教化(Porter,1987)。

13.2.4 大型公立医院的发展

1820年至1875年间,美国人在国内创立了一个庞大的精神病院网络,执行着两种功能:为可治愈者提供康复治疗,为不能治愈和贫困的病人提供看护管理。因此,至19世纪20年代,人们已经开始将精神错乱者同其他病人区别开来,同时,对偏常的社会反应方式也以积极治疗为主。

当时,精神病的解释融合了道德和医学两种观点。意志薄弱、道德败坏导致了身体失衡,疾病本身是身体上的,脑功能衰退是精神失常的直接原因。而道德沦丧,如酗酒、负荷过重、家庭困难(危机)、竞争激烈、教育不当,则是首当其冲的原因。"精神病是背离社会行为规范的必然结果"(Grob,1985:3)。精神病是由于违背了规范人类行为的自然规律而引发的身体疾病。至此,我们清楚地看到了偏常行为与疾病之间的关系。

这一观点并非是为了引出惩罚性社会反应。与新教伦理强调的个人拯救相一致,道德沦丧和行为违规被认为是可以纠正的。忤逆行为的产生是由于个人自身有缺点,不能抵御来自工业城市社会的诱惑及生活压力。"如果环境的应激使人们违反了规范行为的自然规律,导致了脑部及神经系统功能障碍(脑功能衰弱),那么,对环境的改变就能改变身体的异常发展"(Grob,1985:4)。

因此,治疗自然就应从道德层面展开。道德(非偏常)行为的恢复,有望扭转道德失败带来的不良影响(如身体的影响)。道德治疗方式的第一步,就是让患者远离引发失常的环境源。人们把医院建在远离喧嚣的乡村,用特殊的食谱、补药、通便剂和药物帮助病人净化体内系统,控制偏常行为。大量的医疗设备被设计出来,用以约束病人的身体活动,刺激病人身体,使之活动或恢复道德活动。人们也用宗教引导和认真细致的特殊康复方式来治疗他们。

有报告显示,上述治疗方法常常能够奏效(Grob,1985)。显然,如果病人对治疗的反应够快,则有望康复,也就是说,他们的行为会变得更符合社会规范。另一方面,有些病人对治疗没有反应,他们仍继续呆在医院里。长期以来,这些留守(长期的)病人在医院中占了大多数,而治疗与看护相比之下就变得次要了。1900年以后,住在精神病院的主要是慢性病人,而到20世纪30年代,80%的病床住的都是慢性精神病人了。

13.3 现代医学和心理学的解释

与此同时,社会其他方面的发展也影响了精神失常的界定和治疗。19世纪末20世纪初,随着有效药物治疗技术的出现、精神分析理论的发展以及对基因理论的深入了解,人们对偏常行为与治疗的关系发生了观念上的转变。

作为相对安全有效的治疗方式,医学实践是现代社会发展的产物。大约在19世纪80年代,内科医生对大多数疾病都没有有效的解释,他们在治疗上独断专行,没有科学的生理学依据。这一时期,疾病的基因理论、防腐技术、内科医生良好的系统性培训以及更为科学的研究工作,都促进了医学质量的转变,激发了医学职业及其声望的产生。医学方面取得的进展,也推广了精神病是最基本的身体失常的理念,促进了精神病学成为一门特殊的医学专业。道德理论认为是罪恶导致了身体损害,与此相比,新的医学模式却强调偶然性在身体损伤和疾病过程中的作用。虽然,新医学模式并不强调环境的作用,但它在保留了对个体因素关注的同时,却卸去了很多个体的责任。医学实践领域的成功,还帮助内科医生将偏常行为"医学化"变得合法化。

精神分析论提出了另一个致人疯癫的途径,该理论指出环境的交互作用影响着个体思想的发展。思想本身就蕴涵着冲突的萌芽,这种冲突存在于个体本能和社会需求之间,社会对个体的教化与教化所引起的不满,也包含了个体欲求和社会整体需求之间不可避免的矛盾冲突,而这些冲突张力的结果则会导致精神障碍。这里,我们看到精神分析论对个体责任的强调(虽然精神障碍是其他人或制度所引发)。精神分析论及其他关于精神障碍的解释都提出,要想解释精神障碍,必定要涉及违反禁忌和丢失重要物质(自我发展的失败)。在此,思想作为个体的一个组成部分——而不是生理缺陷——引发了精神病。

到20世纪40年代,精神障碍的理论表明,在美国各种情况复杂交织在一起,重要物质的散失(基因、脑功能减退)、异己物质(生活应激)的存在和违反禁忌(道德解释和精神分析论)同时并存。因此,治疗方式也应随之多样化。虽然,大型公立精神病院在治疗精神障碍的机构体系中仍占主导地位,但是它们受到了越来越多的批评指责。批评指出,这些医院只是"仓库",用来收容穷人和不受欢迎者(长期病患远未接受人道的治疗)。现代医学技术培训出来的精神病专家和内科医生,热衷于用外科和生化技术治疗精神病,并将短期医院作为一种治疗模式使用。精神分析是在专家的个人办公室对门诊病人进行的治疗。

19世纪末至20世纪,医学模式的不断发展表明,在治疗躯体疾病上医学模式是极其有效的,尤其是在治疗传染病方面。现代医学实践者(如医生)将这一领域的成功泛化成了权威和权力。随着精神障碍纳入医生权威的范围,精神障碍的生物学解释模式的权威也就展现出来了。到20世纪40年代,相关调查显示,总人口中行为失常者日益增多,至此精神障碍的医学化模式才得以迅速发展。

13.3.1 医院时代的终结

到20世纪40年代,由于那些不受欢迎者在医院的境遇,精神病院在人们的心目中的地位一落千丈。精神病院内绝大多数都是长期慢性病人,人们相信这些病患远未得到应有的帮助。精神病院的恶劣条件唤醒了人道主义的关注,并获得了经济上的资助(大多数医院是公众资助的)。人们认识到精神障碍普遍存在于人群之中,这引起了社会对精神障碍反应的历史性变化。

本章所及的历史中,我们一直在讨论的精神障碍代表了这样一些失常类型,即所谓的精神分裂症、躁狂抑郁症、妄想症和其他极度的"精神异常"行为。只有那些深受偏常行为困扰的人才必须强制接受前述的控制和治疗,这些人的偏常行为往往是人无法理解的。而这些控制和治疗是迄今为止我们描述的经典形式,从这个意义上说,公众和专业人士对精神病的认识可能是非常接近的。

然而,20 世纪 40 年代,列入行为失常的名单扩大了。弗洛伊德对于精神病的研究,更加明确了大家所熟知的**神经症**的一系列症状,即这种失常是个体能力发挥受到了损害,但并未使他或她"失去接触"现实的能力。日常生活中的问题日益增多,就会被列入医学/精神病学下的精神失常的行列。精神病从业人员第一次对这方面的行为失常者进行了大范围的详细调查。虽然,神经症的行为无疑会引发焦虑和痛苦,但被定义为精神障碍还是新近的事。

20 世纪 40 年代,由于第二次世界大战在人力上的需求,社会第一次对公众进行了大规模的医学和心理学普查。调查结果显示,很多志愿者和新兵的情感并不适合参军。虽然,人们已经发现了一些数量的精神病行为,但导致社会对精神障碍的反应发生了深刻变化的,还是相当数量致人衰弱的神经症的个案研究。弗洛伊德把神经症提高到一个重要的文化地位,他认为神经症在人群中的高发病率,引起了社会对精神障碍的定义和治疗方法重新进行考虑。

军队需要收集新兵和志愿者身心健康方面的系统资料,体检结果显示,与以前精神病行为检测的结果相比,障碍行为增多了。另外,战区精神疾病的处理向精神病专家显示,如果以精神病院长期住院病人的诊治经验为基础,这些病例可以更快地被治愈,超出人们的期望。神经症的"发现"使界定精神障碍的边界大大放宽了。

精神障碍定义泛化的转变,是因为人们发现对外界的应激(如战争情况)可引发精神障碍,甚至身心非常健康的人也会如此。后来的应激模型强调环境和健康的关系,并开始研究环境应激源。这种研究不可避免地界定了更多的偏常行为,并将之与精神障碍或精神病联系在一起。在建构民间应激源与精神痛苦之间关联时,研究人员第一次走进社区(Hollingshead 和 Redlich,1953;Srole 等,1962),他们从良好的心理健康水平中同时发现了应激源和偏离。正如我们所理解的那样,从精神障碍定义到轻微神经症和环境因素的研究,偏常行为的医学化被这一转变加速推进。

精神障碍定义泛化和对精神障碍环境因素的探索,也显示出对精神障碍治疗途径思考的变化。由于病房像"仓库",人们认为精神病机构不是认真严肃处理病患的治疗机构,长期的住院治疗正逐渐失去信誉。在普通大众中发现了大量精神障碍，意味着应当改变对精神失常的治疗方法。在二战期间，经历了炮弹震惊和战争疲劳的士兵得到了迅速而有效的治疗，他们并未接受住院治疗，只是经过了简短的医治期。这一效果提示精神病学家，在普通人的生活中，类似的以社区为基础的治疗模式可能也会成功，以此应对大量新病人的压力。

13.3.2 向以社区为基础的关怀模式转变

20 世纪 50 年代，治疗体系发生新的转变（下章主题），精神障碍的原因历经官能障碍、环境应激源到个人发展冲突。伴随着医生文化权威的普遍增强，医生占据着精神障碍治疗者的主导地位，这意味着所有精神障碍的病因都将用生理学术语来诠释。总之，精神障碍已成为精神疾病。

人们发现轻微的精神障碍是普遍存在的，可以用短期的简单技术进行治疗。人们逐渐开始关注普通大众的精神卫生问题，而不再局限于少数终生住在大型公立精神病院的无法治愈者。心理问题范围的扩展呼唤着新的治疗模式（如社会的参与）。这种模式就是社区治疗模式，它强调要迅速确认和纠正日常生活中的偏常行为。以医院为基础的治疗理念转变到以社区为基础的治疗理念，还有其他的一些原因。不过，需要处理比预计的更普遍的心理健康问题，还有可治疗的精神障碍范围的扩大，应该都算是转变的原因之一吧！

萨斯（1970）和其他人（Laing，1967；Cooper，1971）随即强调了偏常的医学化，他们指出，精神病学家已成为社会控制偏常行为体系的主要构成。1940 年以前，精神疾病的控制、治疗、管理只是针对一小部分行为严重失常的人，而新的模式关注的是“苦恼的”、“痛苦的”个体，这表明几乎每个人在一生中都可能会有一段时间需要心理帮助。事实上，社区调查显示，大约 50％的人一生中会患有精神障碍。这样算的话，普通人中每两人就有一人在一生中会经历一些精神障碍的症状。兰恩（Laing）和其他一些学者（1967）认为，这些都明确显示出精神病学已扩展成社会控制精神障碍的工具，他们甚至进一步论证根本不存在精神“疾病”，只存在我们定为偏常的行为和寻求控制的方式。

本章所述精神障碍外延的扩展，很重要的意义就在于，社会或机构对精神病反应也随之发生了相应变化：普遍存在的精神抑郁，并不是属于残疾问题，它需要的是建立在社区服务基础上系统的治疗，而不是长期的住院治疗。对此，急症护理的模式非常合适。精神病学家早就立志要治疗精神病人，并以医生之责进行康复训练，因此，他们很自然地将职责扩展到新的失常行为。正如你会由于轻微的身体不适，给医生打电话预约门诊，从这个意义上说，类似的医疗服务对治疗精神障碍也会奏效。

下一章将更为详尽地介绍当前的以社区为基础的服务体系。需要强调的是，精神失常定义和外延的变化改变了社会对精神障碍的反应，精神障碍已成为一种医学疾病。DSM 体系准备用类似躯体疾病的分类标准来区分精神障碍,而且,在DSM 体系中,个体不为自己精神障碍负责,但这同时使得他们将有义务接受医疗。至此,我们也看出,公众和专业人士在精神疾病概念上的分歧有可能是出于这样的原因,专业人士把神经症视为精神病,而公众显然坚持认为只应关注严重的精神异常行为。

13.4 小结

本章从一个广阔的历史视角,回顾了精神障碍社会反应历史的发展,帮助我们建立了社会进程和精神障碍之间的关联。从中我们看出,人们对精神障碍的认识历经了如下变迁:开始人们认为精神障碍是由于外物附体(恶魔侵害)所引发,接着又以为精神障碍是由于自身行为(违背道德规范)和内在人格而引起的,后来人们的观念又回到当初,认为精神障碍是外物降临(疾病)所至。

正如我们从建立在自然循环基础上的社会系统转到建立在自然控制基础上的社会系统中一样,疾病的认知也从外在过程转到内在(和可控的)过程并再次回到自然过程。所以,偏常成了个人的责任而非不可控过程的结果,同时偏常又重新成为一个不可控但却可以治疗的社会现象。理性时代是一个强调管理的年代,在这个时代里精神病就特别显出缺乏控制或不可理解的一面,正是由于偏常威胁到社会秩序,所以需要对此加强管理(Sontag,1978)。

传统上,精神病的定义常常被表述为严重的、无法预知的、不可理解的行为。然而,19 世纪,精神病定义的外延扩大了许多,包括了日常生活问题和对生活环境压力源的反应。精神障碍外延的扩大拓展了需要管理的生活领域,而这就是我们之前提到的偏常的医学化。从 18 世纪后期的大禁闭开始,人们一直努力去控制那些被认为必定会对社会秩序构成危险或破坏的行为。从社会体系出发,关注精神障碍的影响是一种新的认识。有关精神障碍起因的推论,在强调器质、道德、心理发展以及环境因素的解释之间来回变动。这些对病因的解释中,每一种都在特定的历史阶段占据过主导地位,我们也见证了治疗理念随之发生的变化。当忤逆引起大脑损伤时,道德治疗能够治愈这伤痛;当心理发展的解释流行时,精神分析法和谈话治疗占据了支配地位;当精神障碍的定义囊括了神经症时,对偏常行为进行生物学控制就上升到了显著的位置。

第 14 章　社区精神卫生的挑战

在美国，一场有关基于精神疾患社区治疗和精神病患者不住院治疗的大辩论已持续三十多年。媒体、社会研究者和精神卫生系统的倡导者们指出一些问题，诸如“不住院治疗的失败”和对“收容所”的需要(Wasow，1986；LaFond 和 Durham，1992；Robertson，1997)、越来越多的患有精神障碍或“在街头发疯”者无家可归(Isaac 和 Armat，1990；Stubs，1998)、社区项目的贫乏和低质量(Torrey，Wolfe 和 Flynn，1988；Roth 等，1997)以及持续地强调维持而不是康复和痊愈(Kirk 和 Therrien，1975；Anthony 和 Blanch，1989)等。

之所以会提出这些问题，是由于精神卫生服务系统目前正处于关于重残疾人“范式转变”的过程之中。按照卡林(Carling)的观点(1995)，我们已经从一个把这些人看作需要住院治疗的病人的时期，经过一个把这些人被看成是需要综合社区提供帮助的接受者的中间阶段，发展到今天把这些残疾人被当作公民。他们有残疾，但他们与所有其他公民同样具有参与和融合到整个社区的能力和权力。

本章将简要回顾美国社会精神卫生关怀的历史发展，以便理解其现状、存在的问题及各种观点。我们还将回顾一下社区治疗受到的批评、社区关怀对家庭的影响，以及一些近期发展起来的可选择的治疗方法。

14.1　社区关怀的根基

20 世纪的后半叶，在精神疾病的治疗模式上，出现了向社区治疗的重要转变。不强调医院治疗、综合性医院开放精神病病床、作为精神治疗一部分的社会工作计划的发展、社区生活安排的建立、职业训练计划以及门诊病人和随访计划等等做法，构成了从精神疾患医院治疗模式的一步一步有意义的转变(Brand，1967)。

许多因素导致了社区精神卫生体系的出现。其中最重要的因素是，在 20 世纪 50 年代大多数公共精神病院条件差，精神病治疗药物的有效性低，监护人照料的经济性，对大众中尚存大量未得到治疗的精神疾患的认识，对合适的治疗环境的合法要求，以及对新的精神卫生治疗的哲学取向。

14.1.1　公立精神病医院的状况

第二次世界大战后的 10 年里，州立精神病院中的住院病人数量剧增，并且这种拥挤引起了地方、州和国家层次政客们的注意和担忧(Wilson 和 Kneisl,1992)。1948 年,阿尔伯特·都奇(Albert Deutsch)发表了《政府的耻辱》,一篇使人感动的报道揭露了精神病院中的糟糕条件。报道指了出医院严重的资金短缺、使用未经训练的看护者、糟糕的卫生条件、有辱人格的治疗、肉体的虐待、对精神病治疗的总体的忽视以及在美国公共精神病院的很高的死亡率。很明显,对大多数精神疾患者而言,被收容进精神病院意味着到了路的尽头。一旦进了精神病院,大多数患者将在被遗忘和孤独中度过余生。1961 年,厄芬·高夫曼(Erving Goffman)出版了他们《收容所》一书。此书指出精神病院等"总体的"社会事业机构产生消沉、依赖、无助的"机构化人格",他们不能在医疗机构之外的社会中求得生存。高夫曼基本上认为医院实际上扮演了一个与治疗背道而驰的角色。

14.1.2 精神药物的有效性

20 世纪 50 年代,精神药物如盐酸氯丙嗪、盐酸阿米替林、氟哌啶醇的发现改变了精神病治疗的面貌。这些药物似可控制最怪异的行为、幻觉与妄想以及其他认知障碍,因而受到广泛而迅速地采用。其功效被当成精神失常生化解释的基本准确性的一个表征,并且促发了不住院治疗的争议。如果这些新药能够控制怪异行为和思想,那么就不怎么需要禁闭精神病患者。对于精神病治疗药物的发现和使用是否会导致医院人数的减少还存在着争议,但毫无疑问它们使出院人数增加,并明显减少了住院天数(Gronfein,1985; Mechanic,1999)。另外,联想到药物治疗的利用造成精神疾患与其他慢性病同类的情况,使新出现的药物治疗支持了正在发展中的基于社区的治疗模式。

14.1.3 监护人照料的经济性

事实上在 20 世纪 50 年代,随着所有公立精神病院病人数的增加,医院运转所需的大量复杂事物及员工的花费以及病人长期住院,开始成为政府的一项不断增长的财政负担。尽管维持一个病人在精神病医院治疗的费用比在一般医院要低得多,这些笔支出还是越来越多地会受到政府立法机关的详细审查。社区治疗的倡导者许诺社区治疗的花费实际上比社会事业机构的治疗要节省很多,在这种情况下,政府已越来越不愿意为大的精神病院提供资金。而且,当法律规定迫使政府提高这类医疗机构的治疗质量时,政府会选择让这些病人出院治疗,而不是为了给大量的住院病人提供适宜的治疗和照料而承担这笔巨大的开销。

14.1.4 一般社区的精神疾患

第二次世界大战期间,由于精神上的问题,有将近 200 万的成年人(大约占服役军人的 17%)被发现不适于参军。对大多数观察者来说,这部分未被发现的精神障碍者所占的比率是令人吃惊的。法立斯、敦汉姆(1939)以及斯罗尔等人(1962)进行的早期的流行病学研究证实了这种高比率的未经治疗的精神障碍。社区治疗倡导者们有能力证实,社区治疗方式比住院治疗更人道,而且它将精神病治疗扩展到社区中未能接受精神医疗服务的人群。在20世纪50年代,随着公共卫生运动涉及范围的加速扩展,精神疾患也被纳入到这场运动之中,这使得发展社区治疗更具吸引力。

14.1.5 法定的要求

20世纪的六七十年代,政府的司法部门在治疗模式向社区转变的过程发也挥了作用。1975年的3个重要诉讼案导致联邦法院决定将社区治疗和非住院治疗确定为一项司法命令。这些司法决定的不断增多,为这种业已存在的减少公立精神卫生医院住院人数的动力提供了法律依据。在第一个案件,即广为人知的"柳溪同意法令"(Willowbrook Consent Decree)中,法院明确地说,精神病院的住院人数应当显著减少,社区化治疗设施应当建立和运行,病人应处于"最少约束的环境"中。在第二个法案(奥康纳对都纳德森)中,美国最高法院判定,所有病人都"有权得到治疗",如果病人不主动地接受治疗,那么就必须放他们走。病人同样拥有知情同意权,这就意味着如果不是因为精神病人对他们自己或他人(有时对财产)构成威胁的话,别人不得违背他们的意愿限制他们。政府不能限制那些并不危险的精神病人,也不能约束那些具有在社区中独立生活或与他人共同生活能力的精神病人。最后一项法案(迪克松对魏恩伯格)裁定,不仅非故意犯罪的病人应享有处于最少约束环境的权利,而且应当为那些不需要监禁的病人创建替代医院的设施(Rose 和 Black,1985)。在最少约束的环境中接受治疗的原理、服从法令而增加医院设施的花费以及被迫犯罪的减少都需要提供社区服务。

14.1.6 治疗的新哲学取向

在20世纪的前半叶,精神病学家和心理学家发展了一系列的治疗技术,如精神分析疗法、行为矫正疗法、一些主要的情境疗法以及不把医院作为治疗条件的家庭疗法。由于厌恶医院治疗,由于在最少约束的环境中治疗病人的需要以及精神药物疗法的出现,精神卫生专家们开始设想一种治疗的哲学,即让患者与其所处的社区建立尽可能密切的联系。换言之,精神病学家和心理学家形成一种取向,即与其所需要的治疗相一致,通过尽可能少地打扰病人的日常生活,使他们获得最好的治疗。与其让一个人远离其熟悉的面孔和日常生活,不如尽可能多地保持这些人际关系与日常生活更有疗效。

14.1.7 非医院治疗

这些因素的影响导致了精神疾病治疗方面的两个主要转变:第一,大量的住院病人从医院中释放出来——非医院治疗；第二，一个以社区为基础的治疗服务系统得到了发展，它服务于原有的患病人群以及那些在社区居住的有精神缺陷症状但未接受治疗的人组成的新的患病人群。

从表面上看，这个过程已取得巨大成功。1955 年，在公立精神病院中有 560 000个住院病人；到 1983 年这个数字就已降到 115 000。根据首席精神障碍研究专家托雷(Torrey)(1988)的研究，如果不是因法律的和财政的限制的话，州立精神病的患者数至少将会是现有实际数量的 5 倍以上(Robertson，1997)。现在，医院变得更少、更小了，拥有的装备更好了。住院天数也从以往的数以年计降到数以天计。接受社区精神卫生服务的人数已有相应的增加，表明那些先前未接受服务的病人正在接受治疗。下面我们将详细描述社区精神卫生系统的历史进程。

14.2 社区理念

1955 年，心理疾病与健康联合会(在美国精神病学协会及美国医学协会的共同努力下)创建。这个组织的任务是评估美国精神病患者的状况及其需要，并建议议会制定一个国家精神卫生发展规划。委员会于 1961 年提出报告，提出的标志性的建议有以下方面：

- 从住院治疗到社区关怀的转变
- 更为公平的精神卫生服务的分配
- 对预防工作的关注
- 消费者参与精神卫生服务的计划与实施
- 招募和训练非专业人员作为精神卫生专业人员的助手
- 对新增的精神卫生服务专业人士的教育
- 研究工作的公众支持
- 联邦、州及地方基金共同构造和运作社区心理卫生服务中心(Wilson 和 Kneisl，1992)

从哲学层面看，最新建议意味着应尽可能多地为精神疾患者提供本社区的医疗服务。非住院治疗的进程只是个开始。这次运动的目标是在今后 20 年内使公立医院的精神病人数下降 50%(Minkoff，1978)。可以相信，非住院治疗和社区治疗能帮助精神病人生活在社区，并过上相对正常的生活。

委员会的建议启动了被看作是精神病服务的“第三次革命”，成为一个重要的转折点。第一次革命是对精神病人进行治疗比监禁、惩罚及隔离更有效的观点(1800～1900 年)；第二次革命则是强调精神疾病的内在心理原因(承蒙西格蒙德·弗洛伊德及其精神分析治疗法的创立)(1900～1950 年)。第三次革命，即社区精神卫生服务运动。这场运动的中心思想可以概括如下：

精神病患者的现代治疗目的是使病人能够在社区中保持正常的行为举止。为此，必须做到：(1)把病人从逐渐衰败的住院治疗中拯救出来；(2)尽快让病人返回到家庭及社区生活中；(3)然后，尽可能长地将病人留在社区中。因此，调养和恢复是精神病人服务中的重要内容，而且各种恢复疗法都应当与所有形式的服务整合起来。(精神病与健康联合会，1961)

约翰·F·肯尼迪，后来的美国总统，任命了一个委员会来研究该联合会的建议，并于1963年2月提出了预防和治疗精神疾病的"一个大胆的新提议"，提出精神卫生服务应该与社区生活融为一体。1963年10月，国会做出回应，通过了社区精神卫生中心(CMHC)法案，支持建立地方社区精神卫生服务中心。该法案还授权在3年内从联邦基金中拿出1.5亿美金与州基金相配套，用于建设综合性的精神卫生服务中心。该法案使形势大为改观，因为现在社区内的精神病患者有资格享受联邦基金提供的食物、房租等(Torrey，1988)。要想使用联邦基金，每个CMHC都必须提供五类服务项目：

- 住院病人照料
- 出院病人服务
- 紧急需要服务
- 部分时间住院
- 咨询和教育服务

14.3 社区精神卫生服务的特点

顾名思义，社区精神卫生服务是指在社区内开展的所有维护精神卫生的活动和针对精神疾病的治疗。

区分CMHC照料与更传统的精神卫生服务的第一个特征是，CMHC照料强调社区服务实践而不是住院条件下的治疗实践。

这种取向的第二个特征是，它强调整个社区或人群而不是个人。"社区"一词，可以从地理学角度定义为"受托区"或者精神卫生服务区域，同时，它被用于划定将接受特定的CMHC服务的人群。通常，一个受托区域包含有75 000到200 000个人。这些人口被认为是能够确保提供所需服务的最小值。

第三个方面是它强调疾病预防和健康促进服务。这和在早期住院环境下使用的医学模式和治疗干涉模式形成鲜明对照。

CMHC方法强调对于服务及其连续性的理解。这意味着CMHC必须在社区提供全方位的精神卫生服务。此外，社区精神卫生(CMH)服务的提供者会假定，帮助接受精神卫生服务的人的责任是从一种服务项目转向另一种，并且还要监督和协调这些转移。对服务的理解包括直接服务和间接服务,诸如向精神疾病患者的家庭和其他社会关系网络的成员咨询,还要通过大众传媒教育一般公众。

CMHC 关注的是短期治疗和危机干预,反对昂贵的长期治疗或住院治疗。

CMHC 的一个有趣的特征是精神卫生领域第一次向非医学专业人员(如心理学家、社会工作者)和非卫生专业人员(如教师、牧师和社会科学家)更广泛地开放(Satin,1994)。另外,CMHC 鼓励新的人力资源出现,如非专业人员(一些只受过有限的正式训练,但是由于有技巧和生活经验,能够在社区中发挥积极作用的社区代表)。这样一来,CMHC 系统意味着精神卫生专业人员并不是唯一的提供服务者(对精神病医师的权威和控制是一种威胁),也不是有关社会精神卫生需要方面的信息的唯一来源。这一特征也强调 CMHC 对"社区控制"概念承担的义务,主要集中在这一事实,即 CMHC 必须与社区合作并且代表社区利益。最后,CMHC 方法强调需要在社区内确定应激源(也就是大型工厂关闭或社区范围的灾难造成的影响),而不仅仅局限于个体本身。

总之,CMHC 概念确定了以下方面:

- 无论何时、何地,只要有需要就能得到服务
- 医学服务应该和其他人性化的服务相结合
- 目的应当是强化生活经历的积极影响,减少消极影响

14.3.1 社区精神卫生服务的实施

1963 的立法导致了美国精神卫生协会(NIMH)的改革,它从美国卫生协会中的一个以研究和培训为主的机构,转变成一个负责服务这个第三种功能的组织。CMHC 计划使得 NIMH 成为一个由联邦资助的精神疾病治疗系统的行政管理部门。

从 1963 年开始,经过整个 70 年代,将精神病人放在社区的活动逐步得到推广,最终把州、县级精神病院的住院人数降低近八成。但是,由于 CMHC 法案并没有按照计划执行,CMHC 的成长和康复服务跟进得较为缓慢,一些州和地方当局不能为联邦资金提供配套资金来实现和维持这些服务。其他一些地区,特别是一些穷困的农村地区不能通过他们的服务收费得到足够的运转资金。结果,该计划和诸如康复计划、公众精神卫生教育和咨询等服务项目,都不能按计划开展。

即使这样,正如一些对非住院治疗和将精神院病人进社区、街道和邻里持批评态度的人们所指出的,"抛弃"仍在继续。社区没有准备接收这些被赶出医院的精神病人,对他们的态度非常冷漠。精神病人由于自己的状况和行为而受到指责、威胁和嘲弄。此外,为这些走出医院的病人提供的住房和其他设施所需的财政支持也很匮乏。社区成员反对和抗议在他们周围为精神病人提供任何住房或治疗设施。有人断言,由于不受欢迎和被嘲弄,许多以前的病人感觉到在医院外的生活令

人恐惧，而不是令人向往。匮乏的社区服务设施，加上不熟悉和充满敌视的环境使得此项工作进展受限，困难重重。一些病人发现他们陷入“轮回”现象之中，出院的病人被收进医院、赶出医院、然后又收进医院或其他医疗机构，整个过程常常只有几个月。许多精神病人权利的倡导者开始提出，精神病人的需要应该是在精神病医疗机构中接受更好的治疗服务，而不是转向社区。社区服务既不够综合全面，也不好协调。如果这还不够，那么至少政府用于维持公共精神病医院的花费不能与医院病人数同步减少。在法院要求的增加医院服务水平和继续维持与人员花费之间，由于在联邦政府为新的 CMHC 系统提供资金的同时，州政府仍在为旧的医院系统花费，精神卫生服务的开支实际上更大了。

70 年代初，CMHC 计划中明显存在许多问题。大多数州都报告了这些问题。突出的问题是，缺少帮助精神病人康复的足够资源，在 CMHC 计划中涉及的地方与州立机构之间协调得不够。此外，以社区为基础的治疗系统已经注意到自己拥有的治疗“恐惧症”(worried well)的资源，注意到那些经历过温和地减缓问题而受到最迅速地处理的患者。多数情况下，其结果是各种服务机构、危机救助中心和精神卫生诊所之间的无组织和不协调，而这些机构的原本是提供和监测药物治疗以及通过社会服务部门提供紧急服务的。

14.3.2 再次关注慢性病患者

面对 CMHC 计划受到的批评，1975 年，美国政府修改了原来于 1963 年颁布的法令。新的法令不仅再次强调了早期强制执行的五项基本服务，而且增加了七项额外的满足精神卫生服务需求。其中包括继续关爱、过渡期的服务、对孩子和年长者的服务、酗酒和滥用其他物品者的服务。慢性病和严重精神病患者也备受关注。

1977 年，卡特总统建立了一个由 20 人组成的精神卫生总统委员会，对精神卫生需求进行再评估。1978 年发布报道提出，要加强社区精神卫生服务体系和社区支持系统。1977 年，国家精神卫生协会开始了一个称为社区支持计划(CSP)的新计划。这个计划涉及“综合的社区支持系统”概念(Turner 和 Tenhoor，1978)，并且关注的焦点由拓展对温和的精神障碍病例的治疗转变为处理多种有挑战性的重残病人、患有慢性精神病的年轻患者。从一开始，CSP 计划就直接与州立精神卫生机构一起，推动“分散的、非官方的关爱并促成(force)一个关于社区精神卫生的系统的观点”(Mosher 和 Burti，1994)。

促成 GSP 计划的某些现有服务的不足被特纳和腾霍尔(Tenhoor)认定为包括以下方面：

- 服务系统目标的不充足定义
- 服务机构分散并缺乏合作

· 缺乏系统的资助社区服务的方法
· 缺乏“主流”机构承担为精神病人群服务的义务
· 缺乏有效的社区组织与拥护

针对上述问题，19 家州立精神卫生机构共同签定了一项联合协议，决定创建社区支持计划，主要关注遣散州立精神病院的病人。政府鼓励各州发展社区支持体系(CSS)。美国心理卫生协会把 CSS 定义为“一个由有爱心、责任心的人们组成的网络，它致力于帮助精神脆弱的人，满足他们的需求，发展他们的潜能，而不是孤立他们或是把他们从社区中排除出去”(Turner 和 Tenhoor，1978：329)。服务的要件将会以现有的经济、政治和治疗资源为基础，在各个社区中得到发展。

1980 年，社区精神卫生体系的法案获得通过。它是为了实施精神卫生总统委员会的建议而设立的。例如，它授权持续资助社区精神卫生中心，发展流动的关爱和预防性的关爱单位，并为高危人群提供服务。该法案的另一个目标是协调两层精神卫生服务体系的关系，该体系自 1963 年的规定出台后就已经运作，据此规定，严重的精神病患者继续留在国立服务机构中，而那些轻度的精神病患者则接受 CMHC 服务。

这个修订法案授权的计划于 1982 年启动。在它们得以开始之前，联邦政府在精神卫生管理中的作用已经动摇了。1980 年颁布的社区精神卫生体系法案在 1981 年被废止。废止清单上把权力、资金分配、精神卫生计划的管理等从 NIMH 转移给州政府。每个州都接受了一堆覆盖精神卫生服务项目的授权。给 CMH 中心指定的服务范围缩减到先前讨论过的五大项服务。1984 年联邦政府资助 CMHC中心和精神卫生服务项目的资金停止了。目前，CMH 中心继续存在以及服务质量依赖于州政府的支持、私人资金及所挣得的收入。

14.4　非住院治疗和社区精神卫生——痼疾

非住院治疗的开始和社区精神卫生服务来临后的三十多年里，大量的严重的或慢性的精神病患者很少甚至没有得到精神治疗。许多人受到监禁或流浪街头，其他一些人则被安置在寄宿处或私人疗养院，那里的条件很少会比公立精神病院的后病房(back wards)好，而他们被认为就是从那里解救出来的。显然，尽管事实上社区卫生服务运动的出现吸引了每一个参与重新设计精神卫生系统的人，包括普通民众，但它离完成自己的使命还很远。这样一个受到广泛支持的运动为什么会失败，又是怎样失败的呢？抑或它毕竟还没有失败？

非住院治疗导致成千上万的精神病住院病人走出医院，而基于社区的治疗根本不能满足这么多人的需要。到 1975 年，减少公立精神病院住院病人的目标才得以实现(Comptroller General，1977)。病人走出医院的过程直到 70 年代末仍在继续。

按照摩尔根(Morgan)(1993)的说法,旧有公立精神病院从70年代末到整个80年代之所以会迅速关门,主要是因为企图改善对精神病人的服务供给。但还有另一原因,那就是试图减少开支。然而,赖安(Ryan)、福特(Ford)和克里夫德(Clifford)(1991)等人在1978年和1988年之间进行的研究显示,政府在将精神病院资金、资源转到社区服务组织方面遇到了困难。罗丝和布莱克(1985)引述了消费审查立法委员会(LCER)1975年准备的文件指出,尽管1973~1974年间有超过50%的住院床位被撤掉,但只有约6.5%的公立精神病院的资源从这些环境再分配到门诊病人CMH服务。公立精神病院继续将精神病患者释放到社区,而他们并没有同时重新分配资金,这样公立精神卫生资金并未跟着病人一起从精神病院转移到社区。

在最初的议事日程中,公共官员们把非住院治疗看作显著减少政府精神卫生财政预算的一种途径。按计划,通过取消建立新的住院病房或更新老的精神病院的计划,省下相当可观的资金。关闭现有的医院会节余出大量的资金,这些资金可直接用于收费较低的CMH服务。该计划也包括将大型公立医院转变为面向所有慢性病(包括精神病)的长期保健和联合保健中心。然而,州或当地政府没有能力为实施新的基于社区的计划支付费用,联邦政府没有能力也没有为CMHC保健项目的全面发展提供必需的资金支持。结果,医院没有关门,CMH中心也没有得到快速成长。

出现的问题变本加厉:许多精神病患者继续在医院进行治疗,然后被转到设施非常不完备因而不能满足患者需要的社区服务中心。再住院率开始逐渐上升。然而,公民自由法阻止将这些严重精神病人留在医院里。住院治疗一放出来一再入院这一趋势使得官方原本希望通过非住院治疗来控制和减少的开支反而增加了。美国审计总署发布的报道(1977:24)强调说:"州和地方当局执行照顾或能照顾精神上有缺陷的人的计划,还没有提供帮助精神上有缺陷的人所需要的财政或其他支持。这些需要包括:(1)不必要时避免进入或再进入公立医院,(2)舍弃这类条件,或(3)在社区得到适当的帮助。

实施非住院治疗遇到的一个问题是如何辨别服务的有效性、可获得性和适宜性,甚至在那些服务确实存在的病例中也是如此。建立社区服务的实质是提供适宜服务的能力,现在还没有适宜的解释标准(Rose和Black,1985)。此外,发展CMH服务系统主要是满足急性精神病治疗的需要。建立这个系统主要是面向那些受短期精神疾患困扰的人,用药、咨询和其他社会服务——一种急性保健治疗模式,对这些短期的精神疾患有一定疗效。也有假设认为需要更多一些时间服务的精神病人也可得到充足的保健。但哪里有?由于急性治疗系统满足不了他们的需要,大量的精神病患者就得不到充分的和合适的服务。甚至对一些急性的精神病人,服务也是断断续续的、不协调的,服务缺乏病后调养计划和随访。换句话说,就是缺乏服务的广泛性和连续性(CMH 服务的一个目标)。还缺乏连续性的服务来代替公立精神病院的集中服务。社区精神病人服务支离破碎的,既没有协调性又不充分。

CMH 运动已被证明缺少像它承诺的那样成为治疗方面的一场革命。正如精神病学家福里兹(Fritz)和弗雷汉(Freyhan)所指出的,CMH 服务被认为是"社会治愈可能性的新神话"(1980:406),但它并没有改变占主导地位的医学治疗模式。在 19 世纪,精神病学家声称医院具有强大的治疗实力。CMH 运动将医院的部分力量和精神病学家的霸权转移到社区。然而,神经药物和精神分析技术的出现和被强化的信任,使得精神病治疗机构内部的精神病学家的主导地位进入联邦政府资助的社区服务体系。除了咨询和教育,CMHC 要求的服务是有限的,而且用的大部分都是临床方法。因此,从基于医院的治疗向 CMH 计划的转变,仅仅是实施精神卫生服务场所的变更,并没有在方法和干预方式上有实质性的转变。用医学化的方法去定义和解决问题,精神病学家为社区内顾客所需要的适宜的服务下了定义(Rose 和 Black,1985)。这次从临床服务向社区服务的转变常常被描述为"没有围墙的机构"的创建。

摩舍尔(Mosher)和博替(Burti)(1944)指出,精神病学取向已在实践中强调让病人服用精神抑制药物来维持情绪。这些药物可能导致一个新问题——迟发性运动障碍(TD)——一种难以掩饰的躯体缺陷,以及其他需要额外治疗的实质性的不良反应。据估计,约有 5%的精神病患者出现迟发性运动障碍,并且大约 80%使用精神病药物的病人报道有一定程度的不良反应。大多数精神病患者继续接受安定药物的治疗,尽管有充分的研究显示许多病人无须使用这些药物,且今天用药后的长期效果与采用这些药物之前相比没有改观。

在加强非住院治疗期间,很少提出这样的问题,如这些走出医院的精神病患者怎么了?也很少提出另一些问题,如病人会被送到什么地方和他们实际上去了哪里。"最少限制环境"的概念似乎建立在这样的一个简单假定的基础上,即精神病院是最有限制的,而其他一些环境则稍好。有证据表明,大量病人被放在以赢利为目的的私人护理之家,而其他人则被放在一些中介看护机构及有营业执照的成人之家,或在单间居住(SRO),或呆在"福利"旅馆,病人从房东那儿租来一间房子住。

社区住宅最大的进步是半间或大半间房屋及其他过渡性设施。这些环境被相信本身就具有治疗功能,即"治疗性社区"。实际上,这些设施中有许多是非常缺乏服务的"迷你机构"、"饼屋医院"和"卧室监牢"。因此,这些出院的患者从"完全的医院控制到最少限制的控制,再到半独立,到辅助性的独立"(Howie the Harp,1995)。这种社区安置实践开始作为再度医院化治疗而为人所知。

更富戏剧性的是越来越多的脏兮兮的、表情古怪的脸孔出现在城市街头,他们是生活在日益恶化的邻里关系之中的人(Talbott,1979)。正如前面讨论过的,由于 CMHC 的建立本来是为急性患者提供服务,CMH 的设计者未能充分考虑到那些大量的慢性或严重精神疾患者的需要。研究表明,随着时间的推移,得到 CMH 系统服务的慢性精神病患者的比例实质上减少了。

导致这种比例减少的原因有很多。首先,CMHC 没有为慢性精神疾患的需要提供专门的服务计划和设施。即使有一些计划,通常也只是名义上的,其工作人员少而缺乏训练,服务是必需的却不受欢迎。更加进步的和受过更好的训练的 CMHC 的工作人员很少参与"慢性病患者"的治疗工作。这种态度部分来源于这样的信念:对这些精神病患者做不了什么,或者慢性病问题就是不可能好转的。所以,许多慢性病患者被得不到服务或不让在社区内接受药物治疗(Kirk 和 Therrien,1975)。实际上,大多数慢性患者经常感到自己不受欢迎;可以感到他们的存在本身会赶走那些"更好的"患者——那些有较轻或不太激烈的问题的患者。

此外,CMH 计划几乎不承认在这个世界上存在着贫困、社会的诋毁与歧视、缺少住房、缺乏家庭和社会支持、失业以及其他相关描绘先前的精神病人的日常生活特性的问题。在社区整合的等级中,许多先前的患者和 CMH 服务的享用者继续生活在与社区中其他任何人没有太多接触的条件下。

随着无家可归的人口的增长,对这些问题的争论也越来越多。无家可归问题是一个经济和社会问题,据估计,有 30%~40%无家可归者(寄身避难所和流浪街头)受到精神疾患的困扰。

最后,现已认识到的几乎没有得到承认的非住院治疗的问题是,由于许多严重的和慢性的精神病人在社区度过时日,他们有可能继续普通成人的角色,如与亲人拥有亲密关系和养育孩子等(Mowbray 等,2001)。尼科尔森(Nicholson)等(2001)坚持认为,患有精神病的成人与没有患精神病的人同样可以(如果不是更可以)成为父母。社区精神卫生计划在做父母角色方面远没有满足接受服务的人的需求。简单地说,做父母不被认为是一个精神卫生问题(Blanch 等,1994)。因此,为患有精神疾病的父母及其孩子们的服务极端支离破碎和不协调。由于父母患有精神病而缺失监护的比率高达 70%~80%(Burton,1990)。而且,大量的研究清楚地表明父母患有精神病的孩子出现情感和行为问题的风险大增。但局限于治疗干预的范围,总体上讲,孩子仍被置于治疗服务之外(Devlin 和 O'Brien,1999)。这样,CMH 和非住院治疗以及它们对众多家庭中成人和孩子的影响所造成的实际代价还是个未知数。

总之,社区心理卫生运动顶多只是部分地取得了成功。这场运动似乎已经成功地达到了三个目标:

- 在社区开展精神卫生服务(即使在这个方面,已经建立的 CMHC 远少于起初的 2 000 个。就 1991 年来说,起初建立的 761 个 CMHC 中,仅有 672 个

仍在运转）

- 为照管机构提供间接服务
- 提供短期治疗方案，这些方案治疗急性精神病患者是有效的

在某些其他领域中已经取得的不太成功的业绩：

- 建立了一个基于社区的能够满足各种社区精神卫生需求的协调的体系
- 非传统人力资源的最佳使用
- 将社区纳入到发展和评价 CMHC 方案之中

进一步讲，社区心理健康服务的其他两个目标没有实现：

- 关注全社区人口
- 界定和减少社区应激源

NIMH 资料分析也已表明：

- 院外病人护理并未取代住院护理
- 公立医院还没有为基于社区的设施所取代
- 在为护理精神病患者所需的费用方面，私营资源还没有取代公共资源

2002 年 4 月，精神卫生总统新自由委员会由乔治 · W · 布什总统建立起来，目的是推介当前社区精神卫生体系方面的进步。临时报告于 2002 年 10 月提交给总统。该报告总结说，当前精神卫生体系总的说来仍是支离破碎的、缺乏合作的，并且不足以为许多精神病患者进行成功的社区资源整合。委员会特别指出，在对患有严重精神疾患的成人和有严重情感忧虑的孩子的关照方面存在着严重的散乱和空白。在对老年人和少数种族群体的关照方面这个问题更为严重（精神卫生总统新自由委员会，2002）。

注意 2002 年的这个评论与 1978 年发布的那份（Turner 和 Tenhoor）报告的相似性，那是关于本章前面已讨论过的早期社区精神卫生中心计划的缺点的报告。

14.5 精神卫生服务的融资与服务监控的增长

如果不描述该体系面临的慢性病患者经费问题，那么对于社区精神卫生计划面临的持续性问题的讨论就不会是完全的。根据精神卫生处总报告（USDHHS, 1999），州和当地政府已成为公共精神卫生服务的主要资助者，无论从历史上看还是在今天都是如此。但是从 20 世纪 60 年代以来，联邦政府的作用在医疗辅助和医疗保健，还有用于各种各样的为患有严重精神病的成人和孩子设立的特殊项目等方面有更多的发挥。联邦基金用于精神卫生服务“安全网”和为那些问题最严重的和掌握资源最少的人群提供“灾难保险”。这些基金特别用于没有健康保险、有

健康保险但没有入精神卫生保险的精神病患者和那些已将精神卫生福利用光了的人。

1996 年美国政府花费大约 9 430 亿美元在一般卫生保健，但只有 670 亿（占总量的 7%）用于精神卫生保健。尽管据估计人口中有 28%有可以诊断的精神障碍或麻醉品依赖，这些成人中只有不到三分之一接受治疗。图 14 -1 和图 14 -2 所示的是按提供者类型和支付者类型划分的精神卫生总支出情况。

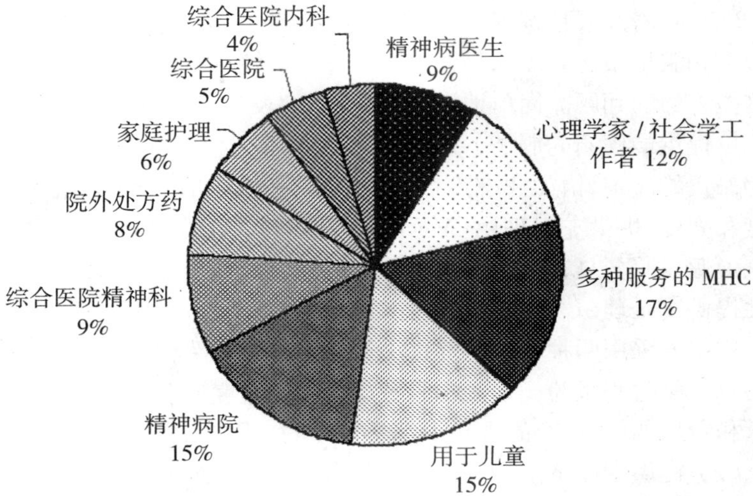

图 14 -1　690 亿美元精神卫生支出各类提供者所占比例，1996

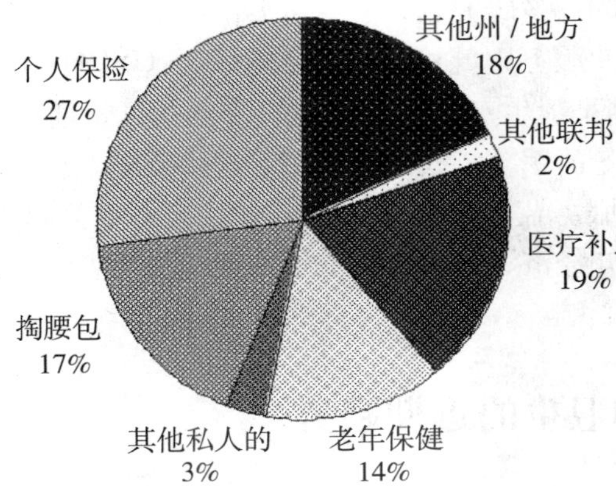

图 14 -2　精神卫生支出各类支付者所占比例，1996（690 亿美元）

图 14 -1 所示为根据各类服务提供者划分的支出渠道。综合服务的社区精神卫生服务仅得到总支出的 18%。心理学家、社会工作者、精神病学家以及综合医学的医生支配总支出的 29%。综合医院、护理家庭、综合医院的精神科以及专科

精神病院加起来得到总支出的40%。占精神卫生直接支出总经费9%的出院病人处方药,是增长最快的支出之一。目前精神病药物中的三分之一是由精神病医生开的处方,另外三分之二则是由基本医疗医生和其他医疗专家开的处方。

图14-2表示的是谁来为这些服务埋单,公共资源、医疗服务、药物治疗和其他联邦、州以及地方政府承担所有精神卫生服务费用的53%。注意27%的服务是由私人保险支付的。

到1992年,随着开展精神卫生服务的支出逐步升高,与为了占用这些费用相关的过度服务和滥用服务方面的问题也逐步升高。精神卫生服务监控计划的出现就是针对这些方面的问题。简单地说,服务监控代表着各种有组织的安排,目的是用最低的代价提供最优质的服务。服务监控对精神卫生专家有更高标准的要求,要求他们为昂贵的决定,诸如住院治疗、住院期、使用昂贵的诊断和治疗服务以及护理的长度和强度,提供充足理由(Mechanic,1999)。在服务监控下,对于精神卫生执业者来说假设服务具有内在的价值就不再充分。他们必须为每一项服务的花费和有效性提供充足理由。

服务监控主要采用两种方法来促进决策水平——人头税和利用管理。人头税是每个人在每一段时间里为一定量的服务支付固定额度的费用。不管一个人享受的服务数量和费用如何,他交的人头税都是一样的。因此,太多的昂贵服务的供给会导致一家服务提供者经济上的损失甚或关闭,而小心谨慎的决定则可增加其收入。另一方面,利用管理常常需要精神卫生专家寻求另一种意见,并且在提供高费用的服务之前许可成立服务监控公司。

根据过去十多年的许多研究,服务监控战略已带来显著的节省。也没有多少因为使用服务监控而使服务质量和结果下降的证据(USDHHS,1999)。

另一方面,许多精神卫生专家服务监控的基本动机是通过限制可用的服务范围或者用低廉的低质量的服务替代高昂的服务来降低成本和增加利益。

在任何情况下,"服务监控已经到来——并且它将不会离去"(Minkoff,1994:318)。只有时间会告知经济、政府、精神卫生专家和消费者组织会对服务监控及其在服务质量方面发生影响。

14.6 社区精神卫生的近期趋势

在讨论CMHC目前状况及社区精神的前途时,必须记住,从精神疾病的"社区支持系统"观念产生至今不过几十年。CMH系统的基本思想是,大多数精神病人都可以在他们自己的社区得到治疗,通过社区支持、自助及其他日常生活所需的资源,他们可以在社区里过上丰富多彩的生活。

CMH概念已经历了好几次变化。其中有临床的和其他现在提供的社区支持服务的种类方面的变化。日间项目、心理社会俱乐部、提供房子、提供工作、假日训练以及消费者们自己掌控的服务，如，访谈中心等，现在许多社区都已存在(Carling,1995)。米坎尼克(Mechanic)(1999)也认为，今天为任何一个患有严重或慢性精神病的人设立的项目中的一个重要的组件是努力讨论有家和无家可归的问题。这样一来，已出现许多新计划，为顾客提供住处以避免他们流离失所。总之，新的服务模式明显增加了。

社区精神卫生另一方面的变化是由消费者的拥护和自助团体的增长引起的。这些团体大都是由先前的精神病人的家人和许多先前的精神病人自己领导的。其中最有实力、最大的当属美国精神疾病人联盟(NAMI)，在全国有 1 200 个分会，220 000 个会员。NAMI 主要是由以前得过精神疾病者的父母或曾为该系统受挫的精神病患者组成的。目前，NAMI 和许多其他类似团体已组成了支持团体，进行循环时事传报，举行每月一次的聚会并进行立法游说。此外，NAMI 组织成员可能也

- 提供当地的信息和介绍服务
- 通过服务当地委员会和全体委员进行社区教育
- 与当地专业人士互动
- 在描述精神疾病方面与当地媒体合作
- 报道当地存在的问题和对他们的州级组织的需求

可以预见，消费者倡议行动将继续成长并强大。消费者与家庭倡议团体的成长一部分是因为，已打算授权给这些机构，让它们成为实施社区支持计划的组成部分。其他促进像 NAMI 这样的团体发展的因素与社区里治疗家庭成员对于家人的影响有关。在这一点上，还有重要的一点需要强调，把患有精神疾患的人从孤立状态的医疗机构的治疗转移到社区关怀，从根本上增加了家庭成员在综合关怀体系中的参与程度。

14.6.1 家庭及社区精神卫生关怀

过去家庭成员不介入对家中精神病人的看护与治疗，主要是出于两方面原因：一是因为精神病学权威认为精神障碍是由家庭引起的，再就是治疗是在医院中进行的这一事实(Fisher, Benson 和 Tessler, 1990)。当然，治疗不再完全局限于医院里，估计有 75％的慢性精神病人住在社区时仍与他们的家人保持一些联系(只有大约 25％与家人住在一起)。

关于精神疾患的精神分析与心理发展理论常常认为，家庭是导致精神疾病的一个主要原因。这样，家庭常被认为是冲突的来源，而不是支持和关怀的来源。现在，许多精神卫生治疗人士仍持有这种与正在接受治疗的病人的精神卫生相关的家庭角色观。在这种情况下，即使精神病人与他们家庭有相当多的联系，精神卫生

机构的工作人员也不愿意让家庭成员介入治疗过程,或鼓励家庭成员与病人保持联系。基于保密法和他们关于家庭负面作用的观点,工作人员被禁止向患者家人告知病人的情况。这是令家人感到受挫的一个原因;他们无法得知治疗进程,也不知道能帮助做点什么。

然而,这种关于家庭的消极观点,在社区看护时代是难以维持的。首先,随着精神疾病已被医学化,家庭作为诱发因素的作用变得更含糊了。如果精神障碍以生物学为基础,那么家庭背景不可能是致病的主要原因。其次,大量的病人在社区接受治疗,由于家庭变成了支持与关怀的主要来源,不可能再去责备家庭。家庭与其成员的精神健康相关联的更重要的角色可以通过两种途径来描述:从家庭对疾病的反应方面和从家庭给予的照顾及相应的"负担"方面。

14.6.2 家庭对精神疾患的反应

家人对被诊断为患有精神病的家庭成员做出的反应,好像要经过若干阶段(Tessler,Killian 和 Gubman,1987)。并不是所有的家庭都经历了这些阶段,家庭的反应也取决于该患者行为的破坏性和持续性如何以及该成员是否与其他家庭成员住在一起。

家庭最初倾向于将病征行为正常化,接着是否认病征行为的严重性。然而,一旦病征行为被正式贴上标签,他们就会对它的长期的含义做出反应,这些反应包括:

- 对精神卫生专家的信任。正如我们相信医生能够处理其他医学问题,大多数家庭都对精神卫生专家治疗的结果持乐观态度。
- 处理反复发生的危机。在此期间,家庭成员反复地扰乱家庭生活(显然,这一特征随着疾病的严重程度而有所不同)并要求给予大量的关注。病人和其家庭成员都经历了与疾病相关的周期性危机,家庭需要应对这些危机。
- 认识长期性。随着时间的推移,家庭成员认识到病人不会达到完全康复的地步,他们变得悲观,这使得他们对精神卫生系统失去了信心。
- 对精神卫生系统失去信心。家人责备该系统没能成功地帮助他们家里的病人。这种信心的丧失,会因为精神卫生人员与家人的轻慢的、负面的交流而增加。
- 相信家庭的专门技术。在其他家庭成员经过危机和长期时好时坏的循环过程时,家人常常会找到处理这种循环的办法,这使他们相信家庭可以找到对付疾病的控制方法。但这也使他们认识到该病需要持续关注,因此家人对未来很担心。父母是与生病的孩子有影响的主要家庭成员,随着年龄的增大,父母就担心无法一直照顾他们的残疾的孩子。

并没有一个所有家庭都经过的准确顺序,也不太可能家庭就一定精确地按照这些方式去反应。一些家庭彻底抛弃生病的成员,一些家庭则由于能够介入照顾病人感到十分满足。家庭所经历的这些阶段似乎与任何一个出现了一个慢性病的或残疾成员的家庭可能经历的阶段相似。

然而,就精神疾病来讲,家庭为其生病成员付出的会超过对患有身体疾病病人付出的。原因是对精神疾患病人的社区服务处于相对匮乏的状态。社区精神卫生系统存在"空洞"和"裂缝",这会导致服务的不充分和零散(Tausig,1987)。结果,常常使得家人试图照顾和协助服务,即使他们并不擅长做这些。当其他办法都失败时,家庭是最后的依靠。当病人从"裂缝"的某处漏下去时,家庭常常就成了他掉落的地方。因此,家庭对于其生病成员的反应在某种程度上反映了他们作为替补的服务提供者的角色。

精神疾患对家庭的影响被准确地描述为"负担"。研究显示,有 55%~75%的家庭认为自己受到了家中患者的拖累。

14.6.3 家庭负担

依据参与事务的总量和负担的类型的不同,家庭或特定的家庭成员所承受的负担会有很大差异。家庭成员根据家中的患病者对他们的需要程度和接触程度做相应的调整,在此过程中他们连续多年伴随着家庭成员和他们自己所经历的起落沉浮。

负担常被分为两个部分:客观负担和主观负担。这种区别表明,一个人为了病患者的利益所直接从事的护理活动和行为的效果不同于提供这类服务带来的情感和生理后果。客观负担的组成包括以下方面:

- 经济负担。长期精神病患者常常没有健康护理保险,或者不够用。结果是,为了给生病的家庭成员寻找合适的治疗和看护,常会有一些家庭倾家荡产。
- 时间需求。由家里的某个人来承担照顾病人的主要责任,这并不少见。主要护理者(通常是母亲)常常放弃外面的工作,帮助病人做一些诸如穿衣、吃饭、安排日程、交通、管理财务及社交活动。
- 扰乱家庭生活规律。当残疾成员与家人合住时,他的行为常常扰乱了家人的生活。不可预期的行为和危机也会改变家庭计划。家庭中其他家庭成员之间的关系也受到破坏。配偶和孩子可能会怨恨照顾残疾成员所耗费的时间。
- 限制社会活动与休闲活动。这些家庭常常会减少与朋友、邻居和其他社会关系的接触,这是主要护理者常有的事。

主观负担描述由这些护理的客观负担以及因看护和应付有疾病的家人而导致的身体状况所产生的感觉。另外,家庭对于身患疾病的家人的状况有太多的担心和焦虑。这些主观反应与护理者的不良性应激水平有一定关联。我们在第 9 章中将护理的主观负担作为与非正常角色相关的不良性应激的例子。

已经发展起来的社区精神卫生运动与社区精神卫生系统扩大了家庭在护理精神障碍成员中的作用。这种介入可以是自愿也可能是非自愿的，对家庭来说可能是积极的经历也可能是一种压力。对于许多有一个严重精神障碍患者的家庭而言，这种经历都是高度负性的。而且，家庭从正规的护理系统那里几乎得不到任何帮助。结果，他们就成为精神卫生治疗和护理中的一个可供选择的模式。

14.7 社区护理的替代形式

无论家人是否感觉到护理家中的精神病患者是个负担，都不会限制他们和患病的家庭成员一道经常向传统公立机构或私人精神卫生护理提供者寻求服务。因为，家人和病人时常会认识到精神障碍是慢性的，由于现有的正规精神卫生服务无法满足所有病人的需求，人们自然会寻找社区护理的替代方式。寻求这些服务的范围从面向家庭成员的非正规支持团体，一直到建立在广泛的疾病起因和治疗的理论基础上的非传统的疗法。

一项调查发现，美国成年人随机样本中有 34%报告在过去的一年中使用过至少一种非传统疗法(Eisenberg 等，1993)。与之相似，NAMI 表明 1977 年有超过 42%的美国人寻求替代医疗方法，其花费越过 270 亿美元(NAMI，1999)。这些非传统疗法的使用者也接受过医生的治疗。受焦虑和/或抑郁困扰的人就是那些最有可能寻找非传统治疗的人群。他们最可能利用草药、放松技术、想象等疗法和自助团体的帮助。

现在，有各种各样的非传统或替代性疗法，有些甚至与传统疗法捆绑在一起。不幸的是，这些替代疗法常被一些正规的行医者看作庸医疗法，是无效的、危险的。回顾最常使用的一些疗法可以看出，没有几个存在固有的危险性，最糟糕的不过就是治疗无效罢了。

这些疗法中包括：

- 针对家庭和病人的自助和支持组织
- 调整饮食和营养，使用草药、大剂量维生素、富含 Ω-3 脂肪酸的鱼油和其他营养添加剂
- 牧师的咨询与治疗
- 表现疗法，如舞蹈/运动、音乐/声音、技艺/视觉艺术以及素描、油画和雕刻
- 放松和减压疗法，如默想、推拿按摩、体操/瑜伽、生物反馈(一种使用仪器控制生理过程，把信息反馈给个人，使之能学会控制这一过程)，以及可以使患者进入深度放松状态并产生一种康复和完好心境的有指导的想象疗法
- 光疗，最常用于治疗季节影响的障碍

除了这些不用任何药物的疗法外，一些源于文化传统的疗法，如针灸（中国的）、大剂量维生素、草药医学（印度的）、顺势疗法和自然疗法（综合采用植物药物、饮食的改变、传统东方药物和现代西方药物）也是被广泛使用的治疗形式。

虽然无法否定替代疗法的流行，但也无法得知每一种替代疗法被使用的精确程度。这些疗法代表了疾病原因和治疗的替代性观念，不过对于患者来讲，这一替代疗法意味着有可能将他们从疾病或是看护的负荷下解放出来。相对来说，用于替代医学研究花费较少，但最近有些基金组织正试图肯定这些替代疗法的效果（NAMI，1999）。以社区为基础的精神卫生护理的概念最初是为了将以医院为基础的护理延展到社区，但是我们直到现在才认识到，实际上社区的概念远比最初的推动非住院治疗进程的观点要广阔的多。在有些病例中，传统模式的精神病治疗者已将一些非传统疗法融合到自己的疗程选项之中。目前，许多社区项目都资助家庭支持团体、社会俱乐部并增进病人及其家庭的自助方面的努力。服务进社区运动的意外的结果之一是传统医疗在整个治疗过程中的主导地位的丧失。在医院的治疗环境中，精神病医生明显处于控制地位，但是今天，在社区有那么多其他类型的精神卫生执业者和许多替代性的治疗方法。

第15章　社会学的贡献

有些人可能会沉迷于自己的疯狂世界无法自拔，但大多数精神障碍患者却深感疾病的困扰。每一个精神障碍的病例都由个人所经历体验，是个人的遭遇。当然，每位精神障碍患者都拥有各自独特的生活史和一系列不同的经历，这些经历可以用来“解释”个人烦恼的原因。不快乐的童年，失败的打击，刻薄的母亲以及精神障碍的家族史，常常与当下的精神障碍有着一定的联系。然而，个体之间也有可能存在着一些共同经历，我们也可以用这些生活经历来鉴定精神障碍，将其与精神障碍建立起一定关联。因为个体的烦恼根源于特定的社会情境，正是社会情境创造了这些共同生活经历，所以个人的烦恼与社会问题有关(Mills，1959)。

在本书里，我们把共同的生活经历描述为日常生活中的应激和紧张，这些应激和紧张是由社会阶层和社会身份地位结构的不同造成的。社会学对精神障碍研究的贡献之一就是，确认了社会结构在精神障碍产生过程中发挥着一定作用。而且，我们也已经将精神障碍的治疗看作是有组织的社会反应，其中包含了定义偏常行为的社会结构以及社会认可的治疗手段，这是社会学对精神障碍的第二个贡献。

在这一章中，我们将讨论从社会学视角理解和治疗精神障碍的价值和局限性。我们会假定我们已经形成了自己的观点，而不是简单地总结或重述前面章节的内容。这将会产生一个有效的社会学解释，但它是什么呢？首先，我们将对其他精神障碍解释模式的价值和局限性作简洁的回顾，以此展开我们的评估。然后，我们将讨论控制偏常行为所牵扯到的社会和政治问题，同时将尽力与我们所掌握的个体情感困惑的真实情况联系在一起进行讨论。社会学的贡献将会被理性评估，帮助人们理解社会问题并处理个人问题。

15.1　其他解释

我们开篇就明确地将生物的、化学的、基因的、精神动力的、认识论的、行为主义的障碍解释论排除在讨论之外。这样做并不是因为我们认为这些观点对疾病的解释没有什么作用，只是由于这些解释是如此相似，以至于如果我们同时提出这些不同的观点，将有可能使社会学的观点变得模糊不清。然而，现在我们必须重新讨论它们，借以发现社会学观点的“适宜性”。

精神疾病病因的现行理解标准和治疗方法反映出关注个体的趋势。当然，当直接目的是解除个体痛苦时，这看起来似乎是恰当的。这些对病因的解释是从对寻求治疗的患者的直接观察而得到的。此观察得出的观点能够集中用术语**医学观察**来描述。医学观察(Foucault,1973)把障碍看作病理的、以个体为中心的且可以治疗的。换句话说，个体的机能障碍行为是在一些异常过程(躯体的或心理的)的进程中发展起来的，而且能够治愈或控制。这种异常状态被定义为一种"疾病"，这种"疾病"需要积极的"治疗"来恢复到正常状态。这是一个执业医师的观点，一个发现需要治疗"病例"的临床取向。

所有这些观点的共同之处在于，它们认为忧虑根源的社会性因素的重要性相对要弱一些，它们着重强调的是个体特性的重要性。这里"……关注最接近的危险因素，在个体水平上可以潜在地得到控制……"(Link 和 Phelan,1995)。同时，只有当目的是真正直接帮助患者时，这种个体取向似乎才是恰当的。在临床上，每一个我们视作医学观察组成部分的观点，都被用来评估问题并对此进行处理。如同先前我们讨论以社区为基础的精神病治疗模式时曾指出，这会导致各种替代治疗的多样性和病患个体接受干预的相似性，这种干预反映出了对疾病不同的解释模式。这些不同的解释方法常常被描述成与生物心理社会模式或多因素解释模式是一致的。

关心精神疾病的人很少会去争辩社会因素在解释精神失常中不起作用。几乎没有人会认为所有的精神失常都只有一种原因。尽管大家普遍接受多因素的观点，但大多数精神卫生专职人员则明显倾向于偏重某个特殊解释。"精神卫生专职人员早就想当然地把精神疾病与一般疾病、对个性功能的干扰、生活问题区别开来"(Mechanic,1989:4)。我们需要对"生物—心理—社会"模式的各部分内容进行简要描述。

15.1.1　精神障碍的生物基础

如前所述(详见第 12 章)，精神卫生专业人员和大众普遍接受了精神失常的生物解释模式。在多因素解释模式中，"生物"解释代表了一个观点，也就是所谓的"医学模式"。这种观点认为，精神疾病是一种躯体疾病(Frazer 和 Winokur,1977)在大脑中的表现(Lickey 和 Gordon,1991)，就像躯体异常一样，"……包括神经细胞的缺失和神经元之间化学传递的超载与不足……"(Andreasen,1984:221)。

大脑被认为是行为的器官，而行为是大脑结构和大脑内化学和生物电相互作用的复杂的结果。异常行为是由大脑结构异常和/或化学物质和生物电反应的异常所导致的。异常行为是疾病的一种表现，就如同躯体疾病的症状一样，如胸痛作为心脏疾病的一种症状。据此观点，精神疾病应被视为躯体疾病，因为大脑的结构和功能是在遗传和不断的发育中形成的，所以精神疾病的治疗技术和用来治疗其他躯体功能障碍的技术是一样的。因此,药物和手术干预是符合逻辑的治疗手段。

这种因果解释通常(但不是绝对的)仅限于用在情绪障碍(抑郁、狂妄)、精神分裂症、痴呆(如阿尔默氏病)和焦虑障碍。对于比较严重的精神失常,药物治疗有一定疗效,尽管它们很少能被药物治愈。生物解释的支持者引用药物治疗的有效性作为他们观点成立的论据。然而,正如米诺斯基和罗丝所指出的,药物治疗或许可以减轻症状但并没有消除病根,就像用普鲁卡因减轻牙痛症状而没有消除牙痛的病源一样。因此,药物控制症状的有效性不能用来证明行为失常是生物失常的直接表现。尽管,总体上人们对于基因、脑化学和神经科学的理解已经有了很大的进展,但研究人员仍不能准确定位引发精神失常的基因或解剖上的异常。正是这篇很有说服力的文章使这类证据恰恰超出了研究范围。

在生物模式中,环境(包括社会的和物质的)因素对大脑的结构、发展和功能所起的作用是有限的。事故、感染、营养不良和日常生活的应激通过影响大脑的结构和功能,可以成为引起疾病突发的前提条件。*衰弱*这个术语有一个直接的生理意义,据此可把精神疾病界定为脑子"坏了"(Andreasen, 1984)。相对而言,对精神疾病的生物学解释主要依靠"生物—心理—社会"多因素解释的生物部分。据此观点,尽管心理和社会因素是生物偏常的一系列结果和原因,但它们在引发精神疾病的过程中并没有发挥重要的独立作用。

如今精神病工作人员大量使用精神药物进行治疗,这反映出他们已经接受了精神病的生物学解释模式。药物对那些导致行为偏常的化学过程有着直接功效。尽管人们对药物的副作用还心存疑惑,但已有报道指出,接受药物治疗病人的症状有所减轻。用生物模式解释心理疾病非常符合用来解释身体疾病的医学模式。然而,这些解释是建立在下面信条上的:大脑"疾病"是作为一个自然生物过程而产生的,这一生物过程与生物遗传或环境"促发"的生物失衡相关。这种观点认为,疾病既不与独立的人格、智力发展因素相关,也不与社会关系因素相关。这些因素要么就像随机因素那样完全不相关,要么被认为是大脑异常的结果。因此,"大脑"和"思想"被认为是一个独立的生物联合体,仅仅只有大脑功能的偏常才能构成我们所观察到的行为和思想偏常的基础。

正如我们在回顾偏常的医学化所展开的讨论一样(见第 12 章),生物解释论的反对者认为精神疾病的缺点在于公众认为精神病人应在某种程度上对自身的偏常行为负责。与之相反,生物解释论的支持者认为,精神疾病(就像躯体疾病)应被视为一种无法控制的生物过程,并不反映什么道德败坏(Andreasen,1984)。

精神卫生领域的许多从业者都接受了精神疾病的生物学取向解释,但"生物—心理—社会模式"则明确致力于在解释精神失常的过程中融入更多的考虑因素。

15.1.2 精神障碍的心理学基础

多因模型中的"心理"成分,是指包括精神分析、非弗罗伊德发展理论和认知理论的一系列专门理论和疗法。这些理论和疗法都受到弗罗伊德理论的影响,它们的共同之处在于,都认为行为可以通过潜意识或意识的心理过程来解释,而不是通过生物学过程来解释。最重要的是,这些理论都承认人的身体和精神是可以分离的,人的心理是分阶段发展完善的,心理疾病可以从童年期创伤或其他干扰心理发展的事件中找到渊源。治疗方法倾向于依靠"谈话"方法,他们认为这一方法对焦虑症、恐怖症、强迫症及和精神分裂症相关的妄想狂、幻觉、偏执狂等有明显疗效。

精神分析法是西格蒙德·弗罗伊德在1890～1920年间开创的。精神分析法对心理疾病的理解建立在如下信念之上:每个人都有本能的心理动力(并且多数是无意识的),因此,人们试图通过和外部世界的交流来实现自我。按照一个人的正常发展过程,他或她要经过一系列发展阶段,才能最终在个人心理需求和满足需求的环境资源(包括其他人的)之间获得成熟的、成人的平衡。心理疾病表明个体在发展历程中出现了某种形式的失败,如不能把握一定的性心理发展阶段的需求,则会导致潜意识(伊底、自我、超我)的不同部分之间的关系扭曲,这些表现在成年人身上即是心理疾病。因为这些扭曲发生在潜意识中,所以不可能通过有意识的自省来消除。但是,有经验的治疗专家能利用"打开心灵"的方法,例如梦境,来揭示潜意识冲突并能提供帮助消除冲突的方法。

从理论视角上看,心理动力学是一个比较通用的术语,心理动力学假定潜意识也是存在的,就如同心理和身体成熟过程的存在。弗罗伊德精神分析理论的案例为心理动力理论提供了基本元素(Blum,1996;Saul,1980)。

心理动力学对于心理疾病病因的解释和治疗是高度个人化的。该理论相信成年人(或童年期的)心理疾病是由非常特别的"伤害性影响"造成的,它破坏了儿童的正常心理发展,因此精神障碍反映了这些影响对人格产生的后果(Berzoff,1996)。因此,"……心理动力治疗……需要了解特殊的、个体的病人,并应当面向个体特殊的人格、问题及需要,相应地调整治疗方法"(Saul,1980:7)。治疗的目标是揭示心理扭曲的类型,希望通过有意识的努力能够纠正它们。

心理动力学对精神障碍的解释倾向于把生物学症状看成精神障碍的后果。意识常会把心理问题转化成生理问题。社会环境是一种更为直接的致病因素,但仅仅作为一种适当或不适当的资源影响心理发展。心理动力学的研究方法是非常个人化的,所以心理疾病的社会影响方面的数据极少,即使有,也是由心理动力学解释的实践者积累的。

心理疾病的认知理论代表了另外一种解释精神疾病的途径。它和发展心理动力学的区别在于,它关注患者当前的有意识思考过程。认知心理学关于心理疾病的基本前提是,心理疾病是由错误或扭曲的思路引起的,这些错误或扭曲导致了不合实际的行为。认知心理学的理论解释和计算机中信息处理过程的错误有着一定联系(Eysenck,1993)。这种方法已被用来解释和治疗抑郁症、焦虑症、人格障碍和强迫症,同时治疗个人、配偶和家人。

认知心理学认为精神病患者因对外部世界及其运作方式有扭曲的、夸张的、错误的或不现实的想法(认知)而饱受痛苦(Freeman,1990)。当这些错误的认知导致一个人误解环境或行为出错时,他就患上了焦虑症和抑郁症,当个体认知到其所面临的困难时,便会进入一种自我支持的循环之中,强化扭曲的思想和行为。

认知疗法直接指向认知出错的地方及思想是如何"出现问题"的(Carmin 和 Dowd,1988)。在治疗中,患者将重新认知他们曾多次学习的无意识想法和内在的假设,正是这些想法和假设使个体认知失真并产生对外部环境的误解。这种疗法的目标是教会患者如何改变这些想法和假设,以做出更多恰当的行为抉择。

虽然错觉可能是由生物学因素、成长因素或学习因素引起,但认知心理学家并不特别关注扭曲根源的定位,而是更着重于当前的问题。虽然已确认直接的社会环境(如伙伴、家庭)既可能是错误知觉的原因,也可能会强化错误认知,但认知疗法仍是以个人为中心的疗法。有时为了影响错误认知的来源,治疗专家必须接触患者的配偶和家庭。因此,只有在重新认知"家庭体系"可能存在的影响,以及学习错误认知的可能性时,这一模式才是社会化的。

15.1.3 心理疾病的社会基础

生物心理社会模式中的"社会"成分,是指社会学习现象,尤指精神障碍的行为习得途径。行为主义者对偏常行为的解释是,偏常行为既不是疾病过程的结果,也不是心理过程的结果(Bandura,1969)。他们认为,行为是一种习得反应,这种反应使得个人变得习惯于按特定的方式行为。被视为精神疾病症状的偏常行为,仅仅代表了一种偏常社会规范期望的习得行为。个体开始习惯于在特定情境下按特定方式行为,有时这些情境性反应不符合他人通常的预期,于是人们判定这个人的行为需要进行纠正。

行为主义者对偏常行为的解释,既否认了生物学/遗传因素在行为产生过程中的主导作用,又特别否认了意识或潜意识心理的作用。与此同时,行为主义者在精神疾病的社会生物心理解释模式中找到了归宿,因为行为主义方法可用来迅速而有效地治疗某些特殊疾病。采用行为干预的治疗方法通常称为"行为纠正"。

行为主义者对心理疾病解释的基础是条件反射,即当一种期望行为得到奖励时,该行为会重复执行。事实上,甚至不需奖励维持,该行为也可产生。当行为-奖励关系得到强化后,一旦出现与此行为相关的情境条件,即使没有奖励,该行为也将继续出现。

因此,简单地说,行为偏常(包括某些我们认为是精神疾病的症状)即是一种他人认为不可接受的习得行为。偏常行为可通过如下方法纠正:切断环境刺激和条件反射性行为之间的联系,建立和刺激相关的不同反应(较正常的)。除了处理当前环境或过去经历的信息之外，行为主义者并不认为有“意识”存在。他们认为，行动的基础仅仅是一套习得行为，很少或并不需要精神过程或心理动机。

行为主义技术常可以有效地解决某些特殊的行为问题，如恐怖症或目标性焦虑。例如，对有些害怕乘电梯的人，可采用如下的行为纠正方案来“处理”：切断乘电梯和恐慌感之间的关联，把乘电梯和一些愉快的经历联系在一起。精神健康中心通常使用一种“代币经济”，其中若有成员做诸如打扫房屋、参与节目、合唱等有助于整体良好运转的行为，他们将得到“代币”奖励，这将“教会”患者一些有用的行为技巧，对他们在中心以外的行为也很有帮助。

行为主义方法，既不是为了“治愈”患者的疾病，也不是为了处理意识或潜意识心理。行为主义方法处理的是特殊的不希望出现的偏常行为，并不关注可能引发偏常行为的生物原因或心理原因。这种治疗方法有时是快速而有效的。相对于其他方法而言，它的不足之处在于：适用范围较窄，只能用于特定的偏常行为，无法解释大量的更为复杂的人类行为。行为主义方法仅仅关注个人，关注他或她对特定情境刺激的反应。个体是行为主义方法关注的唯一焦点。

精神障碍的多因解释中，行为(社会)学说描述了某些被贴上障碍标签的机能障碍性行为。多因模式中的“社会”成分并不代表真正的社会学成分。作为障碍和治疗的载体，多因模式中的“社会”成分反而更适于关注个人的医学化模式。

15.2 社会学解释的地位

罗伯·范西尔(Rober Fancher)(1995)相信没有任何一种通用的精神病解释(这些解释组成了生物心理社会模式)有着理论或是经验上的支持。他强调只有“治愈文化”可以反映出关于精神障碍原因和治疗方面的特殊规律性信仰和偏见，并认为任何现有的原因解释(在生物心理社会模式中)或治疗方法都不具有客观有效性。

实际上，没有什么可靠的科学研究可以证明各种原因解释治疗模式获得了成功。大多数理论家和实践家都赞成，没有哪一种解释能说明所有的精神病例，没有哪一种治疗方法能治疗所有类型的精神疾病，每个人都有自己的倾向性观点。这一点不仅从连字符号连接模式(生物-心理-社会)的创立上得以反映，而且也从各种治疗方法的广泛性上得以反映。这可能是一件好事，因为我们永远也不可能找到“个别解释全部”的办法。

精神疾病的社会学观点的贡献在于，它提供了一个颇受欢迎(经过经验评估)的病因解释。当然，这种解释反映了一种社会学的“文化”和世界，因此会由于关注面太窄、不完全而受到批评。然而，社会学解释比起弗兰西(Franch)(1995)批评的其他解释模式，已经得到了更好的验证。

实际上,我们关于社会应激过程的描述以及相关的支持性研究,使得我们可以坚定地宣称在解释精神疾病所获得的成功上,社会学解释模式已经超越了生物心理社会模式(Mirowsky 和 Ross,1989)。

社会学解释的本质研究表明,人们可以通过日常生活中的机会和紧张来预测抑郁的水平,而前者是由个体的社会地位和自我设定角色所决定。

有时社会学解释看起来好像并不符合逻辑。稀奇古怪的行为和思想如何归因于结构性不平等?为何一个人显示出病征而另一在社会学意义上完全相同的人却没有任何疾病征兆?个人似乎是社会结构不可避免的牺牲品,没有个人的责任或逃避。最后,如果疾病是由于性别歧视引起的,那么我们又该如何处理一个患病的个体?

但社会应激过程同时也是一个非常有逻辑性的解释。如果一个年轻的、没受过什么教育的单身母亲,从事着令人生厌的低薪工作,并因此产生了抑郁,我们会感到惊奇吗?在这一情境下,争论是她的大脑衰弱或是认知扭曲引发了疾病,看起来就具有逻辑性了吗?

理解社会学解释的贡献和地位的关键在于,要认识到人同时是生理人和社会人(例如,同时又是经济、政治和宗教的人)。他们有着独特的个人历史和经历,但同时也分享着令人惊讶的多种多样的历史和经验。分享什么样的历史和经历(如经历种族歧视),有可能会直接导致抑郁的情绪,也可以通过一个人生活中具体的现实过滤掉,因此歧视可导致沮丧,而沮丧又可导致抑郁。个人通常都意识不到社会地位和角色结构是如何影响他们的。人们"正是这样",而这就是生活。可生活并不公正。但这也是个不正确的描述。"生活"对于雇主和雇工来说是不同的,对于男人和女人是不同的,对于没受过什么教育和受过良好教育的人,生活也是不一样的。从个人前景来看,这些不同并不显著。如果我们就是现在这个样,那么我们如何成为这样的就没有什么关系,我们也没有必要去试图改变现状。在这种状况下,注重于把个体看成是唯一病例的精神障碍解释就具有了一定的意义。然而,由于我们知道生活机遇实质上是不同的,所以单就个体独特的经验来解释人们的情绪是毫无意义的。林克和费兰(1995)称这为"背景化危险因素",他们认为不能单从疾病最直接的预兆上去理解疾病,必须理解产生这些直接危险因素的社会背景。

几年前有一个关于抑郁的广播节目,其中一期讲一位患有躁狂症的年轻妇女,正在接受一位精神病医生的治疗,由于药物治疗失败,医生感到很沮丧,建议下一步用电击治疗。这位妇女拒绝了,但可以看出她必须承受同时来自精神病医生和丈夫的压力。其中还提到,这位妇女曾经当过护士,但结婚后就辞职了。她还有两个小男孩,但其前夫却从没有尽过做父亲的责任。从表面上看,这些"背景"对该妇女的精神治疗过程并没起到什么作用。从一个精神病医生的观点来看,这些情况根本不是病因,最多是生理反应(躁狂症)的导火索。

社会学观点对此事的看法却完全不同。重要身份(护士)丧失、家务缠身、为人母的压力都被视为与疾病直接相关的重要应激源。看来如果能够改变这些社会条件,就很有可能会发挥重要的治疗作用。我们要知道这些情况为什么会发生。一个丈夫很少在结婚后就放弃工作,很少会呆在家里抚养孩子,他的妻子也很少会把所有照料孩子的任务丢给他。其实,性别与这个不快乐的妇女为何患病有着很大的关系。因此,忽视以上方面,治疗措施似乎是不可能有效的,而且药物也确实没有发挥作用。毕竟,药物治疗不能恢复她的工作,不能让她常常走出家门散心,不能帮助她照看孩子。

这个病例并非旨在反映精神病治疗的失败,它反映出的是这样一种简单观点:没有认识到社会地位是疾病的重要原因。危险因素的背景化,意味着这位妇女的抑郁不仅与其角色丧失、社会隔离有关,而且与促使她作为婚姻关系的一方承受角色丧失和孤立的社会压力有关。

对这位妇女所处情境的探寻提示我们,可以把社会学观点用作个体治疗,将社会学因素作为病因的危险性因素,也能够干预治疗。当无法改变性别分层对该妇女抑郁的一般影响时,当然也就不可能改变因此给她的生活带来的特殊后果。

如果治疗是基于对疾病的解释,而现存的解释又不完备,那么被治疗的人就不可能像完备解释下的被治疗者那样减轻疾患。社会学解释是基于科学评估的公认准则,因此得到了更多的支持。这并不是说它就是唯一正确的或完备的解释,不过社会学解释至少应该成为通用解释中的一部分。

15.3 心理上痛苦的社会原因

本章开篇,我们曾指出心理疾患是一个个人问题,将生物-心理-社会医学模式描述成一个针对个人及个人问题的模式。然而,前面也清楚地论证,我们必须了解精神抑郁的社会因素。理解了个人问题是社会问题的部分反映,就可以帮助我们改进个体治疗。

社会学解释表明,社会宏观结构特征如性别和社会经济的差异,都是影响个体健康的因素。而更深一层的含义在于:通过改变社会结构的安排,就能改变由社会条件而引起的精神失常的发病率。反之,还包含着一种政治进程,比如降低收入的不平等从而减少缘于收入不平等而引起的精神失常的发病率。社会学对于解释精神抑郁的贡献,其实也包括了社会政策方面的提议。

在公共健康领域的一系列革新,诸如卫生的下水道系统,食品安全生产的创新,世界范围的种痘措施等都是一些十分有效的健康干预实例,它们都收到了虽不治疗一人却对人类健康有着非凡的影响的效果。这些革新通过阻止疾病的发生,提高了每个人的健康水平。想一想肺癌,我们知道许多肺癌病例是由吸烟引起的。

肺癌的直接原因是肺组织的破坏和癌肿的刺激。这点知识可能有益于为肺癌病人制定治疗方案。然而,要是这个人从不吸烟,他患肺癌的可能性就将会大大降低。因此,不吸烟可能就此被认为是个人选择,我们仍能看到在肺癌起因中的个人主义阐述(此例是怎样不得肺癌)。可是,我们也应该清楚吸烟的情况受到了香烟易得性、吸烟费用、烟草公司宣传等方面的影响。毫无疑问,如果与香烟易得性、花费、广告有关的社会(公共)政策旨在消除或减少烟草制品的使用,肺癌的发生率势必降低。诚然,每个因吸烟而得肺癌的人都有各自的痛苦,但这种痛苦亦与烟草制品的易接近性、易获得性的社会政策有关,同样也与肺癌导致的死亡和致残出现的社会问题有关。吸烟的"社会代价"被认为是巨大的。

精神病的社会代价也是如此。精神病本身的治疗代价就很昂贵,同时它还会影响到工人的生产效率、工作变动、旷工、婚姻和家庭的稳定、父母的责任、经济和社会健康。如果精神失常源于个人因素,那么从政策面来看,几乎做不了什么。行医者们只是等待病人出现,而后再给予治疗。而正如通过保护性公共政策的方法可以减少肺癌的发病率一样,要降低精神病的发病率也可以采取类似的办法。

然而,对于建立在性别、种族、教育或收入不均之上的精神健康,要想减少这些威胁,相比之下劝阻吸烟可能要容易点。而改变与此相关的社会地位体系和角色构成,意味着为了他人占有此种社会资源某人将失去对该资源的占有。资源分配的变化会激怒那些失去相对优势的人,他们会努力抵制这种损失。

背景化的危险因素反映了社会机构的基本情况,因而同时也揭示了一些实际的政治问题,而这远远超出了作为一门学科的社会学研究范畴。医学模式不可能注意到这些变动着的背景化危险因素的重要性,当然,由于对精神失常的背景化原因缺乏兴趣,医学模式受到了部分限制。

另一方面,社会学对精神病病因的解释,总体上确实能够影响精神健康服务机构以及精神病的社会反应。

15.4 精神疾患的社会反应

我们需要强调的是社会学视角的功效问题,它能够改善临床护理以及精神卫生服务机构的现状吗?对社会问题的社会学阐释能对个人问题产生有益影响吗?

当我们提到疾病时,作为治疗的提供者,我们的目的在于治愈或管理/护理疾病。当然,通常采用的是一种医学模式,在这种医学模式中,病态的行为循着一种可被接受的方向而得到纠正。不正确的认知假设、错误的遗传或偏常行为都需要我们采取治疗行动以便重构(病人的)期望和行为。接下来,我们假设要是这种重构起作用的话,病人就会感觉自己的精神状态有所好转,因而会更幸福,更"健康"。

具有讽刺意味的是,精神健康治疗专家们并不赞同在治疗病人时应期望得到什么结果，对那些最“残障的”精神病患者尤其如此。对大多数轻度精神失常患者，治疗的目的是恢复他们先前的角色(即在精神失常前扮演的角色)。对较严重的病人，很难说明其单一的治疗目的，也许就像治疗慢性躯体疾病一样，治疗的目的在于：让他们最大限度地参与社区生活，扮演与其残疾特点相符的社会角色(Mechanic，1989)。

社区支持计划和病人管理小组的方法是建立在这一认识基础之上，即认识到社会背景在精神失常治疗中发挥了重要作用。对治疗慢性精神残障病人来说，这些办法试图同时满足他们在经济、工作、家庭、身体健康、社会技能等方面的需要。在这一过程中(无论他们成功与否)，这种治疗方式都已经认识到，精神疾病决不仅限于与疾病有关的直接躯体症状和精神症状，即便方法是以个人为中心的。

社会学观点的一个重要洞察在于：在决定精神疾病诸症状的“治疗”内容和意义时，认识到偏常行为的社会反应发挥了重要作用。它让公众去评论心理疾患，这在其他方式中是可能发生的。例如，对偏常行为医学化的描述可以清楚地辨明许多同时期的精神健康治疗方式。这种医学化进程带来了正反两方面的影响，而认识到医学化的客观事实，就会为有关的讨论及制定政策提供更多的信息。

精神疾病及其治疗是一个社会性工程，正因为如此，它也具有了更大的社会价值，需要一个更漫长的过程。正如我们所指出的，社会归因论需要对危险因素进行背景化分析；社会反应论需要将治疗政策背景化。我们已经讨论过，公众和专家对心理疾患的观点是彼此相关联的。治疗策略的背景化意味着，若不了解策略产生的更为广阔的社会、政治、经济背景，就无法制定精神健康策略。然而，即便是如此分析制定策略的背景问题，也仍然不能确保从这一观点出发洞察问题就会找到真正的制定决策的方法。

研究表明，关于心理疾患的社会归因解释和社会控制偏常行为的解释(目的在于建立精神卫生服务机构)，不会仅仅因为其建立在可信赖的科学证据之上而被自动认可。知识本身转变到“知识的运用”要有一个过程。魏斯(Weiss)和布卡韦拉斯(Bucuvalas)于1980年指出，知识的运用必须经历两次考验：一是知识必须经过评定是正确的(有科学的严谨性并与实践相符)；二是它必须看起来是有用的(为行动提供指导，并能改变当前现状)。只有当研究成果和/或理论让人听起来觉得有道理，只有当其提供的方法可行并可从这些信息中获利时，这种理论研究才能被运用到解决实际问题中去。这本书的目的之一就在于，对过去30年里社会学家们关于精神健康的研究成果做一个清楚的阐述，从而帮助我们去理解人们所经历的真正痛苦，并找到减少这种痛苦的办法。

参 考 文 献

American Psychiatric Association. Diagnostic and statistical manual of mental disorders [M]. Washington, D. C. : American Psychiatric Association, 1952.

American Psychiatric Association. Diagnostic and statistical manual of mental disorders [M]. 3rd ed. Washington, D. C. : American Psychiatric Association, 1980.

American Psychiatric Association. Diagnostic and statistical manual of mental disorders [M]. 4th ed. Washington, D. C. : American Psychiatric Association, 1994.

ANDREASEN N C. The broken brain: the biological revolution in psychiatry [M]. New York: Harper & Row, 1984.

ANESHENSEL C S. Marital and employment role—strain, social support, and depression among adult women [M] // Hobfoll S E. Stress, social support and women. Washington, D. C. : Hemisphere Publishing Corporation, 1986.

ANESHENSEL C S and PEARLIN L I. Structural contexts of sex differences in stress [M] // Barnett R C, Biener L, Baruch G K. Gender and stress. New York: Free Press, 1987.

ANESHENSEL C S, SUCOFF C A. The neighborhood context of adolescent mental health [J]. Journal of Health and Social Behavior, 1996, 37: 293 - 310.

ANESHENSEL C S, Frerichs R R, Clark V A. Family roles and sex differences in depression [J]. Journal of Health and Social Behavior, 1981, 22(4): 379 - 393.

ANESHENSEL C S, RUTTER C M, LACHENBRUCH P A. Social structure, stress, and mental health: competing conceptual and analytical models [J]. American Sociological Review, 1991, 59(2): 166 - 178.

ANESHENSEL C S, PEARLIN L I, SCHULER R H. Stress, role captivity, and the cessation of caregiving [J]. Journal of Health and Social Behavior, 1993, 34(1): 54 - 70.

ANGRIST S, LEFTON M, DINITZ S, et al. Women after treatment: a study of former mental patients and their normal neighbors [M]. New York: Appleton-Century-Crofts, 1968.

ANTHONY E J. The response to overwhelming stress in children [M] // ANTHONY E J, CHILAND C. The child in his family: Vol. 8. New York: John Wiley and Sons, 1988a.

ANTHONY E J. Psychosocial and psychiatric disturbances in children and their relation to stressful life circumstances [M] // ANTHONY E J, CHILAND C. The child in his family: Vol. 8. New York: John Wiley and Sons, 1988b.

ANTHONY W A, BLANCH A K. Research on community support services: what have we learned [J]. Psychosocial Rehabilitation Journal, 1989, 2(3): 341 - 342.

BAASHER T. The arab countries [M] // HOWELLS J G. World history of psychiatry. New York: Brunner/Mazel, 1975.

BACA-ZINN M, EITZEN D S. Diversity in families [M]. 3rd ed. New York: Harper Collins, 1993.

BAKER D B. The study of stress at work [J]. Annual Review of Public Health, 1985, 6: 367 - 381.

BANDURA A. Principles of behavior modification [M]. New York: Holt, Reinhart, and Winston, 1969.

BARNETT R C, BIENER L, BARUCH G. Gender and stress [M]. New York: Free Press, 1987a.

BARNETT R C, BARUCH G. Social roles, gender, and psychological distress [M] // BARNETT R C, BIENER L, BARUCH G. Gender and stress. New York: Free Press, 1987b.

BARNETT R C, MARSHALL N. The relationship between women's work and family roles and their subjective well-being and psychological stress [M] // FRANKENHAEUSEN M, LUNDBERG U, CHESENY M. Women, work, and health: stress and opportunities. New York: Plenum, 1991.

BEISER M. The etiology of childhood psychiatric disorder: sociocultural aspects [M] // WOLMAN B B. Manual of child psychopathology. New York: McGraw-Hill, 1969.

BELL R M. Holy anorexia. Chicago: University of Chicago Press, 1985.

BERZOFF J, FLANAGAN L M, HERTZ P. Inside out and outside [M] // Psychodynamic clinical theory and practice in contemporary multicultural contexts. Northvale, N. J.: Jason Aronson, 1996.

BILLINGS A G, MOOS R H. Work stress and the stress-buffering roles of work and family resources [J]. Journal of Occupational Behavior, 1982, 3(3): 215-232.

BLANCH A K, NICHOLSON J, PURCELL J. Parents with severe mental illness and their children: the need for human services integration [J]. The Journal of Mental Health Administration, 1994, 21(4): 388-396.

BLAU P M. Inequality and heterogeneity: a primitive theory of social structure [M]. New York: Free Press, 1978.

BLOOD R O, WOLFE D M. Husbands and wives: the dynamics of married living [M]. Glencoe, Ill.: Free Press, 1960.

BLUM G S. Psychodynamics: the science of unconscious mental forces [M]. Blemont, Calif.: Wadsworth, 1966.

BRAND J L. The United States: a historical perspective [M] // WILLIAMS R H, OZARIN L D. Community mental health: an international perspective. San Francisco: Jossey-Bass, 1967.

BRAVERMAN H. Labor and monopoly capital: the degradation of work in the twentieth century [M]. New York: Monthly Review Press, 1974.

BRENNER H. Estimating the social costs of national economic policy: implications for mental and physical health, and criminal aggression [M] // Achieving the goals of the employment act of 1946—thirtieth anniversary review: Vol. 1. Washington, D. C.: U. S. Government Printing Office, 1976.

BRESLAU N, SALKEVER D, STARUCH K S. Women's labor force activity and responsibilities for disabled dependants: a study of families with disabled children [J]. Journal of Health and Social Behavior, 1982, 23(2): 169-183.

BRODY E M. Women in the middle and family help to older people [J]. Gerontologist, 1981, 21(5): 471-480.

BRODY E M. Women in the middle: their parent care years [M]. New York: Springer Publishing Co., 1990.

BROWN G W, BHROLCHAIN M, HARRIS T. Social class and psychiatric disturbance among women in an urban population [J]. Sociology, 1975, 9: 225-254.

BROWN G W, HARRIS T. Social origins of depression [M]. New Work: Free Press, 1978.

BURGESS E W. Introduction [M] // FARIS R E L, DUNHAN H W. Mental disorders in urban areas: an ecological study of schizophrenia and other psychoses. Chicago: University of Chicago Press, 1939.

BURTON V S. The consequences of official labels: a research note on rights lost by the mentally ill, mentally incompetent, and convicted felons [J]. Community Mental Health Journal, 1990, 26(3): 267-276.

CAIN G G. The economics of discrimination: part 1 [J]. Focus, 1984, 7: 1-11.

CAMPBELL A, CONVERSE P E. The quality of American life [M]. New York: Russell Sage, 1976.

CAMPBELL K E, MARSDEN P V, HURLBERT J S. Social resources and socioeconomic status [J]. Social Networks, 1986, 8(1): 97-117.

CAPLAN R D, COBB S, FRENCH J R P, et al. Job demands and worker health [M]. Washington D. C.: U. S. Department of Health and Human Services, 1975.

CARLING P J. Return to community: building support systems for people with psychiatric disabilities [M]. New York: Guilford Press, 1995.

CARMIN C N, DOWD E T. Paradigms in cognitive psychotherapy [M] // DRYDEN W, TROWER P. Developments in cognitive psychotherapy. Newbury Park, Calif.: Sage, 1988.

CATALANO R A, DOOLEY D. Economic predictors of depressed mood and stressful life events [J]. Journal of Health and Social Behavior, 1977, 18(3): 292-307.

CATALANO R A, DOOLEY D. Health effects of economic instability: a test of economic stress hypothesis [J]. Journal of Health and Social Behavior, 1983, 24(1): 46-60.

CHEN E, COBB S. Family structure in relation to health and disease: a review of the literature [J]. Journal of Chronic Diseases, 1960, 12: 544-567.

CLARK R, ANDERSON N B, CLARK V R, et al. Racism as a stressor for African Americans: a biopsychosocial model [J]. American Psychologist, 1999, 54: 805-816.

CLEARY P D, MECHANIC D. Sex differences in psychological distress among married people [J]. Journal of Health and Social Behavior, 1983, 24: 111-121.

CLINARD M B, MEIER R F. Sociology of deviant behavior [M]. 9th ed. Fort Worth, Tex.: Harcourt Brace Jovanovich College Publishers, 1994.

COHEN P, JOHNSON J, LEWIS S A, et al. Single parenthood and employment double jeopardy [M] // ECKENRODE J, GORE S. Stress between work and family. New York: Plenum, 1990.

COHEN R. Neglected legal dilemmas in community psychiatry [M] // ROMAN P, TRICE H. Sociological perspectives on community mental health. Philadelphia: Davis, 1974.

CONRAD P, SCHNEIDER J W. Deviance and medicalization: from badness to sickness [M]. St. Louis: Mosby, 1980.

CONRAD P, SCHNEIDER J W. Deviance and medicalization: from badness to sickness [M]. Exp. ed. Philadelphia: Temple University Press, 1992.

Comptroller General of the United States. Returning the mentally disabled to the community: government needs to do more [M]. Washington, D. C.: Government Accounting Office, 1977.

COOPER D G. Psychiatry and anti-psychiatry [M]. New York: Blalantine Books, 1971.

COX H G. Later life: the realities of aging [M]. 2nd ed. Englewood Cliffs, N. J.: Prentice Hall, 1988.

CROCETTI G M, SPIRO H R, SIASSI I. Contemporary attitudes toward mental illness [M]. Pittsburgh: University of Pittsburgh Press, 1974.

CUTRONA C E, RUSSELL D W, HESSLING R M, et al. Direct and indirect effects of community context on the psychological well-being of African American women [J]. Journal of Personality and Social Psychology, 2000, 79: 1088-1101.

DEULTSCH A. Shame of the States [M]. New York: Arno Press, 1948.

DEVLIN J M, O'BRIEN L M. Children of parents with mental illness: an overview from a nursing perspective [J]. Australian and New Zealand Journal of Mental Health Nursing, 1999, 8: 19-29.

DOHRENWEND B S. Life events as stressors: a methodological inquiry [J]. Journal of Health and Social Behavior, 1973, 14: 167-175.

DOHRENWEND B P, DOHRENWEND B. Stressful life events and their contexts [M]. New Brunswick, N. J.: Rutgers University Press, 1981.

DONZELOT J. The policing of families [M]. New York: Pantheon Books, 1979.

DOWNEY G, MOEN P. Personal efficacy, income, and family transitions: a longitudinal study of women heading households [J]. Journal of Health and Social Behavior, 1987, 28(3): 320-333.

DUCEY C, SIMON B. Ancient Greece and Rome [M] // HOWELLS J G.

World history of psychiatry. New York: Brunner/Mazel, 1975.
DURKHEIM E. Suicide [M]. New York: Free Press, 1897/1951.
EATON W W, RITTER C, BROWN D. Psychiatric epidemiology and psychiatric sociology: influences on the recognition of bizarre behaviors as social problems [M] // GREENLEY J R. Research in community and mental health: Vol. 6. Greenwich, Conn. : JAI Press, 1990.
EISENBERG D M, KESSLER R C, FOSTER C, et al. Unconventional medicine in the United States: prevalence, costs, and patterns of use [J]. New England Journal of Medicine, 1993, 328(4): 246 - 252.
ELKIND D. Ties that stress: the new family imbalance [M]. Cambridge, Mass. : Harvard University Press, 1994.
ELLIOTT M. The stress process in neighborhood context [J]. Health and Place, 2000, 6: 287 - 295.
ENGLAND P, MCCREARY L. Integrating sociology and economics to study gender and work [M] // STRONBERG A H, GUTEK B A. Women and work: an annual review: Vol. 2. Newbury Park, Calif. : Sage, 1987.
ESTROFF S E. Making it crazy: an ethnography of psychiatry clients in an American community [M]. Berkeley, Calif. : University of California Press, 1981.
ETZION D. Moderating effect of social support on the stress - burnout relationship [J]. Journal of Applied Psychology, 1984, 69(4): 615 - 622.
EYSENCK M W. Principles of cognitive psychology [M]. Hove East Sussex, England: Lawrence Erlbaum, 1993.
FANCHER R. Cultures of healing: correcting the image of American mental health care [M]. New York: W. H. Freeman, 1995.
FARIS R E L, DUNBAM H W. Mental disorders in urban areas: an ecological study of schizophrenia and other psychoses [M]. Chicago: University of Chicago Press, 1939/1965.
FELTEY K M. Single parents [M] // LEVINSON D. The encyclopedia of marriage and family. New York: MacMillan, 1995.
FENWICK R, TAUSING M. The macroeconomic context of job stress [J]. Journal of Health and Social Behavior, 1994, 35(3): 266 - 282.
FINCH B K, KOLODY B, VEGA W A. Perceived discrimination and depression among Mexican -origin adults in California [J]. Journal of Health and Social Behavior, 2000, 41: 295 - 313.

FISHER G A, BENSON P R, TESSLER R C. Family response to mental illness: developments since deinstitutionalization [J]. Research in Community and Mental Health, 1990, 6: 203 - 236.

FOUCAULT M. Madness and civilization: a history of insanity in the age of reason [M]. Translated by HOWARD R. New York: Random House, 1965.

FOUCAULT M. The birth of the clinic: an archeology of medical perception [M]. New York: Vintage, 1973.

FOX M F, HESSE -BIBER S. Women at work [M]. Palo Alto, Calif. : Mayfield Publishing Co. , 1984.

FRAZER A, WINOKUR A. Biological bases of psychiatric disorders [M]. New York: Spectrum Publications, 1977.

FREEMAN A, PRETZER J, FLEMING B, et al. Clinical applications of cognitive therapy [M]. New York: Plenum Press, 1990.

FRENCH J R P, Jr. , CAPLAN R D, HARRISON R V. The mechanics of job stress and strain [M]. New York: Wiley, 1982.

FREYHAN F. The history of recent developments in psychiatry [J]. Comprehensive Psychiatry, 1980, 21(6): 402 - 410.

FRIEDMAN R M, KATZ - LEAVY J W, MANDERSCHEID R W, et al. Prevalance of serious emotional disturbance in children and adolescents [M] // MANDERSCHEID R W, SONNENSCHEIN M A. Mental health, United States 1996. U. S. Department of Health and Human Services Publication No. (SMA) 96 -3098. Washington, D. C. : Superintendent of Documents, U. S. Government Printing Office, 1996.

GALLAGHER B, III. The sociology of mental illness [M]. 3rd ed. Englewood Cliffs, N. J. : Prentice Hall, 1994.

GAY P. Freud: a life for our time [M]. New York: Norton, 1988.

GELLES R J, STRAUS M A. Violence in the American family [J]. Social Issues, 1979, 35(2): 15 - 39.

GERHARDT U. The sociological image of medicine and the patient [J]. Social science and Medicine, 1989, 29(69): 721 - 728.

GLASS J, CAMARIGG V. Gender, parenthood, and job -family compatibility [J]. American Journal of Sociology, 1992, 98(1): 131 - 151.

GOFFMAN E. Asylums: essays on the social situation of mental patients and other inmates [M]. Chicago: Aldine Publishing Co. , 1961.

GOLDBERG G S. The United States: feminization of poverty amidst plenty [M]

// GOLDBERG G S, KREMEN E. The feminization of poverty: only in America. New York: Greenwood Press, 1990.

GOLDBERG W A, GREENBERGER E, HAMILL S, et al. Role demands in the lives of employed single mothers with preschoolers [J]. Journal of Family Issues, 1992, 13(3): 312 - 333.

GOVE W. The relationship between sex roles, marital status, and mental illness [J]. Social Forces, 1972, 51: 34 - 44.

GOVE W, TUDOR J F. Adult sex roles and mental illness [J]. American Journal of Sociology, 1973, 78(4): 812 - 835.

GOVE W, GEERKEN M R. The effect of children and employment on the mental health of married men and women [J]. Social Forces, 1977, 56(1): 66 - 76.

GOVE W. The current status of the labeling theory of mental illness [M] // GOVE W R. Deviance and mental illness. Beverly Hills, Calif. : Sage, 1982.

GOVE W, HUGHES M M, STYLE C B. Does marriage have positive effects on the psychological well - being of the individual? [J]. Journal of Health and Social Behavior, 1983, 24(2): 122 - 131.

GRANOVETTER M. Getting a job: a Study of contacts and careers [M]. Cambridge, Mass. : Harvard University Press, 1974.

GREENHALGH L, ROSENBLATT Z. Job insecurity: toward conceptual clarity [J]. Academy of Management Review, 1984, 9(3): 438 - 448.

GREENSTEIN T W. Gender ideology and perceptions of the fairness of the division of household labor: effects on marital quality [J]. Social Forces, 1996, 74(3): 1003 - 1028.

GROB G N. The inner world of American psychiatry, 1890 - 1940 [M]. New Brunswick, N. J. : Rutgers University Press, 1985.

GRONFEIN W. Psychotropic drugs and the origins of deinstitutionalization [J]. Social Problems, 1985, 32(5): 425 - 436.

HALL E M. Gender, work control, and stress: a theoretical discussion and empirical test [M] // JOHNSON J V, JOHANSSON G. The psychosocial work environment: work organization, democratization, and health. Amityville, N. Y. : Baywood Publishing, 1991.

HALL R H. Sociology of work: perspectives, analyses, and issues [M]. Thousand Oaks, Calif. : Pine Forge Press, 1994.

HAMBLEN J. Mental health aspects of prolonged combat stress in civilians [R].

A National Center for PTSD Fact Sheet, 2001.

HEANEY C A, ISRAEL B A, HOUSE J S. Chronic job insecurity among automobile workers: effects on job satisfaction and health [J]. Social Science and Medicine, 1994, 38(10): 1431-1437.

HOBFOLL S E. The ecology of stress and social support among women [M] // HOBFOLL S E. Stress, social support, and women. Washington, D. C.: Hemisphere Publishing Corporation, 1986.

HOCHSCHILD A R. The second shift [M]. New York: Avon, 1989.

HOLLINGSHEAD A B, REDLICH F C. Social stratification and psychiatric disorders [J]. American Sociological Review, 1953, 18(2): 163-169.

HOLMES T H, RAHE R H. The social readjustment rating scale [J]. Journal of Psychosomatic Research, 1967, 11: 213-218.

HONG J, SELTZER M M. The psychological consequences of multiple roles: the non-normative case [J]. Journal of Health and Social Behavior, 1995, 36(4): 386-398.

HORWITZ A V. The social control of mental illness [M]. New York: Academic Press, 1982.

HORWITZ A V. The logic of social control [M]. New York: Plenum Publishing, 1990.

HORWITZ A V, WIDOM C S, MCLAUGHLIN J, et al. The impact of childhood abuse and neglect on later mental health: a prospective study [J]. Journal of Health and Social Behavior, 2001, 42: 184-201.

HORWITZ A V. Outcomes in the sociology of mental health and illness: where have we been and where are we going? [J]. Journal of Health and Social Behavior, 2002, 43: 143-151.

HOWIE T H. Preface [M] // CARLING P J. Return to community: building support systems for people with psychiatric disabilities. New York: Guilford Press, 1995.

HUGHES M M, GOVE W R. Living alone, social intergration, and mental health [J]. American Journal of Sociology, 1981, 87: 48-74.

HUGHES M, THOMAS M E. Race, class, and quality of life in America, 1972-1996 [J]. American Sociological Review, 1998, 63: 785-795.

HURRELL J J, Jr. Machine-paced work and the type-A behaviour pattern [J]. Journal of Occupational Psychology, 1985, 58(1): 15-26.

IRWIN C, Jr., ed. Adolescent social behavior and health [M]. San Francisco:

Josse-Bass Inc., 1987.

ISAAC R J, ARMAT V C. Madness in the streets: how psychiatry and the law abandoned the mentally ill [M]. New York: Free Press, 1990.

JARVIS E. On the supposed increase of insanity [J]. American Journal of Insanity, 1852, 8: 333 - 364.

JOELSON L, WAHLQUIST L. The psychological meaning of job insecurity and job loss: results of a longitudinal study [J]. Social Science and Medicine, 1987, 25(2): 179 - 182.

Joint Commission on Mental Illness and Health. Action for mental health [M]. New York: Basic Books, 1961.

KANDEL D B, DAVIES M, RAVEIS V H. The stressfulness of daily social roles for women: marital, occupational, and household roles [J]. Journal of Health and Social Behavior, 1985, 26(1): 64 - 78.

KARASEK R A. The political implications of psychosocial work redesign: a model of the psychosocial class structure [M] // JOHNSON J V, JOHANSSON G. The psychosocial work environment: work organization, democratization, and health. Amityville, N. Y.: Baywood Publishing, 1991.

KARASEK R A, TRIANDAS K P, CHANDRY S S. Co-worker and supervisor support as moderators of association between task characteristics and mental strain [J]. Journal of Occupational Behavior, 1982, 3(2): 181 - 200.

KARASEK R A, GARDELL B, LINDELL J. Work and non-work correlates of illness and behavior in male and female Swedish white collar workers [J]. Journal of Occupational Behavior, 1987, 8(3): 187 - 207.

KARASEK R A, THEORELL T. Healthy work: stress productivity, and the reconstruction of working life [M]. New York: Basic Books, 1990.

KASS F, SPITZER R, WILLIAMS J B W, et al. Self-defeating personality disorder and DSM-III-R: development of the diagnostic criteria [J]. American Journal of Psychiatry, 1989, 146(8): 1022 - 1026.

KESSLER R C, MCRAE J A. The effect of wives' unemployment on the mental health of married men and women [J]. American Sociological Review, 1982, 47: 216 - 227.

KESSLER R C, MCLEOD J D. Sex differences in vulnerability to undesirable life events [J]. American Sociological Review, 1984, 49(5): 620 - 631.

KESSLER R C, NEIGHBORS H W. A new perspective on the relationships among race, social class and psychological distress [J]. Journal of Health and

Social Behavior, 1986, 27(2): 107 - 115.

KESSLER R C, HOUSE J S, TURNER J B. Unemployment and health in a community sample [J]. Journal of Health and Social Behavior, 1987, 28(1): 51 - 59.

KESSLER R C, TURNER J B, HOUSE J S. Unemployment, reemployment, and emotional functioning in a community sample [J]. American Sociological Review, 1989, 54(4): 648 - 657.

KESSLER R C, MAGEE W J. Childhood family violence and adult recurrent depression [J]. Journal of Health and Social Behavior, 1994, 35(1): 13 - 27.

KESSLER R C, MCGONALGE K A, ZHAO S, et al. Lifetime and 12 -month prevalence of DSM - III - R psychiatric disorders in the United States [J]. Archives of General Psychiatry, 1994, 51: 8 - 19.

KESSLER R C, SONNEGA A, BROMET E, et al. Post - traumatic stress disorder in the national comorbidity study [J]. Archives of General Psychiatry, 1995, 52: 1048 - 1060.

KESSLER R C, BERGLAND P A, ZHAO S, et al. The 12 -month prevelance and correlates of serious mental illness (SMI) [M] // MANDERSCHEID R W, SONNENSCHEIN M A. Mental Health, United States. Center for Mental Health Services. U. S. Department of Health and Human Services Publication No. (SMA) 96 -3098. Washington, D. C. : Superintendent of Documents, U. S. Government Printing Office, 1996.

KESSLER R C, GILLIS -LIGHT J, MAGEE W J, et al. Childhood adversity and adult psychopathology [M] // GOTLIB I H, WHEATON B. Stress and adversity over the life course: trajectories and turning points. New York: Cambridge University Press, 1999: 29 - 49.

KESSLER R C, MICKELSON K D, WILLIAMS D R. The prevalence, distribution, and mental health correlates of perceived discrimination in the United States [J]. Journal of Health and Social Behavior, 2000, 41: 295 - 313.

KIRK S A, THERRIEN M E. Community mental health myths and the fate of former hospitalized patients [J]. Psychiatry, 1975, 38(3): 209 - 217.

KIRK S A, KUTCHINS H. The selling of DSM: the rhetoric of science in psychiatry [M]. New York: Aldine de Gruyter, 1992.

KOHN M L, SCHOOLER C. Occupational experience and psychological functioning: an assessment of reciprocal effects [J]. American Sociological Review, 1973, 38(1): 97 - 118.

KOHN M L, SCHOOLER C. Work and personality: an inquiry into the impact of social stratification [M]. Norwood, N.J.: Ablex Publishing Corp., 1983.

KOHN M L, SCHOOLER C. Job conditions and personality: a longitudinal assessment of their reciprocal effects [J]. American Journal of Sociology, 1988, 87(4): 1257-1286.

KOHN M L, NAOI A, SCHOENBACH C, et al. Position in the class structure and psychological functioning in the United States, Japan, and Poland [J]. American Journal of Sociology, 1990, 95(4): 964-1008.

KORNHAUSER A W. Mental health of the industrial worker: a Detroit study [M]. New York: Wiley, 1965.

KRAUT K, LUNA M. Work and wages: facts on women and people of color in the workforce [M]. Washington, D. C.: National Committee on Pay Equity, 1992.

KUHNERT K W, VANCE R J. Job insecurity and moderators of the relation between job insecurity and employee adjustment [M] // QUICK J C, MURPHY L R, HURRELL J J, Jr. Stress and well - being at work: assessments and interventions for occupational mental health. Washington, D. C.: American Psychological Association, 1992.

KUSHNER H I. Suicide, gender, and the fear of modernity in nineteenth century medical and social thought [J]. Journal of Social History, 1993, 26: 461.

LA FOND J, DURHAM M L. Back to the Asylum: the future of mental health law and policy in the United States [M]. New York: Oxford University Press, 1992.

LAING R D. The politics of experience [M]. New York: Ballantine Books, 1967.

LAMBO T A. Mid and west Africa [M] // HOWELLS J G. World history of psychiatry. New York: Brunner/Mazel, 1975.

LAROCCO J M, HOUSE J S, FRENCH J R P, Jr. Social support, occupational stress, and health. Journal of Health and Social Behavior, 1980, 21(3): 202-218.

LEIGHTON D C, HARDING J S, MACKLIN D B, et al. The character of danger [M]. New York: basic Books, 1963.

LENNON M C. Sex differences in distress: the impact of gender and work roles [J]. Journal of Health and Social Behavior, 1987, 28(1): 290-305.

LENNON M C. Women, work, and well - being: the importance of work conditions [J]. Journal of Health and Social Behavior, 1994, 35(3): 235 - 247.

LENNON M C, ROSENFIELD S. Women and mental health: the interaction of job and family conditions [J]. Journal of Health and Social Behavior, 1992, 33 (4): 316 - 327.

LICKEY M E, GORDON B. Medicine and mentall illness: the use of drugs in psychiatry [M]. New York: W. H. Freeman and Co. , 1991.

LIN N. Social resources and instrumental action [M] // MARSDEN P V, LIN N. Social structure and network analysis. Beverly Hills, Calif. : Sage, 1982.

LIN N, VAUGHN J C, ENSEL W M. Social resources and occupational status attainment [J]. Social Forces, 1981, 59(4): 1163 - 1181.

LINK B. Understanding labeling effects in the area of mental disorders: an assessment of the effects of expectations of rejection [J]. American Sociological Review, 1987, 52(1): 96 - 112.

LINK B, CULLEN F T. The labeling theory of mental disorder: a review of the evidence [M] // GREENLEY J R. Research in community mental health: Vol. 6. Greenwich, Conn. : JAI Press, 1990.

LINK B, CULLEN F T, FRANK J, et al. The social rejection of former mental patients: understanding why labels matter [J]. American Journal of Sociology, 1987, 92(6): 1461 - 1500.

LINK B, CULLEN F T, STRUENING E S, et al. A modified labeling theory approach to mental disorders [J]. American Sociological Review, 1989, 54(3): 400 - 423.

LINK B, MIROTZNIK J, CULLEN F T. The effectiveness of stigma coping orientations: can negative consequences of mental illness labeling be avoided? [J]. Journal of Health and Social Behavior, 1991, 32(3): 302 - 320.

LINK B, LENNON M C, DOHRENWEND B P. Socioeonomic status and depression: the role of occupations involving direction, control, and planning [J]. American Journal of Sociology, 1993, 98(6): 1351 - 1387.

LINK B, PHELAN J. Social conditions as fundamental causes of disease [J]. Journal of Health and Social Behavior, 1995, Special Issue: 80 - 94.

LINK B, PHELAN J. Conceptualizing stigma [J]. Annual Review of Sociology, 2001, 27: 363 - 385.

LORING M, POWELL B. Gender, race, and the DSM - III: a study of objectivity of psychiatric diagnostic behavior [J]. Journal of Health and Social

Behavior, 1988, 29(1): 1 - 22.

LOWE G S, NORTHCOTT H C. The impact of working conditions, social roles, and personal characteristics on gender differences in distress [J]. Work and Occupations, 1998, 15(1): 55 - 77.

MARGETTS E L. Canada [M] // HOWELLS J G. World history of psychiatry. New York: Brunner/Mazel, 1975.

MARKOWITZ F E. Modeling process in recovery from mental illness: relationships between symptoms, life satisfaction and self-concept [J]. Journal of Health and Social Behavior, 2001, 42: 64 - 79.

MARTIN J K, PESCOSOLIDO B A, TUCH S A. Of fear and loathing: the role of "disturbing behavior" labels and causal attributions in shaping public attitudes toward persons with mental illness [J]. Journal of Health and Social Behavior, 2000, 41: 208 - 223.

MARX K. Early writings [M]. Edited and teanslated by BOTTOMORE T B. New York: McGraw-Hill, 1964.

MATTHEWS L, CONGER R D, WICKERAMA K A S. Work-family conflict and marital quality: mediating processes [J]. Social Psychology Quarterly, 1996, 59(1): 62 - 79.

MECHANIC D. Mental health and social policy [M]. 3rd ed. Englewood Cliffs, N.J.: Prentice Hall, 1989.

MECHANIC D. Mental health and social policy: the emergence of managed care [M]. 4th. ed. Needham, Mass: Allyn and Bacon Publishers, 1999.

MENAGHAN E G. Assessing the impact of family transitions of marital experience [M] // MCCUBBIN H I, CAUBLE A E, PATTERSON J M. Family stress, coping, and social support. Springfield, Ill.: Charles C. Thomas, 1982.

MENAGHAN E G. Role changes and psychological well-being: variations in effects by gender and role repertoire [J]. Social Forces, 1989, 67(3): 693 - 714.

MERZ C, BAIREY N. The secondary prevention of coronary artery disease [J]. American Journal of Medicine, 1997, 102(6): 572 - 581.

MICHELLO J A. Gender and depression: an evaluation of social role explanations [D]. Akron OH: Department of Sociology, Univ. of Akron, 1989.

MIECH R A, CASPI A, MOFFITT T E, et al. Low socioeconomic selection and causation during young adulthood [J]. American Journal of Sociology, 1999, 104:1096 - 1131.

MILLER J. Individual and occupational determinants of job satisfaction: a focus on gender differences [J]. Sociology of Work and Occupations, 1980, 7(3): 337 - 366.

MILLS C W. The sociological imagination [M]. New York: Oxford University Press, 1959.

MINKOFF K. A map of chronically mental patients [M] // TALBOTT J. The chronically mental patient. Washington, D. C.: American Psychiatric Association, 1978.

MINKOFF K. Community mental health in the nineties: public sector managed care [J]. Community Mental Health Journal, 1994, 30(4): 317 - 321.

MIROWSKY J, ROSS C E. Social causes of psychological distress [M]. New York: Aldine de Gruyter, 1989a.

MIROWSKY J, ROSS C E. Psychiatric diagnosis as reified measurement [J]. Journal of Health and Social Behavior, 1989b, 30(1): 11 - 25.

MIROWSKY J, ROSS C E. Rejoinder - assessing the types and severity of psychological problems: an alternative to diagnosis [J]. Journal of Health and Social Behavior, 1989c, 30(1): 38 - 40.

MIROWSKY J, ROSS C E. Sex differences in distress [J]. American Sociological Review, 1995, 60(3): 449 - 468.

MOEN P, ROBINSON J, DEMPSTER -MCCLAIN D. Care -giving and women's well - being: a life course approach [J]. Journal of Health and Social Behavior, 1995, 36(3): 259 - 273.

MORGAN S. Community mental health: practical approaches to long - term problems [M]. New York: Chapman and Hall, 1993.

MOSHER L R, BURTI L. Community mental health: a practical guide [M]. New York: W. W. Norton and Co. , 1994.

MOWBRAY C T, OYSERMAN D, BYBEE D, et al. Life circumstances of mothers with serious mental illnesses [J]. Psychiatric Rehabilitation Journal, 2001, 25(2): 114 - 123.

MULATU M S, SCHOOLER C. Causal connections between SES and health: reciprocal effects and mediating mechanisms [J]. Journal of Health and Social Behavior, 2002, 43: 22 - 41.

NAMI. Alternative medicine goes mainstream—what does it mean for you? [J].

Advocate, 1999, 3: 1-2.

National Institute of Mental Health. A network for caring: the community support program of the national institute of mental health [C] // Summary Program of Four Learning Community Conferences on Manpower and Development Training, January 1978 - November 1979. Washington, D. C.: U. S. Department of Health and Human Services Publication No. (ADM) 81-1063 .

New York Times. Postal service expands anti-violence plan [N]. 1995-04-20, sec. A, p. 20.

New York Times. The downsizing of America [N]. 1996-03-07, sec. A, p. 1.

NICHOLSON J, BIEBEL K, HINDEN B, et al. Critical issues for parents with mental illness and their families [R]. National Mental Health Information Center, 2001.

NOH S, BEISER B M, KASPAR V, et al. Perceived racial discrimination, depression, and coping: a study of southeast Asian refugees in Canada [J]. Journal of Health and Social Behavior, 1999, 40: 193-207.

NORRIS F H. The range, magnitude, and duration of effects of natural and human-caused disasters: a review of the empirical literature [R]. National Center for PTSD, Fact Sheet 2002.

NUNNALLY J C, Jr. Popular conceptions of mental health: their development and change [M]. New York: Holt, Rinehart, and Winston, 1961.

O'BRIEN D J, HASSINGER E W, DERSHEM L. Community attachment and depression among residents in two rural midwestern communities [J]. Rural Sociology, 1994, 59: 255-265.

Office of Applied Studies. Impact of September 11, 2001, events on substance use and mental health [R]. Analytic Series: A-18, DHHS Publication No. SMA 02-3729. Rockville Md.: Substance Abuse and Mental Health Services Administration, 2002.

ORTEGA S, CORZINE J. Socioeconomic status and mental disorders [M] // GREENLEY J R. Research in community and mental health: Vol. 6. Greenwich, Conn.: JAI Press, 1990.

PALMER S, HUMPHREY H A. Deviant beavior: patterns, sources, and control. New York: Plenum Press, 1990.

PARSONS T. The social system [M]. New York: Free Press, 1951.

PEARLIN L I. Sex roles and depression [M] // DATAN N, GINSBERG L H.

Life span developmental psychology: normative life crises. New York: Academic Press, 1975a.

PEARLIN L I. Status inequality and stress in marriage [J]. American Sociological Review, 1975b, 40:344 - 357.

PEARLIN L I. The social context of stress [M] // GOLDBERGER L, BREZNITZ S. Handbook of stress: theoretical and clinical aspects. New York: Free Press, 1981.

PEARLIN L I. Role strains and personal stress [M] // KAPLAN H. Psychosocial stress. New York: Academic Press, 1983.

PEARLIN L I. The sociological study of stress [J]. Journal of Health and Social Behavior, 1989, 30(3): 241 - 256.

PERLIN L I, LIEBERMAN M A. Social sources of emotional distress [M] // SIMMONS R G. Research in community and mental health: Vol. 1. Greenwich, Conn. : JAI Press, 1979.

PEARLIN L I, MULLAN J T, SEMPLE S J, et al. Caregiving and the stress process: an overview of concepts and their measures [J]. Gerontologist, 1990, 30(5): 583 - 594.

PETERSON R R. A re-evaluation of the economic consequences of divorce [J]. American Sociological Review, 1996, 61(3): 528 - 536.

PFEFFERBAUM B, SEALE T W, MCDONALD N B, et al. Post-traumatic stress two years after the Oklahoma city bombing in youths geographically distant from the explosion [J]. Psychiatry, 2000, 63: 358 - 370.

PHELAN J, LINK B G, STUEVE A, et al. Public conceptions of mental illness in 1950 and 1996: what is mental illness and is it to be feared? [J]. Journal of Health and Social Behavior, 2000, 41: 188 - 207.

PORTER R C. A social history of madness: the world through the eyes of the insane [M]. New York: E. P. Dutton, 1987.

President's New Freedom Commission on Mental Health. Interim report [R]. October 29, 2002.

RABKIN J G. Determinants of public attitudes about mental illness: summary of the research literature [M] // RABKIN J G, GELB L, LAZAR J B. Attitudes toward the mentally ill: research perspectives, report of an NIMH workshop. Washington, D. C. : U. S. Department of Health and Human Services, 1980.

RABKIN J G, STRUENING E L. Life events, stress, and illness [J]. Science, 1976, 194: 1013 - 1020.

RADLOFF L. Sex differences in depression: the effects of occupational and marital status [J]. Sex Roles, 1975, 1: 249 - 265.

RAO A V. India [M] // HOWELLS J G. World history of psychiatry. New York: Brunner/Mazel, 1975.

RESKIN B F, COVERMAN S. Sex and race in the determinants of psychophysical distress: a reappraisal of the sex-role hypothesis [J]. Social Forces, 1985, 63(4): 1038 - 1059.

RESKIN B F, PADAVIC I. Women and men at work [M]. Thousand Oaks, Calif. : Pine Forge Press, 1994.

ROBERTSON B. Out of the psych ward, into the city streets - policymakers starting to see deinstitutionalization's failure [J/OL]. World, 1997: 1 -5 [1997-11-22]. http://www.worldmag.com/articles/1391.

ROBINS L N, REGIER D A. Psychiatric disorders in America: the epidemiological catchment area study [M]. New York: Free Press, 1991.

ROLLINS B, FELDMAN H. Marital satisfaction over the family life cycle [J]. Journal of Marriage and the Family, 1970, 32: 11 - 28.

ROSARIO M, SHINN M, MORCH H, et al. Gender differences in coping and social supports: testing socialization and role constraint theories [J]. Journal of Community Psychology, 1988, 16(1): 55 - 69.

ROSE S M, BLACK B L. Advocacy and empowerment: mental health care in the community [M]. Boston: Routledge and Kegan, 1985.

ROSENBAUM S, STARFIELD B. Today's children, tomorrow's youth [C] // Paper presented at the National Invitational Conference on Health Futures of Adolescents. Daytona Beach, Fl. , 1986.

ROSENFIELD S. Sex roles and societal reactions to mental illness: the labeling of "deviant" deviance [J]. Journal of Health and Social Behavior, 1982, 23 (1): 18 - 24.

ROSENFIELD S. The health effects of women's employment: personal control and sex differences in mental health [J]. Journal of Health and Social Behavior, 1989, 30(1): 77 - 91.

ROSENFIELD S. The costs of sharing: wives' employment and husbands' mental health [J]. Journal of Health and Social Behavior, 1992, 33(3): 213 - 225.

ROSENFIELD S. Labeling mental illness: the effects of services and perceived stigmas on life satisfaction [J]. American Sociological Review, 1997, 62:

660 - 672.

ROSENSTEIN M J, MILAZZO -SAYRE L J, MACASKILL R L, et al. Use of inpatient psychiatric services by special populations [M] // Mental Health, United States, 1987. U. S. Department of Health and Human Services, National Institute of Mental Health, Division of Biometry and Applied Sciences, 1987.

ROSS C E. Neighborhood disadvantage and adult depression [J]. Journal of Health and Social Behavior, 2000, 41: 177 - 187.

ROSS C E, HUBER J. Hardship and depression [J]. Journal of Health and Social Behavior, 1985, 26: 312 - 327.

ROSS C E, MIROWSKY J, HUBER J. Dividing work, sharing work, and in-between: marriage patterns and depression [J]. American Sociological Review, 1993, 48: 809 - 823.

ROSS C E, WU C L. Education, age, and the cumulative advantage in health [J]. Journal of Health and Social Behavior, 1996, 37(1): 104 - 120.

ROSS C E, WILLIGEN M V. Education and the subjective quality of life [J]. Journal of Health and Social Behavior, 1997, 38(3): 275 - 297.

ROTENBERG M. Damnation and deviance: the protestant ethic and the spirit of failure [M]. New York: Free Press, 1978.

ROTH D, LAUBER B G, CRANE -ROSS D, et al. Impact of state mental health reform on patterns of service delivery [M]. Community Mental Health Journal, 1997, 33: 473 - 486.

ROXBURGH S. Gender differences in work and well - being: effects of exposure and vulnerability [J]. Journal of Health and Social Behavior, 1996, 37(3): 265 - 277.

RYAN P, FORD R, CLIFFORD P. Case management and community care, research and development for psychiatry [M]. London: Oxford University Press, 1991.

SAMPSON R J, MORENOFF J D, GANNON - ROWLEY T. Assessing neighborhood effects': social process and new directions in research [J]. Annual Review of Sociology, 2002, 28: 443 - 478.

SATIN D G. Introduction: social responsibility and professional vested interests [M] // SATIN D G. Insights and innovations in community mental health: Tem Erich Lindemann memorial lectures. Northvale, N. J. : Jason Aronson Inc. , 1994.

SAUL L J. The childhood emotional pattern and psychodynamic therapy [M]. New York: Van Norstrand Publishing Co. , 1980.

SCHEFF T J. Being mentally ill: a sociological theory [M]. Chicago: Aldine Publishing Co. , 1966.

SCHEFF T J. Being mentally ill: a sociological theory [M]. 2nd ed. New York: Aldine Publishing Co. , 1984.

SCHULZ A, WILLIAMS D, ISRAEL B, et al. Unfair treatment, neighborhood effects, and mental health in the Detroit metropolitan area [J]. Journal of Health and Social Behavior, 2000, 41: 314 - 332.

SCHLENGER W E, CADDELL J M, EBERT L, et al. Psychological reactions to terrorist attacks: findings from the national study of Americans' reactions to September 11 [J]. JAMA, 2002, 288: 581 - 588.

SCOTT J, ALWIN D F. Gender differences in parental strain: parental role or gender role? [J]. Journal of Family Issues, 1989, 10: 482 - 503.

SCOTT W J. Post traumatic stress disorder in DSM -III: a case in the politics of diagnosis and disease [J]. Social Problems, 1990, 37(3): 294 - 310.

SCULL A. The most solitary of afflictions: madness and society in Britain, 1700 -1900 [M]. New Haven, Conn. : Yale University Press, 1993.

SELYE H. The stress of life [M]. New York: McGraw -Hill, 1956.

SIMON R W. Gender, multiple roles, role meaning, and mental health [J]. Journal of Health and Social Behavior, 1995, 36(2): 182 - 194.

SKULTANS V. English madness: ideas on insanity, 1580 - 1890 [M]. London: Routledge and K. Paul, 1979.

SOLOMON S D. Mental health effects of natural and human -made disasters [J]. PTSD Research Quarterly, 1992, 3: 1 - 9.

SONTAG S. Illness as a metaphor [M]. New York: Farrar, Strauss, and Giroux, 1978.

SPITZER R L, WILLIAMS J B W. Introduction [M] // American Psychiatric Association. Diagnostic and statistical manual of mental disorders. 3rd rev. ed. Washington, D. C. : American Psychiatric Association, 1987.

SRLE L, LANGER T S, MICHAEL S T, et al. Mental health in the metropolis: the midtown Manhattan study [M]. Rev. ed. New York: New York University Press, 1978.

STAR S A. The public's ideas about mental illness [M]. Chicago: National Opinion Research Center, 1955.

STARR P. The transformation of American medicine [M]. New York: Basic Books, 1982.

STONE R, CAFFERATA G L, SANGL J. Caregivers of the frail elderly: a national profile [J]. Gerontologist, 1987, 27(5): 616 - 626.

STUBS P M. Broken promises: the story of deinstitutionalization [J/OL]. Perspectives, A Mental Health Magazine, 1998, 3(4): 1 - 9. http://news.thresholds.org/poc/view_doc.php? type=doc&id=368.

SZASZ T. The myth of mental illness: foundations of a theory of personal conduct [M]. NewYork: Hoeber-Harper, 1961.

SZASZ T. The manufacture of madness: a comparative study of the inquisition and the mental health movement [M]. New York: Harper & Row, 1970.

SZASZ T. Ideology and insanity: essays on the psychiatric dehumanization of man [M]. Garden City, N. Y.: Anchor Books, 1975.

SZASZ T. Cruel compassion: psychiatric control of society's unwanted [M]. New York: Wiley, 1994.

TAKEUCHI D T, ADAIR R K. The exposure and vulnerability of ethnic minorities to life events [M] // GREENLEY J R, LEAF P J. Research in community and mental health: Vol. 7. Greenwich, Conn.: JAI Press, 1992.

TALBOTT J A. Deinstitutionalization: avoiding the disasters of the past [J]. Hospital Community. Psychiatry, 1979, 30: 621 - 624.

TAUSING M. Detecting "cracks" in mental health service systems: application of network analytic techniques [J]. American Journal of Community Psychology, 1987, 15(3): 337 - 351.

TAUSING M. Microsocial implications of the macrostructural distribution of social resources [J]. Sociological Focus, 1990, 23(4): 333 - 340.

TAUSING M, FENWICK R. Gender differences in the causes of worker stress [C] // Paper presented at the International Conference on Social Stress, Venice, Italy, 1992.

TAUSKY C. Work and society: an introduction to industrial society [M]. Itasca, Ill.: F. E. Peacock, 1984.

TAYLOR S E, REPETTI R L, SEEMAN T. Health psychology: what is an unhealthy environment and how does it get under the skin? [J]. Annual Review of Psychology, 1997, 48: 411 - 447.

TERKEL S. Working [M]. New York: Avon, 1972.

TESSLER R C, KILLIAN L M, GUBMAN G D. Stages in family response to mental illness: an ideal type [J]. Psychosocial Rehabilitation Journal, 1987, 10 (4):3 - 16.

THOITS P A. Multiple identities and psychological well -being: a reformation and test of the social isolation hypothesis [J]. American Sociological Review, 1983, 48(2): 174 - 187.

THOITS P A. Multiple identities: examining gender and marital status: differences in distress [J]. American Sociological Review, 1986, 51(2): 259 - 272.

THOITS P A. Gender and marital status differences in control and distress: common stress versus unique stress explanations [J]. Journal of Health and Social Behavior, 1987, 28(1): 7 - 22.

THOITS P A. Stressors and problem -solving: the individual as psychological activist [J]. Journal of Health and Social Behavior, 1994, 35(2): 143 - 160.

THOMAS M E, HUGHES M. The continuing significance of race: a study of race, class and quality of life in America, 1972 - 1985 [J]. American Sociological Review, 1986, 50(6): 830 - 841.

TIERNEY K J. Controversy and consensus in disaster mental health research [R]. Paper #305, Disaster Research Center, 2000. http://www.udel.edu/DRC/preliminary/pp305.pdf

TOMASKOVIC -DEVEY D. Gender and racial inequality at work: the sources and consequences of job segregation [M]. Ithaca, N. Y.: ILR Press, 1993.

TORREY E F. Nowhere to go -the tragic Odyssey of the homeless mentally ill [M]. New York: Harper & Row, 1988.

TORREY E F, WOLFE S M, FLYNN L. Care of the seriously mentally ill: a rating of state programs [M]. 2nd ed. Washington, D. C.: Public Citizen Health Research Group, 1988.

TOWNSEND, J M. Cultural conceptions and mental illness: a comparison of Germany and America [M]. Chicago: University of Chicago Press, 1978.

TRENT K. Postal workers union tackles violence on job, workers' stress [N]. Detroit News, 1994 -08 -16, sec. B, p. 1.

TURNER J B. Economic context and the health effects of unemployment [J]. Journal of health and social behavior, 1995, 36(3): 213 - 229.

TURNER J C, TEMHOOR W J. The NIMH community support program: pilot approach to a needed social reform [J]. Schizophrenia Bulletin, 1978, 12: 319 - 344.

TURNER R J, ROSZELL P. Psychosocial resources and the stress process [M] // AVISON W R, GOTTLIB I H. Stress and mental health: contemporary issues and prospects for the future. New York: Plenum Press, 1994.

TURNER R J, MARINO F. Social support and social structure: a descriptive epidemiology [J]. Journal of Health and Social Behavior, 1994, 35(3): 193-212.

TURNER R J, WHEATON B, LLOYD D A. The epidemiology of social stress [J]. American Sociological Review, 1995, 60(1): 104-125.

TURNER R J, LLOYD D A. Lifetime traumas and mental health: the significance of cumulative adversity [J]. Journal of Health and Social Behavior, 1995, 36(4): 360-376.

ULBRICH P M, WARHEIT G J, ZIMMERMAN R S. Race, socioeconomic status, and psychological disorder [J]. Journal of Health and Social Behavior, 1989, 30(1): 131-146.

U. S. Bureau of the Census. Current populations reports: household and family characteristics, March 1996 [R]. Washington, D. C.: U. S. Government Printing Office, 1997.

U. S. Bureau of the Census. Current population survey (CPS), 2002 annual demographic supplement [R]. Washington, D. C.: U. S. Government Printing Office, 2002.

United States Department of Health and Human Services. Mental health: a report of the surgeon general [R]. Rockville, Md.: U. S. Department of Health and Human Services Administration, Center for Mental Health Services, National Institutes of Health, National Institute of Mental Health.

VACHON M L S, STYLIANOS S K. The role of social support in bereavement [J]. Journal of Social Issues, 1988, 44: 175-190.

VANFOSSEN B E. Sex differences in the mental health effects of spouse support and equity. Journal of Health and Social Behavior, 1981, 22: 130-143.

VANFOSSEN B E. Sex differences in depression: the role of spouse support [M] // HOBFOLL S E. Stress, social support, and women. Washington, D. C.: Hemisphere Publishing Corporation, 1986.

VEITH I. The far east [M] // HOWELLS J G. World history of psychiatry. New York: Brunner/Mazel, 1975.

VEROFF J, DOUVAN E, KULKA R. The inner American: a self-portrait from 1957 to 1976 [M]. New York: Basic Books, 1981.

VLOHOV D, GALEA S, RESNICK H, et al. Increased use of cigarettes, alcohol, and marijuana among Manhattan, New York, residents after the September 11th terrorist attacks [J]. American Journal of Epidemiology, 2002, 155: 988-996.

WAHL O F. Media madness [M]. New Brunswick, N. J. : Rutgers University Press, 1995.

WALLACE M, LEVENS M, SINGER G. Blue collar stress [M] // COOPER C L, PAYNE R. Causes, coping, and consequences of stress at work. New York: Wiley, 1988.

WALLERSTEIN J, KELLY J B. Surviving the breakup: how children and parents cope with divorce [M]. New York: Basic Books, 1980.

WASOW M. The need for asylum for the chronically mentally ill [J]. Schizophrenia Bulletin, 1986, 12(2): 162-167.

WEISS C H, BUCUVALAS M J. Truth tests and utility tests: decision makers' frames of reference for social science research [J]. American Sociological Review, 1980, 45(2): 302-313.

WEISSMAN M M, KLERMAN G L. Sex differences and the epidemiology of depression [J]. Archives of General Psychiatry, 1977, 34: 98-111.

WHITBECK L B, HOYT D R, MCMORRIS B J, et al. Perceived discrimination and early substance abuse among American Indian children [J]. Journal of Health and Social Behavior, 2001, 42: 405-424.

WILLIAMS D R. Race, stress and mental health [M] // HOGUE C J R, HARGRAVES M A, COLLINS K S. Minority health in America. Baltimore: Johns Hopkins University Press, 2000: 209-243.

WILLE C V. The cste and class controversy [M]. Bayside, N. Y. : General Hall Inc. , 1979.

WILSON H S, KNEISL C R. Psychiatric nursing [M]. 4th ed. Redwood City. Calif. : Addison-Wesley, 1992.

WINERIP M. 9 highland road [M]. New York: Pantheon Books, 1994.

WINHURST J A, MARCELISSEN F H, KLEBER R J. Effects of social support in stress - strain relationship: a Dutch sample [J]. Social Sciences and Medicine, 1982, 16(4): 475-482.

WOLF W C, FLIGSTEIN N D. Sexual stratification: differences in power in the work setting [J]. Social Forces, 1979, 58(1): 94-107.

WRIGHT E R, GRONFEIN W P, OWENS T J. Deinstitutionalization, social rejection, and the self-esteem of former mental patients. Journal of Health and Social Behavior, 2000, 41: 68 - 90.

YOGEV S. Do professional women have egalitarian marital relationships? [J]. Journal of Marriage and the Family, 1981, 43: 865 - 871.

YOUNG L M, POWELL B. The effects of obesity on the clinical judgments of mental health professionals [J]. Journal of Health and Social Behavior, 1985, 26(3): 233 - 246.

后　记

这本书原著名为 A Sociology of Mental Illness，第一版出版后，美国麻州大学的 Rick Tessler 教授向我作了介绍。我如获至宝，并向他承诺要把它翻译成中文。我有此想法，是因为我知道现代医学模式提出虽有数十年，但中国的医学一直是以生物医学模式为主导，近些年才开始重视心理因素的作用。心理健康领域还有医学化的趋势，对于社会因素的考虑非常不充分。所以我认为，若把这本书介绍给国人，应当算是填补了一个不小的空白，对于国内同行在此领域的研究一定大有裨益。然而，许多年过去了，我一直没能兑现我的承诺，其原因除我的惰性外，就是出版方面的困难。直到 2004 年底，当我得知此书又出新版的时候，我才又下定决心了此心愿。

经 Rick 引见，我与此书的作者之一 Mark Tausig 教授取得了联系，得到他的热情支持。Tausig 教授不仅两次赠我原版书，还专门为中文版写了序言，并帮助我们联系版权事宜。所以，在此书付梓之际，我首先要向这二位美国友人表达深深的谢意。

这本书的翻译工作是由我和几位朋友共同完成的。其中第一至九章由我本人完成，第十、十一章由陈发俊副教授完成，第十二、十四章由许晓春副教授完成，第十三、十五章由蔡蕭讲师完成。几位译者都参与完成了全书的统稿、校对工作。

由于语言和专业知识方面的缺欠，此译本还存在许多不足之处，但这并不影响此书独特的价值。它不仅有助于心理健康研究和临床实践，而且能为做好各项社会工作提供参考。当然，如果读者在阅读过程中发现有这样或那样的问题，向我们提出宝贵的批评意见，那一定会受到我们热忱的欢迎和衷心感谢！

樊嘉禄

2006. 1. 15